公共营养师职业资格考试辅导系列

公共营养师
（国家职业资格三级）

过关必做习题集（含历年真题）
（第3版）

主编：圣才学习网

www.100xuexi.com

中国石化出版社

·北京·

内 容 提 要

本书是公共营养师职业资格考试科目（国家职业资格三级）过关必做习题集。本书遵循指定教材的章目编排，共分为6章，根据考试大纲的内容和要求精心编写了约1100道习题，其中精选了辽宁、山东、河北、河南、湖北、江苏、浙江等省2007~2016年的考试真题和全国卷2021~2024年回忆版的考试真题。所选习题基本涵盖了考试大纲规定需要掌握的知识内容，侧重于选用常考重难点习题，每道习题均提供答案，并对大部分习题进行了详细的分析和解答。

圣才学习网（www.100xuexi.com）提供公共营养师等各种国家职业资格考试辅导方案【视频课程、电子书、题库等】。购书即可享受大礼包增值服务【本书电子书（手机版、电脑版）】。手机扫码（本书封底二维码）领取本书大礼包。

图书在版编目(CIP)数据

公共营养师（国家职业资格三级）过关必做习题集：含历年真题/圣才学习网主编．—3版．—北京：中国石化出版社，2023.7（2024.5重印）
公共营养师职业资格考试辅导系列
ISBN 978-7-5114-7188-8

Ⅰ．①公… Ⅱ．①圣… Ⅲ．①营养学-资格考试-习题集 Ⅳ．①R151-44

中国国家版本馆CIP数据核字（2023）第138538号

中国石化出版社出版发行
地址：北京市东城区安定门外大街58号
邮编：100011　电话：（010）57512500
发行部电话：（010）57512575
http://www.sinopec-press.com
E-mail:press@sinopec.com
武汉市盛宏源印务有限公司印刷
全国各地新华书店经销
*
787×1092毫米16开本14.5印张345千字
2023年8月第3版　2024年5月第2次印刷
定价：48.00元

序　　言

为了帮助考生顺利通过公共营养师职业资格考试，我们根据最新国家职业标准、参考教材和相关法律法规编写了公共营养师职业资格考试辅导系列：

1. 公共营养师(基础知识)过关必做习题集(含历年真题)(第3版)

2. 公共营养师(国家职业资格三级)过关必做习题集(含历年真题)(第3版)

本书是公共营养师职业资格考试科目(国家职业资格三级)过关必做习题集。本书遵循指定教材的章目编排，共分为6章，根据考试大纲的内容和要求精心编写了约1100道习题，其中精选了辽宁、山东、河北、河南、湖北、江苏、浙江等省2007～2016年的考试真题和全国卷2021～2024年回忆版的考试真题。所选习题基本涵盖了考试大纲规定需要掌握的知识内容，侧重于选用常考重难点习题，每道习题均提供答案，并对大部分习题进行了详细的分析和解答。

购书即可享受大礼包增值服务。手机扫码(本书封底二维码)领取本书大礼包。具体包括：本书电子书(手机版、电脑版)。

与本书相配套，圣才学习网提供公共营养师考试视频课程、电子书、题库。

圣才学习网(www.100xuexi.com)是一家为全国各类考试和专业课学习提供名师视频课程、电子书、题库等全方位教育服务的综合性学习型视频学习网站，拥有近100种考试(含418个考试科目)、194种经典教材(含英语、经济、管理、证券、金融等共16大类)，合计近万小时的面授班、网授班课程。

资格考试：www.100xuexi.com(圣才学习网)

考研辅导：kaoyan.100xuexi.com(圣才考研网)

圣才学习网编辑部

目　录

第1章　膳食调查和评价

第1节　食物摄入量调查

一、单项选择题(下列每题的4个选项中，只有1个是正确的，请将其代号填在括号内)

1. 24小时回顾法调查过程中的顺序排序(　　)。[2021年全国卷真题]

(1)入户说明来意

(2)计算人日数

(3)询问记录

(4)查阅资料、弥补记录不足

A. 3214　　B. 1234　　C. 1324　　D. 1342

【解析】24小时回顾法调查过程中的顺序排序：入户说明来意，询问并记录，查阅资料、弥补记录不足，计算人日数。

2. 能量的需要量要考虑基础代谢、身体活动和食物热效应等因素。在轻身体活动水平时，男性以下哪个年龄组能量需要量最高？(　　)[2022年全国卷真题]

A. 18~49岁　　B. 65~79岁　　C. 14~17岁　　D. 50~64岁

3. 关于24小时回顾法的优点描述错误的是(　　)。[2022年全国卷真题]

A. 其结果对于人群营养状况分析非常有价值

B. 调查员不需要严格培训

C. 能得到个体的膳食营养素摄入状况，便于与其他相关因素进行分析比较

D. 所用时间短，应答者不需要较高文化

【解析】由于24小时回顾法的信息是通过调查者进行引导性提问而获得的，因此调查者一定要经过认真培训，要掌握某些引导方法以帮助调查对象回忆起一天内消耗的所有食物。

4. 关于膳食调查24h回顾法的描述，以下哪种描述不正确？(　　)[2022年全国卷真题]

A. 在实际工作中一般选用3天连续的调查方法

B. 具体获得信息的方式很多种，其中最典型的方法是使用开放式调查表进行面对面的询问

C. 24h一般是根据调查者从最后一餐吃东西开始向前推24h

D. 24h回顾调查法可用于小型的课题研究，但不适用于大型的全国膳食调查

【解析】24小时回顾法是以询问的形式回顾性收集膳食信息的一种膳食调查方法，无论

1D　2C　3B　4D

是大型的全国膳食调查，还是小型的研究课题，均可以采用这种方法来评估个体的膳食摄入情况。

5. 膳食调查的目的是( )。[2022 年全国卷真题]

A. 了解体内营养素水平，早期发现营养不足和缺乏

B. 了解有无营养缺乏症

C. 了解膳食组成及营养素摄取状况

D. 了解机体营养状况

【解析】膳食调查的目的是了解一定时期内的人群膳食营养素摄入状况以及人们的膳食组成和饮食习惯，借此来评定正常营养需要得到满足的程度。

6. 已知 11 ~ 14 岁男童的 RNI 为 2050kcal/d，那么 1 名 12 岁男童的标准人系数为( )。

A. 0.5　　B. 1　　C. 0.9　　D. 1.6

【解析】标准人系数 = 各类人员能量推荐摄入量/标准人能量摄入量(2250kcal)，12 岁男童的能量推荐摄入量为 2050kcal，因此，其标准系数 = 2050kcal/2250kcal = 0.9。

7. 人体每日摄入膳食纤维的适宜量是( )。

A. 5 ~ 10g　　B. 10 ~ 15g　　C. 15 ~ 20g　　D. 25 ~ 30g

8. 对于 9 ~ 17 岁青少年而言，其每日膳食钙的参考摄入量应为( )。

A. 600 毫克　　B. 800 毫克　　C. 1000 毫克　　D. 1200 毫克

9. UL 是( )的水平。[浙江省 2012 年三级真题]

A. 日常摄取高限　　B. 建议摄入　　C. 低于 RNI　　D. 低于 AI

【解析】UL 又称可耐受最高摄入量，是指平均每日可以摄入该营养素的最高量。当摄入量低于 UL 时，提示摄入不足，高于 UL 时，则摄入过量。

10. 膳食调查中“标准人”折合系数 1 的规定是( )。

A. 以 18 ~ 49 岁从事轻体力劳动的男性为标准人，以其能量需要量 9.41MJ(2250kcal)作为 1

B. 以 18 ~ 49 岁从事中体力劳动的男性为标准人，以其能量需要量 9.41MJ(2250kcal)作为 1

C. 以 18 ~ 49 岁从事重体力劳动的男性为标准人，以其能量需要量 9.41MJ(2250kcal)作为 1

D. 以 18 ~ 49 岁从事轻体力劳动的女性为标准人，以其能量需要量 7.53MJ(1800kcal)作为 1

【解析】膳食调查中一般将各个人群都折合成标准人进行比较。折合的方法是以 18 ~ 49 岁从事轻体力劳动的男性为标准人，以其能量需要量 9.41MJ(2250kcal)作为 1，其他各类

5C　6C　7D　8C　9A　10A

人员按其能量需要量与9.41MJ之比得出各类人的折合系数。

11. 一名50~59岁的男子标准人系数为1.25，则该男子属于(　　)。

A. 中等体力劳动者　　B. 重体力劳动者

C. 轻体力劳动者　　D. 无法判断属于何种强度的体力劳动者

【解析】50~59岁的男子轻体力劳动者标准人系数为0.93；中等体力劳动者标准人系数为1.09；重体力劳动者标准人系数为1.25。

12. 记账法是指调查对象或研究者称量记录一定时期内的食物消耗总量，研究者通过这些记录并根据同一时期进餐人数，就能计算出每人每天各种食物(　　)。[浙江省2011年三级真题]

A. 实际摄入量　　B. 平均摄入量　　C. 最低摄入量　　D. 最高摄入量

13. 使用记账法调查家庭膳食营养时(　　)。[浙江省2011年三级真题]

A. 要求伙食账目完善、数据可靠　　B. 要求提供每次购物的发票

C. 伙食账目不需要完整　　D. 伙食账目不需要连续

【解析】记账法的基础是膳食账目，所以要求被调查单位的伙食账目完善、数据可靠。

14. 用称重法进行膳食摄入量调查比较准确，一般调查时间为(　　)天。[辽宁省2009年11月三级真题]

A. 3~7　　B. 10~15　　C. 15~30　　D. 90~180

15. 从市场上购买的苹果，回家后去除50g不可食部分，还留有250g可吃的部分，则苹果的废弃率是(　　)。[辽宁省2009年11月三级真题]

A. 20%　　B. 16.7%　　C. 80%　　D. 83.3%

【解析】废弃率=废弃部分的重量/食品重量×100%=50/(50+250)×100%=16.7%。

16. 一个人吃(　　)为1个人日。

A. 三餐　　B. 早餐　　C. 中餐　　D. 晚餐

【解析】人日数是代表被调查者用餐的天数，一个人吃早、中、晚三餐为1个人日。

17. 若规定餐次比是早餐占20%，午餐、晚餐各占40%，如果某一家庭成员某日记录到午餐和晚餐，那么该成员的人日数为(　　)。

A. 0.4　　B. 0.6　　C. 0.8　　D. 1.0

【解析】个人人日数=早餐餐次总数×早餐餐次比+中餐餐次总数×中餐餐次比+晚餐餐次总数×晚餐餐次比=1×40%+1×40%=0.8。

18. 早、中、晚三餐的餐次比一般为(　　)为宜。[2025年全国卷真题]

A. 20%、60%、20%　　B. 20%、50%、30%

C. 30%、50%、20%　　D. 30%、40%、30%

11B　12B　13A　14A　15B　16A　17C　18D

【解析】早、中、晚三餐的餐次比的确定一般为30%、40%、30%左右为宜。

19. 在某食堂的调查中，早餐有40名员工进餐、午餐有50名、晚餐有30名，三餐的能量分配比例为早餐30%、午餐40%、晚餐30%，则总人日数为(　　)。

A. 45　　B. 43　　C. 41　　D. 40

【解析】总人日数=早餐餐次总数×早餐餐次比+中餐餐次总数×中餐餐次比+晚餐餐次总数×晚餐餐次比=40×30%+50×40%+30×30%=41人日。

20. 膳食史法是一种(　　)的调查方法。

A. 费用较高　　B. 具体　　C. 抽象　　D. 形象

【解析】与24h回顾法相比，膳食史法是一种抽象的方法，进行这样的调查需要营养专家的指导。

21. 我国开展的四次全国营养调查中，均采用(　　)进行膳食摄入量调查。

A. 记账法　　B. 称重法　　C. 24h回顾法　　D. 称重记账法

【解析】称重记账法是称重法和记账法相结合的一种膳食调查方法。这种膳食调查方法兼具了称重法的准确和记账法的简便，是目前应用非常广泛的一种膳食调查方法。在我国开展的四次全国营养调查中，均采用了该种方法。

22. 一个20岁的中等体力活动男子的标准人系数是(　　)。

A. 1.33　　B. 1.0　　C. 1.21　　D. 1.16

【解析】中国居民能量需要量及标准人系数如表1-1所示。

表1-1　中国居民能量需要量及标准人系数

年龄(岁)	身体活动水平	男性		女性	
		EER(MJ/d)	标准人系数	EER(MJ/d)	标准人系数
1~	-	3.77	0.40	3.35	0.36
2~	-	4.6	0.49	4.18	0.44
3~	-	5.23	0.56	5.02	0.53
4~	-	5.44	0.58	5.23	0.56
5~	-	5.86	0.62	5.44	0.58
6~	中	6.69	0.71	6.07	0.65
7~	中	7.11	0.76	6.49	0.69
8~	中	7.74	0.82	7.11	0.76
9~	中	8.37	0.89	7.53	0.80
10~	中	8.58	0.91	7.95	0.84
11~	中	9.83	1.04	8.58	0.91
14~	中	11.92	1.27	9.62	1.02

19C　20C　21D　22D

续表

年龄（岁）	身体活动水平	男性		女性	
		EER（MJ/d）	标准人系数	EER（MJ/d）	标准人系数
18～	轻	9.41	1.00	7.53	0.80
	中	10.88	1.16	8.79	0.93
	重	12.55	1.33	10.04	1.07
孕中期	轻	–	–	8.79	0.93
孕晚期	轻	–	–	9.41	1.00
乳母	轻	–	–	9.62	1.02
50～	轻	8.79	0.93	7.32	0.78
	中	10.25	1.09	8.58	0.91
	重	11.72	1.25	9.83	1.04
65～	轻	8.58	0.91	7.11	0.76
	中	9.83	1.04	8.16	0.87
80～	轻	7.95	0.84	6.28	0.67
	中	9.2	0.98	7.32	0.78

23. 混合系数是指（　　）。

A. 全天个人总餐数之和

B. 所调查的家庭中每个标准人的标准人日数之和除以全家总人日数

C. 家庭标准人系数之和

D. 全家总标准人日数

【解析】标准人日＝标准人系数（混合系数）×人日数。

24. 下列年份中没有进行全国性营养调查的是（　　）。

A. 2002 年　　B. 1968 年　　C. 1992 年　　D. 1982 年

【解析】我国在 1959 年、1982 年、1992 年和 2002 年分别开展过四次大型的膳食调查。

二、多项选择题（下列每题的选项中，至少有 2 个是正确的，请将其代号填在括号内）

1. 学龄前儿童的饮食特点包括（　　）。［江苏省 2012 年三级真题］

A. 由奶类食物为主向谷类食物为主过渡

B. 由软到硬，由半流质到普食

C. 正餐时应用汤类代替炒菜，稀饭代替米饭

D. 应尽量给予营养密度高的食物

E. 应尽量给予油脂高的食物

【解析】学龄前儿童随着年龄增长，咀嚼能力和消化功能也逐渐增强。因而他们的饮食逐渐由软到硬、由半流质到接近成人的饮食，由以奶类食物为主过渡到以谷类食物为主，

23B　24B　▌　1ABD

而且食物的种类也逐渐增多。3～6岁的孩子胃容量尚小，需选择营养丰富、容量小、密度高的食物，正餐时少用汤类代替炒菜、稀饭代替米饭；尽量避免纯能量食物。

2. 标准人系数中的标准人必须符合的条件是(　　)。

A. 成年男子

B. 成年女子

C. 年龄在18～49岁

D. 劳动强度是轻体力劳动

E. 身高在1.7～1.75米

【解析】由于调查对象的年龄、性别和劳动强度有很大的差别，无法用营养素的平均摄入量进行相互间的比较，故一般将各个人群都折合成标准人进行比较。折合的方法是以18～49岁从事轻体力劳动的男性为标准人，以其能量需要量9.41MJ(2250kcal)作为1，其他各类人员按其能量需要量与9.41MJ之比得出各类人的折合系数。然后将一个群体各类人的折合系数乘以其人日数之和，再被其总人日数除即得出该人群折合标准人的系数(混合系数)。

3. 记账法的缺点不包括(　　)。[江苏省2011年三级真题]

A. 只能得到人均食物摄入量

B. 只能得到个体食物摄入量

C. 只能适用于集体膳食调查需求

D. 只能适用于短时间的膳食调查需求

E. 只能用于大样本膳食调查

【解析】记账法是由调查对象或研究者称量记录一定时期内的食物消耗总量，研究者通过这些记录并根据同一时期进餐人数，就能计算出每人每天各种食物的平均摄入量，多用于建有伙食账目的集体食堂等单位，也可以调查较长时期的膳食，而且适合于进行全年不同季节的调查。但其调查结果只能得到全家或集体中人均的膳食摄入量，难以分析个体膳食摄入情况。

4. 记账调查法的优点(　　)。[辽宁省2009年11月三级真题]

A. 操作简单，费用低

B. 所需人力少

C. 得到的结果准确

D. 适用于大样本膳食调查

E. 易于膳食管理人员掌握

【解析】记账法的操作较简单，费用低，所需人力少，适用于大样本膳食调查，且易于为膳食管理人员掌握，使调查单位能定期地自行调查计算，并可作为改进膳食质量的参考。该法适合于家庭调查，也适合于幼儿园、中小学校或部队的调查。记账法还可以调查较长时期的膳食。

5. 24h回顾法的优点是(　　)。

A. 需要有账目

B. 所用时间短

C. 只能得到群体的食物摄取情况

D. 应答者不需要较高文化

E. 只要进行1天调查就可以了

【解析】24h回顾法的主要优点是所用时间短、应答者不需要较高文化，能得到个体的膳食营养素摄入状况，便于与其他相关因素进行比较，这种膳食调查结果对于人群营养状

2ACD　3BCDE　4ABDE　5BD

况原因的分析也非常有价值。24h 回顾调查法一般选用 3 天连续调查方法。

6. 下列关于 24h 回顾法的叙述，错误的是(　　)。

A. 24h 回顾法不存在人日数计算的问题

B. 24h 回顾法适合于 75 岁及以上的老人

C. 24h 回顾法既可用来评价人群的膳食摄入量，也适合描述不同个体的膳食平均摄入量

D. 3 天 24h 回顾法不必包括休息日

E. 24h 回顾法对调查员的要求较高

【解析】24h 回顾法存在人日数计算的问题；24h 回顾法不适合于 75 岁及以上的老人；3 天 24h 回顾法调查通常选择两个工作日和一个休息日进行。

7. 下列关于膳食史法的叙述，正确的是(　　)。

A. 与 24h 回顾法结合使用能较全面地反映出人群的膳食摄入情况

B. 膳食史法可用于慢性病的营养流行病学调查

C. 膳食史法调查可以将调查表发给调查对象自己填写，对调查员的要求不高

D. 可以进行具有代表性膳食模式的调查

E. 膳食史法属于开放式的调查

【解析】膳食史法调查不可以将调查表发给调查对象自己填写，对调查员的要求较高。

8. 膳食史法的优点包括(　　)。

A. 使用人力多　　B. 可以进行具有代表性的膳食模式的调查

C. 费用低　　D. 样本量大

E. 不会影响调查者的膳食习惯和进餐方式

【解析】膳食史法的优点是：可以进行具有代表性膳食模式的调查，并且样本量大，费用低，使用人力少，一般不影响被调查者的膳食习惯和进餐方式。

9. 回顾法调查存在的误差来源包括(　　)。

A. 调查员缺乏积极性　　B. 膳食摄入量的漏报

C. 未对食物的大小或多少进行准确估计　　D. 膳食摄入量的低估

E. 调查员缺乏耐心

【解析】回顾法调查的误差来源包括：膳食摄入量的漏报或低估、未对食物大小或多少进行准确估计、调查对象的主观因素。

10. 下列关于记账法注意事项的叙述，正确的是(　　)。

A. 记账法可以调查调味品包括油、盐、味精等的摄入量

B. 如果被调查人员的劳动强度、性别、年龄等组成不同，则必须用混合系数的折算方法算出相应的“标准人”的每人每日营养素摄入量，再做比较与评价

C. 记账法中注意要称量各种食物的可食部

6ABD　7ABDE　8BCDE　9ABCDE　10BCDE

D. 在调查过程中，要注意自制的食品也要登记原料、产品及其食用量

E. 在调查期间，不要疏忽各种小杂粮和零食的登记

【解析】记账法一般不能调查调味品包括油、盐、味精等的摄入量，通常可结合食物频率法来调查这些调味品的消费种类和量。

11. 下列属于称重记账法特点的是(　　)。

A. 适合进行全年不同季节的调查

B. 该法较称重法操作复杂，所需费用多，但适合大样本的调查

C. 此法较少依赖记账人员的记忆，食物遗漏少

D. 记录较单纯记账法精确，能够得到较准确的结果

E. 可用于分析个体膳食摄入情况

【解析】称重记账法较称重法操作简单，所需费用低，人力少，适合于大样本调查。同时，记录较单纯记账法精确，能够得到较准确的结果。此法较少依赖记账人员的记忆，食物遗漏少。这种方法适合进行全年不同季节的调查。但是这种方法只能得到全家或集体中人均的摄入量，难以分析个体膳食摄入情况。

12. 关于膳食摄入量调查中常用公式的描述，正确的是(　　)。

A. 标准人日 = 标准人系数 × 人日数

B. 家庭每种食物实际消耗量 = 食物结存量 + 购进食物总量 − 剩余总量

C. 家庭平均每人每日每种食物摄入量 = 实际消耗量 ÷ 家庭总人数

D. 食物中某营养素含量 =［食物量(g) ÷ 100 × 可食部比例］× 每百克食物中营养素含量

E. 标准人的平均每日某营养素摄入量 = 平均每人每日某营养素摄入量 ÷ 混合系数

【解析】B 项，家庭每种食物实际消耗量 = 食物结存量 + 购进食物总量 − 废弃食物总量 − 剩余总量；C 项，家庭平均每人每日每种食物摄入量 = 实际消耗量 ÷ 家庭总人日数。

13. 称重记账法的注意事项包括(　　)。

A. 家庭食物称重法中在外就餐也要计算在餐次总数中

B. 尽量注意称量各种食物的可食部，如果称到的为食品毛重，则应根据可食部比例折算成可食部数量

C. 要特别注意油、盐、酱、醋等调味品的实际称量重量

D. 在调查期间不要忽略各种小杂粮和零食的登记

E. 要考虑人日数和总人日数的计算问题

【解析】家庭食物称重法中在外就餐不计算在餐次总数。

14. 下列属于膳食调查的常用方法的是(　　)。

A. 记账法　　B. 称重法

C. 24h 回顾法　　D. 机体营养状况检查

11ACD　12ADE　13BCDE　14ABCE

E. 化学分析法

【解析】膳食调查通常采用的方法有称重法、记账法、化学分析法、询问法和食物频率法等，其中询问法包括 24 小时回顾法和膳食史回顾法，两种方法也可以结合使用。

15. 下列关于成年男子混合系数的说法，正确的是(　　)。

A. 混合系数可以表示某一团体内人们的年龄、性别、劳动强度等总情况

B. 成年男子混合系数 = 折合成年男子总人日数/各年龄组总人日数

C. 成年男子混合系数 = 各年龄组总人日数 − 折合成年男子总人日数/折合成年男子总人日数

D. 成年男子混合系数 = 各年龄组总人日数 ÷ 折合成年男子总人日数

E. 某人群的成年男子混合系数大于 1，说明该人群中青壮年人数较多

16. 回顾法误差来源于(　　)。[2025 年全国卷真题]

A. 膳食摄入量漏报　　B. 调查员缺乏积极性

C. 膳食摄入估量不准　　D. 未对食物大小进行准确估量

【解析】回顾法调查存在的误差主要包括三个方面。①膳食摄入量的漏报或低估；②对食物大小或摄入量进行错误估计；③调查对象的主观因素，调查对象和调查者缺乏依从性是误差的另一个潜在来源。

17. 记账法调查表的设计栏目应包括(　　)。[2023 年全国卷真题]

A. 调查开始前结存食物的种类和数量

B. 调查期间废弃食物的种类和数量

C. 每日购进食物的种类和数量

D. 调查结束时剩余食物的种类和数量

【解析】记账法调查表的设计栏目包括：食物名称、调查开始前结存食物的种类和数量、每日购入食物的种类和数量、调查结束时剩余食物的种类和数量、调查期间废弃食物的种类和数量、实际总消费量。

三、判断题(下列判断正确的请打“√”，错误的打“×”)

1. 记账法的调查结果只能得到全家或集体中人均的膳食摄入量，难以分析个体膳食摄入情况。(　　)[江苏省 2011 年三级真题]

【解析】记账法是由调查对象或研究者称量记录一定时期内的食物消耗总量，研究者通过这些记录并根据同一时期进餐人数，就能计算出每人每天各种食物的平均摄入量，多用于建有伙食账目的集体食堂等单位，但其调查结果只能得到全家或集体中人均的膳食摄入量，难以分析个体膳食摄入情况。

2. 24h 回顾法既可用于家庭中个体的食物消耗状况调查，也适用于描述不同人群个体的食物摄入情况。(　　)

15ABE　16ABCD　17ABCD　▌　1√　2√

3．通常膳食史的调查是利用频率法来询问和记录的。(　　)

4．24h 膳食回顾调查法适合于年龄 7 岁以下的儿童。(　　)

【解析】由于 24h 膳食回顾调查法主要依靠应答者的记忆能力来回忆、描述他们的膳食，因此不适合于年龄在 7 岁以下的儿童和年龄在 75 岁及以上的老人。

5．24h 回顾法需要询问摄入的调味品的种类和数量，但不需要询问摄入的饮料的种类和数量。(　　)

【解析】24h 回顾法需要询问摄入的饮料的种类和数量，但不需要询问摄入的调味品的种类和数量。

6．24h 回顾法需要询问在外用餐的种类、数量以及零食。(　　)

【解析】24h 回顾法需要询问在外(餐馆、单位或学校食堂等)用餐的种类、数量以及零食。

7．3 天回顾法调查通常选择一个工作日和两个休息日进行。(　　)

【解析】3 天回顾法调查通常选择两个工作日和一个休息日进行。

8．回顾法和膳食史法都是开放式的调查，可以容纳被调查对象所提到的任何一种食物或食物组合。(　　)

【解析】回顾法和膳食史法都是开放式的调查，可以容纳被调查对象所提到的任何一种食物或食物组合，并对有关食物的种类、来源、加工方法、处理方法、对食物的详细描述以及食物量等反映食物特性的信息都没有限定。

9．膳食史法对那些饮食中每天有较大变异的个体是不适宜的。(　　)

【解析】膳食史法是调查被调查者在过去一段时间的习惯性膳食模式和摄入量，因此，对那些在饮食中每天有较大变异的个体是不适宜的。

10．记账法的操作较简单，费用低，所需人力少，适用于大样本膳食调查。(　　)

11．记账法适合于进行全年不同季节的调查，并能分析个体膳食摄入情况。(　　)

【解析】与其他方法相比较，记账法不但可以调查长时期的膳食，而且适合于进行全年不同季节的调查。缺点是调查结果只能得到全家或集体中人均的膳食摄入量，难以分析个体膳食摄入情况。

12．在调查期间，记账法可以忽略各种小杂粮和零食的摄入量。(　　)

【解析】在调查期间，记账法不要疏忽各种小杂粮和零食的摄入量。

13．记账法一般能够调查调味品包括油、盐、味精等的摄入量。(　　)

【解析】记账法一般不能调查调味品包括油、盐、味精等的摄入量，通常可结合食物频率法来调查这些调味品的消费种类和量。

3√　4×　5×　6√　7×　8√　9√　10√　11×　12×　13×

14. 称重记账法进行膳食调查适合于大规模的营养调查。(　)

【解析】称重记账法较称重法操作简单，所需费用低，人力少，适合于大样本调查。

15. 称重记账法可以进行个体膳食摄入情况的分析。(　)

【解析】称重记账法只能得到全家或集体中人均的摄入量，难以分析个体膳食摄入情况。

16. 为了使调查结果具有良好的代表性和真实性，最好在不同的季节分次进行调查，一般每年应进行 4 次，至少应在春夏季和秋冬季各进行一次。(　)

【解析】为了使调查结果具有良好的代表性和真实性，至少应在春冬季和夏秋季各进行一次。

四、简答题

1. 简述进行 24 小时膳食回顾调查的技术要点是什么？［辽宁省 2009 年 11 月三级真题］

答： 24h 回顾法的技术要点包括以下六个方面：

(1) 24h 回顾法可用于家庭个体的食物消耗状况调查，也适合于描述不同人群个体的食物摄入情况，包括一些散居的特殊人群调查。

(2) 在实际中一般选用 3 天 24h 连续调查方法。每次 15～40 分钟。以面对面进行调查的应答率较高。

(3) 询问方式较多，包括面对面询问、使用开放式表格或事先编码好调查表通过电话、录音机等进行询问。其中最典型的是使用开放式调查表进行面对面询问。

(4) 对所摄取的食物可进行量化估计。一年中可以进行多次回顾，以提供个体日常食物消费情况。

(5) 在调查时，家庭成员可以帮助提供每个人摄入的食物种类和实际消费的数据。

(6) 既可用以评价全人群，也适合描述不同组个体的膳食平均摄入量。

2. 回顾法、记账法、称重法各自的优缺点以及应用范围是什么？

答： (1) 回顾法。

24h 回顾法是通过询问被调查对象过去 24h 实际的膳食情况，对其食物摄入量进行计算和评价的一种方法。

①优点：所用时间短、应答者不需要较高文化，能得到个体的膳食营养素摄入状况，便于与其他相关因素进行分析比较，这种膳食调查结果对于人群营养状况的原因分析也是非常有价值的。

②缺点：应答者的回顾依赖于短期记忆，对调查者要严格培训，不然调查者之间的差别很难标准化。

③应用范围：24h 回顾法可用于家庭中个体的食物消耗状况调查，也适用于描述不同人群个体的食物摄入情况，包括一些散居的特殊人群调查。在实际工作中一般选用 3 天连续调查方法。最典型的方法是使用开放式调查表进行面对面的询问。

(2) 记账法。

14√　15×　16×

记账调查法是根据伙食账目来获得被调查对象的膳食情况，从而得到在一定期限内的各种食物消耗总量和就餐者的人日数，计算出平均每人每日的食物消耗量，再按照食物成分表计算这些食物所供给的能量和营养素数量的一种膳食调查方法。

①优点：操作较简单，费用低，所需人力少，适用于大样本膳食调查，且易于为膳食管理人员掌握，使调查单位能定期地自行调查计算，并可作为改进膳食质量的参考。与其他方法相比较，不但可以调查长时期的膳食，而且适合于进行全年不同季节的调查。

②缺点：记账法的调查结果只能得到全家或集体中人均的膳食摄入量，难以分析个体膳食摄入情况。

③应用范围：记账调查法适合于家庭调查，也适合于托幼机关、中小学校或部队等建有伙食账目的集体单位的调查。记账法可以调查较长时期的膳食，如 1 个月或更长。有些研究为了了解慢性病与饮食的关系，可采用长达一年的膳食记录方法，时间长短根据研究项目的需求而定。

(3)称重法。

称重法是常用的一种膳食调查方法，称重时要准确掌握两方面的资料，一是厨房中每餐所用各种食物的生重和烹调后的熟食重量，从而得出各种食物的生熟比值。二是称量个人所摄入熟食的重量，然后按照上述生熟比值算出每人各种生食物的重量，再计算出每人每日各种生食物的摄取量。

①优点：能够准确反映调查对象的食物摄取情况，也能看出一日三餐食物的分配情况。

②缺点：花费人力和时间较多，不适合大规模的营养调查。

③应用范围：称重法可以调查某一伙食单位(集体食堂或家庭)或个人一日三餐中每餐各种食物的食用量。

3. 计算人日数、标准人系数的方法及其实际意义是什么?

答：(1)人日数：

①公式：

个人人日数 = 早餐餐次总数 × 早餐餐次比 + 中餐餐次总数 × 中餐餐次比 + 晚餐餐次总数 × 晚餐餐次比；

全家总人日数 = 所有在家用餐个人的人日数之和。

②人日数是代表被调查者用餐的天数，一个人吃早、中、晚三餐为 1 个人日。总人日数是指全体全天个人总餐之和。只有在调查集体、家庭人员且每日吃饭人数不同时才用。

个人人日数计算在家庭和集体就餐单位调查中很重要，24h 回顾法在外就餐也要询问，并计算在餐次总数内。

(2)标准人系数：

①由于调查对象的年龄、性别和劳动强度有很大的差别，所以无法用营养素的平均摄入量进行相互间的比较。因此，一般将各个人群都折合成标准人进行比较。折合的方法是以 18 ~ 49 岁从事轻体力劳动的男性为标准人，以其能量需要量 9.41MJ(2250kcal)作为 1，其他各类人员按其能量需要量与 9.41MJ 之比得出各类人的折合系数。然后将一个群体各类人的折合系数乘以其人日数之和被其总人日数除即得出该人群折合标准人的系数(混合系数)。

标准人日计算公式为：

标准人日 = 标准人系数 × 人日数；

总标准人日数为全家每个人标准人日之和。

②人均食物或营养素摄入量除以混合系数即可得出该人群标准人的食物和营养素摄入量。计算出人群标准人的食物和营养素摄入量后，就能够在不同年龄、性别和劳动强度的人群之间进行比较。标准人的平均每日某营养素摄入量 = 平均每人每日某营养素摄入量 ÷ 混合系数。

五、案例选择题（本题案例后有与之相关的选择题，每题的备选答案中至少有一个符合题意的答案，请将正确选项代号填入括号内）

（案例一）

案例描述：2002 年中国居民营养与健康状况调查中膳食调查采用了下列方法：

第一，采用 24h 回顾法对全部膳食调查户 2 岁及以上家庭成员进行连续 3 天个人食物摄入量调查。

第二，用食物频率法收集 15 岁及以上调查对象过去 1 年内各种食物消费频率及消费量。

第三，对部分膳食调查户采用称重法，收集住户 3 天内详细的食物及调味品消费数据。

部分城市调查点膳食调查户采用称重法收集 3 天内住户的调味品消费量数据。采用连续 3 天 24h 回顾法收集的个人食物摄入数据及称重法收集的家庭调味品消费量数据，对我国居民平均食物摄入量、营养素摄入量及膳食结构进行分析。请回答下列问题：［2021 年全国卷真题］

1. 本次调查是以家庭（膳食调查户）为基础的，在进行 24h 回顾法调查时是否需要调查在外就餐的食物及摄入量？（　）

A. 需要　　B. 不需要
C. 都可以　　D. 视被调查者的记忆情况而定

【解析】在进行 24h 回顾法调查时需要调查在外就餐的食物及摄入量，否则无法获得个人全部的食物摄入量数据。

2. 在进行家庭称重法数据统计时，计算人日数时在外就餐者是否需要计算在内？（　　）

A. 需要　　B. 不需要　　C. 两者都可以　　D. 视情况而定

【解析】在进行家庭称重法数据统计时只考虑居民在家的饮食情况，计算人日数时在外就餐者不需要计算在内。

3. 所用的膳食调查方法中，最准确并常用做金标准的方法是（　　）。

A. 连续 3 天 24h 回顾法　　B. 食物频率法
C. 称重法　　D. 24h 回顾结合称重法

1A　2B　3C

【解析】在所用的膳食调查方法中，最准确并常用做金标准的方法是称重法。

4. 上述叙述的关于家庭调味品消费量的数据来自______，原因是______。(　　)

A. 称重法　更加准确

B. 24h 回顾法　很难讲清调味品的摄入量

C. 频率法　这种做法准确

D. 称重法和回顾法　避免了回忆偏差

【解析】24h 回顾法很难测得调味品的摄入量，即使说得出来也会存在回忆偏差问题，没有称重法数据准确。

5. 用食物频率法收集 15 岁及以上调查对象过去 1 年内各种食物消费频率及消费量，目的是(　　)。

A. 获得被调查者的膳食模式

B. 采用多种调查方式，结果更加准确

C. 便于研究营养相关慢性病

D. 验证 24h 回顾法的准确性

【解析】食物频率法的目的是获得被调查者的膳食模式，方便今后研究膳食模式与营养相关慢性病的关系。

(案例二)

我国于 1959 年、1982 年、1992 年、2002 年、2010 年～2013 年和 2015 年～2017 年共开展了六次全国性的营养调查/监测，在反映我国城乡居民膳食结构、食物消费、营养状况的流行病学特点及变化规律方面发挥了重要作用。现按照《国家卫生健康委办公厅关于印发中国居民慢性病与营养监测工作方案的通知》(国卫办疾控函[2020]609 号)精神，2022 年将开展新一轮的中国居民营养与健康监测工作。[2022 年全国卷真题]

1. (多选)开展膳食调查最常见的方法有哪几种？(　　)

A. 24 小时回顾法　B. 记账法　C. 食物频率法　D. 称重法

【解析】膳食调查通常采用的方法有称重法、记账法、化学分析法、询问法(24 小时回顾法和膳食史回顾法)和食物频率法等。

2. (多选)24 小时回顾法调查表主要包括以下哪几方面内容？(　　)

A. 进餐时间和地点

B. 食物名称

C. 原料重量

D. 原料名称和编码

【解析】24 小时回顾法调查表主要包括：食物名称、原料名称和编码、原料重量、进餐时间和地点以及加工地点。

3. (多选)在膳食调查中，正确地估计食物重量是计算各种食物摄入量的基础，食物重量估计错误会直接导致营养素摄入的计算错误，进而对个体或者群体的膳食评价得出错误的结论，现在的调查中，为了准确估计食物的重量，可能需要考虑以下哪些因素？(　　)

A. 餐具大小

B. 食物的密度和体积

C. 就餐时间

D. 烹调时食物的常规用量

【解析】不同食物的外形大小、质地也不一样。掌握正确的估计食物重量的方法，对于

4A　5A　▎　1ABCD　2ABCD　3ABD

保证膳食调查质量十分重要。常用量具、容器、食物分量(是指单位食物或常用单位量具中食物具体的数量份额)都是估计食物重量的快捷方便途径。此外，也应考虑食物的密度和体积。因此答案选 ABD。

4. (单选)个人人日数的计算在 24 小时膳食调查数据分析中非常重要。人日数代表调查对象以一日三餐为标准折合后的用餐天数。李某某为我们的 24 小时回顾调查对象，其长期每天食用三餐，且早、中、晚三餐的餐次比为 20%、40% 和 40%，该调查对象完成了早餐、中餐的回顾后，有急事外出，未吃晚餐，请问他当日的人日数为(　　)。

A. 2　　B. 1　　C. 0.6　　D. 0.4

【解析】个人人日数 = 早餐餐次总数 × 早餐餐次比 + 中餐餐次总数 × 中餐餐次比 + 晚餐餐次总数 × 晚餐餐次比 = 20% × 1 + 40% × 1 + 40% × 0 = 0.6。

5. (多选)在实际调查时，有的食物只能得到熟重量，需要通过食物的生熟重量比值换算成生重量，再做出进一步分析。下列哪些食物换算是正确的？(　　)

A. 110 克北豆腐相当于黄豆 20 克　　B. 50 克奶粉相当于 400 毫升牛奶

C. 110 克米饭相当于 50 克大米　　D. 200 克酸奶相当于 250 克牛奶

【解析】A 项，大豆 50g 相当于北豆腐 145g 或南豆腐 280g，也就是说黄豆 20 克相当于北豆腐 58 克，相当于南豆腐 112 克。B 项，全脂奶粉 25g 相当于牛奶 200mL。C 项，110 克米饭相当于 50 克大米。D 项，200 克酸奶相当于 200 克牛奶。

(案例三)

一位老奶奶年近 70 岁，领 5 岁男孩到营养咨询门诊，说她的孙子不好好吃饭，近期体弱多病、体重未增长，并咨询公共营养师解决的办法。公共营养师首先询问了孩子的膳食情况，然后检查了孩子的身高体重，了解到孩子身高在正常范围之内，但体重在标准数值 2SD 之下，膳食有营养不平衡问题。[山东省 2010 年 11 月三级真题]

1. 在本案中，最适合的膳食调查方法是(　　)。

A. 称重法　　B. 记账法

C. 24 小时回顾法　　D. 24 小时回顾法和膳食史结合法

E. 3 天回顾法

【解析】膳食调查通常采用的方法有称重法、记账法、化学分析法、询问法和食物频率法等。其中，称重法是指将测试对象每餐各种饭菜、生熟食品及吃剩的饭菜一一称重记录的一种调查方法；记账法多用于建有伙食账目的集体食堂等单位。显然均不适合本案。24 小时回顾法和膳食史结合法既可方便地获取调查对象近期的膳食营养摄入状况，同时可获得调查对象通常的饮食模式和食物摄入状况，故适用于本案。或可采用 3 天连续调查的方法(每天入户回顾 24 小时进餐情况，连续行 3 天)食物摄入情况调查，得到调查对象现在的食物摄入情况信息，这些信息对于了解调查对象过去的食物摄入情况具有一定意义。

2. 根据案例情况，估计孩子的体重范围为(　　)。

4C　5BC　▌　1DE　2BD

A. 18.3kg　　B. 14.0kg　　C. 16.6kg　　D. 14.3kg

【解析】五岁男孩的标准体重平均值为18.34kg，SD值为2.13，该男孩体重在标准体重2SD以下，标准体重2SD为18.34 -2×2.13 =14.08。

3. 根据案例情况，估计该男孩可能缺乏的营养素是(　　)。

A. 能量
B. 蛋白质+碘
C. 脂肪+维生素E
D. 碳水化合物
E. 能量+蛋白质

4. 公共营养师应给出的膳食指导建议是(　　)。

A. 增加能量摄入　B. 增加肉类摄入　C. 提高脂肪摄入　D. 提高谷类摄入
E. 增加能量、蛋白质和补充碘

(案例四)

我国近期开展中国居民营养与健康状况监测工作，其中膳食调查是重要的内容。[2023年全国卷真题]

1. (单选)如果要得到住户消费的食用油和调味品的摄入量，可以采用的膳食调查方法是(　　)。

A. 食物频率法　　B. 膳食史法　　C. 24小时回顾法　D. 称重记账法

【解析】称重记账法是称重法和记账法相结合的一种膳食调查方法。它是由调查对象或调查者称量记录一定时期内的食物消费总量，通常用于调查集体伙食单位或家庭中食物消费。通过现场称重和询问可以搜集到一定时期的食物消费量和进餐人数登记情况，利用一些计算和分析方法，可以获得平均食物摄入量和营养素摄入量等信息。

2. (多选)记账法的技术要点包括(　　)。

A. 计算各种食物的实际消费量
B. 登记进餐人员(每日每餐进食人数、进餐人性别、年龄、劳动强度及生理状态，计算总人日数)
C. 记录食物消费量，称重可食部
D. 人均每日某种食物摄入量=实际消费量/总人日数

3. (多选)记录食物消费量时，描述不正确的有(　　)。

A. 实际消费量=食物结存量+购进量-废弃总量+剩余总量
B. 食物消费量包括可食部库存量、可食部购进量、可食部废弃量和可食部余量
C. 食物消费量包括食物的库存量、购进量、废弃量和剩余量
D. 实际消费量=(食物结存量+购进量)-(废弃总量+剩余总量)

【解析】AD两项，食物实际消费量应根据记账法中统计的3日内家庭的食物结存量、购进总量、废弃总量和剩余总量来计算。公式为：家庭每种食物实际消费量=结存量+食物

3DE　4ABD　┃　1D　2ABCD　3AB

购进总量 - 废弃总量 - 剩余总量。BC 两项，食物消费量的记录：开始调查前称量家庭结存的食物(包括库存、厨房、冰箱内所有的食物)，然后详细记录每日购入的各种食物量和每日废弃的各种食物量，在调查周期结束后要称量剩余的食物量(包括库存、冰箱和厨房内的食物)。

4. (多选)食物能量的数值可以通过哪两种方式获得？(　　)

A. 能量计算法　　B. 食物燃烧法

C. 能量比较法　　D. 直接测定法

【解析】食物能量的数值可以通过两种方法获得，一种是直接测定法，另一种是计算法。①直接测定法。食物在体外完全氧化反应(燃烧)所释放出的能量，这种能量变化值一般使用弹式量热计测定。②能量计算法。能量是由各供能营养素(蛋白质、脂肪、碳水化合物、酒精)的量乘以相应的能量折算系数，再求和而得。根据折算系数可以计算食物能量。

5. (单选)食物碳水化合物、蛋白质和脂肪的能量折算系数是(　　)。(以 kcal 为单位)

A. 4，4，6　　B. 4，4，9　　C. 4，9，4　　D. 4，9，9

【解析】三种产能营养素在体内氧化实际产生能量，即"生理卡价"为：1g 碳水化合物：17.15kJ × 98% = 16.81kJ(4.0kcal)；1g 脂肪：39.54kJ × 95% = 37.56kJ(9.0kcal)；1g 蛋白质：18.2kJ × 92% = 16.74kJ(4.0kcal)。

六、案例分析题

1. 某县疾病预防控制中心，共有营养工作者 7 人，为了解营养教育后人群近期膳食变化和主要营养素摄入情况，选择了 A 村(实验村)和 B 村(对照村)观察人群进行膳食调查，并计划在两周内完成，每个村镇大约1000 户。基于人力物力的考虑，计划在每个村镇随机抽取一半家庭进行膳食调查，则：

(1)应用什么方法比较好？原因是？

(2)请描述该方法的主要特点和优势。

答：(1)方法与原因：

应用 24h 回顾法和膳食史结合的方法比较好。24h 回顾法是由接受过培训的调查员通过访谈的形式收集膳食信息的一种回顾性的膳食调查方法，是目前获得个人膳食摄入量资料最常用的一种调查方法，通过询问被调查对象过去 24h 实际的膳食情况，可以对其食物摄入量进行计算和评价。不论是大型的全国膳食调查，还是小型的研究课题，都可以采用这种方法来评估个体的膳食摄入情况。24h 回顾调查法可用于家庭中个体的食物消耗状况调查，也适用于描述不同人群个体的食物摄入情况，包括一些散居的特殊人群调查。在实际工作中一般选用 3 天连续调查方法(每天入户回顾 24h 进餐情况，连续进行 3 天)。

膳食史法是询问受访者过去一段时间的膳食方式，即长时期的膳食习惯的一种调查方法。另外，该方法要得到人们习惯性膳食模式，所以对被调查者也提出了更高的要求。两种调查方法结合使用能较全面地反映出人群膳食调查的结果，发挥询问调查法的优势。

(2)特点与优势：

4AD　5B

膳食史和24h回顾法都是开放式的调查，可以容纳被调查对象所提到的任何一种食物或食物组合，并对有关食物的种类、来源、加工方法、处理方法、对食物的详细描述以及食物量等反映食物特性的信息都没有限定。另外，这种结合方法表现食物和饮食习惯的范围非常广泛，因此特别适合于对不同文化群体的摄入量估计。当调查不同的个体时，也易于看到文化差异的影响。

2. 一个工厂有300人左右，职工每天在食堂就餐，食堂每周食物进账单和消耗数据齐全，根据食堂购餐卡记录，可以知道工厂每日进餐人数。如果要求得到职工每天的主要营养素摄入量，则：

(1)应用什么方法比较好？原因是什么？

(2)请描述其主要步骤。

答：(1)方法与原因：

应用记账法较好。记账调查法多用于建有伙食账目的集体食堂等单位，根据该单位每日购买食物的发票和账目、就餐人数的记录，得到一定时期内的各种食物消耗总量和就餐者的人日数，从而计算出平均每人每日的食物消耗量，再按照食物成分表计算这些食物所供给的能量和营养素数量。记账法的操作较简单，费用低，所需人力少，适用于大样本膳食调查，且易于为膳食管理人员掌握，使调查单位能定期地自行调查计算，并可作为改进膳食质量的参考。

(2)记账法主要技术步骤：

①与膳食管理人员见面。调查现在到将来一段时间的膳食情况，可先向相关工作人员介绍调查的过程和膳食账目与进餐人员记录的要求，使其能够按照要求详细记录每日购入的食物种类、数量和进餐人数，同时也要登记调查开始时存余食物和调查结束时的剩余食物。

②了解食物结存。首先了解食物的结存情况，分类别称重或询问估计所有剩余的食物。

③了解进餐人数。对进餐人数应统计准确并要求按年龄、性别和工种、生理状态等分别登记，如果被调查对象个体之间差异不大，如儿童膳食调查，因食物供给量不分性别、劳动强度，进餐人数登记表设计时可以简化。

④了解食物购进数量。对调查期间购进的各种食物的量进行记录。

⑤食物的消耗量情况计算和记录。食物的消耗量统计需逐日分类准确记录，具体写出食物名称。根据调查所得到的资料计算在调查期间伙食单位所消耗的各种食物的总量。

⑥计算总人日数。人日数是代表被调查者用餐的天数，一个人吃早、中、晚三餐为1个人日。调查期间总人日数等于调查期间各天人日数总和。

⑦核对记录结果。核对编号、项目，检查无误后，填写记录人和核对人。

⑧编号与归档。按照序号整理调查表，用档案袋装好，写好题目号、单位、日期、保存人等封存待用。

七、计算题

1. 下面是公共营养师采用对某机关食堂2007年11月15日一天的情况进行膳食调查后填写的食物量登记表。[辽宁省2007年11月三级真题]

表 1－2　食物量登记表

辽宁省	沈阳市	皇姑区	XXX 机关食堂
用餐时间（11 月 15 日）	用餐人数（人）	消耗能量（kcal）	
	早餐	60	43200
	午餐	80	76800
	晚餐	45	28800

（1）计算 11 月 15 日就餐人日数。

（2）计算平均每人每日食物摄入量。

答：（1）早餐餐次比＝43200÷（43200＋76800＋28800）＝29.03%；

中餐餐次比＝76800÷（43200＋76800＋28800）＝51.61%；

晚餐餐次比＝28800÷（43200＋76800＋28800）＝19.35%；

就餐人日数＝60×29.03%＋80×51.61%＋45×19.35%＝67 人日。

（2）平均每人每日食物摄入量（kcal）＝实际消耗量÷总人日数＝（43200＋76800＋28800）÷67＝2220.9kcal。

2. 在某托儿所调查，早餐有 20 名儿童进餐、午餐有 30 名儿童进餐、晚餐有 25 名儿童进餐。请计算人日数。

答：（1）确定餐次比：

餐次比的确定一般为 30%、40%、30% 左右为宜，也可按照儿童的三餐能量比各占 1/3 计算，儿童餐次比例不是一成不变的数值。

（2）计算群体总人日数：

①若该托儿所三餐能量比各占 1/3，则总人日数＝（20＋30＋25）×1÷3＝25 人日。

②若该托儿所三餐能量分配比例为早餐 30%、午餐 40%、晚餐 30%，则总人日数＝（20×0.3＋30×0.4＋25×0.3）＝25.5 人日。

3. 若规定餐次比是早餐占 20%，午餐、晚餐各占 40%，如果某一家庭成员某日仅记录到早餐、午餐，请计算人日数。

答：人日数是代表被调查者用餐的天数。一个人吃早、中、晚 3 餐为 1 个人日。在调查中，不一定能够收集到整个调查期间被调查者的全部进餐次数，应按照餐次比（早、中、晚三餐所摄入的食物量和能量占全天摄入量的百分比）来折算。

人日数＝1×20%＋1×40%＝0.6 人日；

总人日数为每天家庭总人日数之和。

4. 某住宿中学某日全天就餐人数统计如下：13 岁男生 65 人，13 岁女生 58 人，14 岁男生 60 人，14 岁女生 62 人，15 岁男生 55 人，15 岁女生 60 人，男教工（50 岁以下）22 人，女教工（50 岁以下）19 人（其中孕妇一人，处于孕晚期）。

（1）计算各人群标准人系数。

（2）计算总人日数及总标准人日数。

（3）计算混合系数。

(4)计算该人群折合标准人平均每日能量摄入量。

答:(1)计算各人群标准人系数:

①人群划分。

根据不同年龄、性别、生理状况及劳动强度该食堂人群可划分为7个不同人群,即:

A:轻体力活动成年男性为22人。

B:轻体力活动成年女性为18人。

C:孕晚期孕妇1人。

D:11~13岁男生65人。

E:11~13岁女生58人。

F:14~17岁男生115人。

G:14~17岁女生122人。

②确定不同人群的能量需要量。

查中国居民能量需要量表得到:

A:轻体力活动成年男性能量需要量为9.41MJ/d。

B:轻体力活动成年女性能量需要量为7.53MJ/d。

C:孕晚期孕妇能量需要量为9.41MJ/d。

D:11~13岁男生能量需要量为9.83MJ/d。

E:11~13岁女生能量需要量为8.58MJ/d。

F:14~17岁男生能量需要量为11.92MJ/d。

G:14~17岁女生能量需要量为9.62MJ/d。

③不同人群折合标准人系数计算。

轻体力活动成年男性折合标准人系数=9.41÷9.41=1;

轻体力活动成年女性折合标准人系数=7.53÷9.41=0.80;

孕晚期孕妇折合标准人系数=9.41÷9.41=1;

11~13岁男生折合标准人系数=9.83÷9.41=1.04;

11~13岁女生折合标准人系数=7.95÷9.41=0.84;

14~17岁男生折合标准人系数=11.92÷9.41=1.27;

14~17岁女生折合标准人系数=9.62÷9.41=1.02。

(2)计算总人日数及总标准人日数:

①实际就餐总人日数=22+18+1+65+58+60+62+55+60=401人日;

②总标准人日数=22×1+18×0.80+1×1+65×1.04+58×0.84+115×1.27+122×1.02=424.21标准人日。

(3)混合系数计算:

混合系数=总标准人日数÷总人日数=428.27÷401=1.07。

(4)该人群折合标准人平均每日能量摄入量:

由于标准人平均每日每种食物摄入量=平均每人每日食物摄入量÷混合系数;

所以标准人平均每日能量摄入量=平均每人每日能量摄入量÷混合系数;

即:该人群平均每人每日能量摄入量=标准人平均每日能量摄入量×混合系数=

2250 × 1.07 = 2407.5kcal。

八、实际操作题

1. 有位营养师对某家庭用称重记账法进行了食物摄取量的调查，他设计了调查表，并入户做了详细的调查，您认为他的做法有无不当之处。［浙江省 2011 年三级真题］

（1）请指出称重记账法调查表的错误。

（2）请指出进行调查中的错误。

表 1－3　家庭食物量登记表

食物编码			
食物名称			
日期	购进/自产量	购进/自产量	购进/自产量
月日			
月日			
月日			
总量			
实际消耗量			

入户的调查步骤：

（1）入户。

（2）填写家庭食物量登记表中的食物编码。

（3）登记购进量。

（4）收取调查表。

（5）根据表格计算在调查期间家庭的各种食物的实际消耗量。

答：（1）称重记账法调查表的错误：

①缺调查前结余量；

②缺调查后剩余量；

③缺废弃量；

④缺重量记录单位；

⑤缺调查户的信息。

（2）调查步骤中的错误：

①未能在调查前发放表格及称量器具；

②未在调查前称取所有食物结余重量；

③未登记食物的废弃量；

④未在调查结束时登记所有食物剩余量；

⑤未记录调查期间用餐情况。

2. 李红，女，24 岁，重等体力劳动，日推荐摄入量 2400kcal，现和父母同住，一般都在家吃饭。近期李红体重下降、感觉疲惫乏力，希望公共营养师对其膳食进行调查评价。

（1）营养师采用称重法调查李红的膳食结构，请简述称重法调查的工作程序。

(2)营养师记录某日李红摄入食物如下：粳米150g、小麦粉200g、虾仁100g、鸡蛋50g、豆腐150g、冬瓜150g、西红柿200g、苹果200g、菜油20g、食盐6g(重量均为可食部)。食物成分表见表1-4。

表1-4 食物成分表(100g可食部含量)

食物名称	能量(kcal)	蛋白质(g)	脂肪(g)	碳水化合物(g)	钠(mg)
粳米	344	7.4	0.8	77.9	2.7
小麦粉	346	11.2	1.5	73.6	3.1
猪排	278	16.7	13.1	0.7	62.6
鸡蛋	144	11.7	8.8	2.5	125.7
虾仁	48	10.4	0.7	0.0	272.1
豆腐(北)	81	8.1	3.7	4.2	7.3
冬瓜	11	0.4	0.2	2.6	4.3
西红柿	19	0.9	0.2	4.0	9.7
苹果	52	0.2	0.2	10.3	3.1
桃	48	0.9	0.1	12.2	1.7
菜油	899	0.0	99.9	0.0	0.0
食盐	0.0	0.0	0.0	0.0	39300

试计算李红一日各类食物摄入量，参照中国居民膳食宝塔(2022)建议每人每日各类食物适宜摄入量，填写表1-5，并作出评价。

表1-5 各类食物摄入量(g/d)

营养素	谷类	薯类	大豆及坚果类	奶及奶制品	动物性食品	蔬菜	水果	油脂类	食盐
膳食宝塔建议摄入量	200~300	50~100	25~35	300~500	120~200	300~500	200~350	25~30	<5
实际摄入量									

答：(1)称重法调查的工作程序：

①入户；

②称量记录各种食物原料的重量；

③记录调味品的名称和使用量；

④称取摄入食品的重量；

⑤核对各种数据；

⑥计算生熟比和每日实际食物消耗量；

⑦统计每餐就餐人数；

⑧计算每人每日平均摄入的生食物重量。

(2)填表：

表 1-6　各类食物摄入量(g/d)

营养素	谷类	薯类	大豆及坚果类	奶及奶制品	动物性食品	蔬菜	水果	油脂类	食盐
膳食宝塔建议摄入量	200~300	50~100	25~35	300~500	120~200	300~500	200~350	25~30	<5
实际摄入量	350	0	34.6	0	水产类 100 蛋类 50	350	200	20	6

评价：与膳食宝塔相比较，李红的膳食结构有以下特点：

①奶及奶制品、畜禽肉类缺乏，今后应补充和增加这些食物的摄入量，尤其是含铁丰富的畜禽肉及动物内脏的摄入。

②水产类、蛋类、蔬菜、水果、大豆及坚果类的摄入量与宝塔推荐量接近，应继续保持。

③谷类摄入量与宝塔相比偏多，应适当减少谷类摄入，替代为薯类；食盐的摄入量与宝塔相比偏高，可适当减少食盐摄入量。

④油脂的摄入量与宝塔相比偏低，符合膳食指南清淡饮食的要求，但由于油脂可提供较多的能量，而李红为重度体力劳动者，且近日有体重下降、乏力的现象，因此考虑能量摄入不足，可适当增加油脂的摄入量。

3. 应用 24h 回顾法进行膳食调查。

答：24h 回顾法是通过访谈的形式收集膳食信息的一种回顾性膳食调查方法，通过询问被调查对象过去 24h 实际的膳食情况，可对其食物摄入量进行计算和评价，是目前获得个人膳食摄入量资料最常用的一种调查方法。

(1)入户说明来意：

调查员入户调查时，首先应该自我介绍，并说明来意，与被调查对象简短沟通，使其了解调查的目的、意义，建立起信任，以取得对方的积极配合。

(2)说明调查内容：

调查人员简要介绍调查内容，明确告诉被调查者回顾调查的时间周期。调查内容应包括调查者的基本信息(如姓名、联系方式等)、就餐时间、食物名称、原料名称、原料重量及就餐地点等。

(3)调查和记录：

调查员按照 24h 内进餐顺序分别询问食用的食物和数量，摄入的所有食物(包括饮料，但不包括调味品)的种类和数量，及在外(餐馆、单位或学校食堂等)用餐的种类和数量以及零食。对于每一餐次，调查人员可按照食物的几大类如谷物(主食)、蔬菜、肉、蛋、奶、豆类、水果、糖、油脂、纯热量食品等帮助每个家庭成员完善回忆内容，避免遗漏。

(4)引导回顾记录要点：

调查者应根据被调查者的回顾如实填写调查表格，如被调查者回顾不清时，应该设法利用食物图谱或常用的容器等帮助其回顾。特别应该注意三餐之外的各种水果和零食的回顾并记录摄入量。

(5)弥补调查不足：

调查结束时，再称量各种调味品的消耗量，以求核实用。如果同时进行称重法调查，此步骤可省略。至此调查工作结束。

(6)资料的核查：

在调查完成后要及时对调查表的内容进行检查与复核。调查资料可用营养计算器软件统一录入，每份数据录入2次，对数据库进行核实、查错及清理。

(7)个人人日数的计算：

个人人日数＝早餐餐次总数×早餐餐次比＋中餐餐次总数×中餐餐次比＋晚餐餐次总数×晚餐餐次比。

(8)致谢。

第2节　膳食调查结果的计算与评价

一、单项选择题(下列每题的4个选项中，只有1个是正确的，请将其代号填在括号内)

1. 开展营养调查，其中膳食调查报告主体内容不包括(　　)。[2022年全国卷真题]

A. 居民食物摄入状况　　B. 居民能量和主要营养素摄入状况

C. 居民膳食结构的评价　　D. 居民的体格状况

【解析】膳食调查报告主体内容应包括以下几个方面：①居民食物摄入状况(A项)；②居民能量和主要营养素摄入状况(B项)；③居民膳食能量、蛋白质、脂肪的来源；④居民膳食结构状况与《中国居民膳食指南》的比较，并进行评价(C项)。

2. 通过调查后计算得知，小张全天共摄入蛋白质50.6g，脂肪65g，碳水化合物220.3g，计算小张全天能量摄入量为(　　)。[2022年全国卷真题]

A. 1597　　B. 1669　　C. 1922　　D. 2445

【解析】每克碳水化合物、脂肪、蛋白质在体内氧化实际产生能量，即“生理卡价”分别为：4.0kcal、9.0kcal、4.0kcal。故小张全天能量摄入量为50.6×4＋65×9＋220.3×4＝1668.6kcal。选项最接近的为1669kcal，因此答案选B。

3. 一人早餐进食鲜奶200g，晚餐进食牛奶粉25g，食物成分表如表1－7所示，则此人一日乳类食物的摄入量为(　　)。[河北省2016年三级真题]

表1－7

食物名称	食部	能量(kcal/100g)	蛋白质(g/100g)	脂肪(g/100g)	碳水化合物(g/100g)
鲜奶	100	54	4	3.2	3.4
牛奶粉	100	484	20	22.7	49.9

A. 225g　　B. 275g　　C. 325g　　D. 375g

【解析】奶类食物摄入量的计算，按照每百克各种奶类中蛋白质的含量与每百克鲜奶中蛋白质的含量(4.0g)的比作为系数，折算成鲜奶的量。公式：摄入牛奶粉相当于鲜奶的量＝牛奶粉摄入量×蛋白质含量÷4.0＝25×20÷4＝125g。其早餐进食鲜牛奶200g，故此

1D　2B　3C

人一日乳类食物的摄入量为 325g。

4. 测得某食物样品的含氮量为 4g，则该样品中蛋白质含量为(　　)。[浙江省 2013 年三级真题]

A. 24g　　B. 64g　　C. 25g　　D. 18g

【解析】一般来说，蛋白质含氮量为 16%，由氮计算蛋白质的换算系数为 6.25，故蛋白质含量为 4 ×6.25 =25g。

5. 地中海膳食结构的代表国家是(　　)。[山东省 2012 年三级真题]

A. 日本　　B. 发展中国家　　C. 欧美发达国家　　D. 意大利、希腊

【解析】所谓"地中海饮食"，是泛指希腊、西班牙、法国和意大利南部等处于地中海沿岸的南欧各国，以蔬菜水果、鱼类、五谷杂粮、豆类和橄榄油为主的饮食风格。

6. 营养学中的膳食结构是指(　　)。[辽宁省 2012 年三级真题]

A. 食物内部的组织结构　　B. 食物的化学组成

C. 组成膳食的食物种类　　D. 膳食中各类食物的数量及其相对构成

【解析】膳食结构是指各类食物的品种和数量在膳食中所占的比重。根据各类食物所能提供的能量及各种营养素的数量和比例，可以衡量膳食结构的组成是否合理。

7. 下列脂肪供能比计算公式正确的是(　　)。[浙江省 2011 年三级真题]

A. 脂肪摄入量 ×4 ÷ 总能量摄入量 ×100%

B. 脂肪摄入量 ×2 ÷ 总能量摄入量 ×100%

C. 脂肪摄入量 ×9 ÷ 总能量摄入量 ×100%

D. 脂肪摄入量 ÷ 总能量摄入量 ×100%

【解析】三种营养素提供的能量及占总能量的比例：①蛋白质供能比：蛋白质摄入量 ×4 ÷ 总能量摄入量 ×100%；②碳水化合物供能比：碳水化合物摄入量 ×4 ÷ 总能量摄入量 ×100%；③脂肪供能比：脂肪摄入量 ×9 ÷ 总能量摄入量 ×100%。

8. 膳食调查标准化的根本目的是(　　)。[江苏省 2011 年三级真题]

A. 在一定的范围内获得最佳秩序和效益

B. 在一定的范围内获得最佳效益

C. 在一定的范围内获最小的损失

D. 在一定的范围内获得最佳秩序

9. 我国居民传统膳食结构的特点不包括(　　)。

A. 高蛋白　　B. 高碳水化合物　　C. 低动物脂肪　　D. 高膳食纤维

10. 膳食模式评价的依据是(　　)。

A. 中国居民平衡膳食宝塔　　B. 中国居民膳食营养素参考摄入量

C. 地中海膳食模式　　D. 健康人群的膳食模式

4C　5D　6D　7C　8A　9A　10A

11．在进行膳食结构评价计算乳类摄入量时，应按蛋白质的含量将(　　)折算成(　　)的量进行计算。

A．母乳；配方奶粉　　B．鲜奶；奶粉

C．配方奶粉；鲜奶　　D．奶粉；鲜奶

【解析】计算乳类摄入量时，不能将鲜奶与奶粉的消费量直接相加，应按蛋白质含量将奶粉量折算成鲜奶量后再相加。

12．在进行膳食结构评价计算豆类摄入量时，应按蛋白质的含量将(　　)折算成(　　)的量进行计算。

A．大豆；豆腐　　B．大豆；豆浆　　C．大豆；豆芽　　D．豆芽；大豆

【解析】计算豆类摄入量时，应按蛋白质含量将各种豆制品的量折算成大豆的量，然后才能相加。

13．每百克某品牌豆奶粉的蛋白质含量为27.4g，则500g该豆奶粉折合成大豆的量是(　　)g(每百克黄豆中蛋白质的含量为35.1g)。

A．630　　B．260　　C．420　　D．390

【解析】大豆的量(g)＝豆奶粉摄入量×豆奶粉蛋白质含量÷35.1＝500×27.4÷35.1＝390g。

14．在进行膳食调查结果的计算和分析时，需将豆类食物的摄入量折算成黄豆的量，计算公式为：大豆量＝豆制品摄入量×蛋白质含量÷35.1，其中35.1代表(　　)。

A．每百克豆制品中蛋白质的含量为35.1g

B．豆制品的蛋白质含量是黄豆的35.1倍

C．豆制品中蛋白质的含量不应低于35.1g

D．每百克大豆中蛋白质的含量为35.1g

15．在进行能量食物来源计算时，常把食物分为(　　)。

A．谷类、豆类、薯类、动物性食品、纯热能食物五大类

B．谷类、豆类、薯类、动物性食品和其他五大类

C．谷类、豆类、薯类、动物性食品四大类

D．谷类、豆类、薯类、动物性食品、纯热能食物和其他六大类

16．王某一天摄入的蛋白质为50.6g，脂肪为65.0g，碳水化合物为220.3g，则王某全天总的能量摄入量为(　　)kcal。

A．1789　　B．1560　　C．1788　　D．1669

【解析】全天能量摄入量(kcal)＝蛋白质摄入量(g)×4kcal/g＋脂肪摄入量(g)×9kcal/g＋碳水化合物摄入量(g)×4kcal/g＝50.6×4＋65×9＋220.3×4＝1668.6≈1669kcal。

17．王某一天摄入的蛋白质为50.6g，脂肪为65.0g，碳水化合物为220.3g，则王某一

11D　12D　13D　14D　15D　16D　17B

天中蛋白质、脂肪、碳水化合物三种营养素的供能比分别是(　　)。

A. 12.1%、42.1%、45.8%　　B. 12.1%、35.1%、52.8%

C. 15.3%、35.1%、49.7%　　D. 13.1%、42.1%、45.8%

【解析】全天能量摄入量(kcal)=蛋白质摄入量(g)×4kcal/g+脂肪摄入量(g)×9kcal/g+碳水化合物摄入量(g)×4kcal/g=50.6×4+65×9+220.3×4=1668.6kcal。蛋白质供能比=50.6×4÷1668.6×100%=12.1%；脂肪质供能比=65.0×9÷1668.6×100%=35.1%；碳水化合物供能比=220.3×4÷1668.6×100%=52.8%。

18. 膳食中三大热能营养素的来源比例为(　　)较适宜。

A. 蛋白质 10%~14%，脂肪 25%~35%，碳水化合物 55%~60%

B. 蛋白质 10%~13%，脂肪 20%~30%，碳水化合物 60%~70%

C. 蛋白质 10%~15%，脂肪 20%~25%，碳水化合物 55%~60%

D. 蛋白质 10%~12%，脂肪 25%~30%，碳水化合物 60%~70%

【解析】根据 DRIs 推荐的膳食能量来源比例，来自蛋白质的能量应占 10%~15%，来自脂肪的能量占 20%~30%，来自碳水化合物的能量比例占 50%~65%。

19.《中国食物成分表》中的食物编码采用的是(　　)位数字编码的方法。

A. 8　　B. 7　　C. 6　　D. 4

20.《中国食物成分表》中的食物编码有 6 位，前 2 位是(　　)。

A. 食物的类别编码　　B. 食物的亚类编码

C. 营养素种类码　　D. 食物在亚类中的排列序号

21.《中国食物成分表》中的食物编码有 6 位，第 3 位是(　　)。

A. 食物的类别编码　　B. 食物的亚类编码

C. 营养素种类码　　D. 食物在亚类中的排列序号

22.《中国食物成分表》中的食物编码有 6 位，最后 3 位是(　　)。

A. 食物的类别编码　　B. 食物的亚类编码

C. 营养素种类码　　D. 食物在亚类中的排列序号

23. (　　)是用户所看到和使用的数据库。

A. 存储记录　　B. 原始数据　　C. 概念数据层　　D. 逻辑数据层

【解析】逻辑数据层是用户所看到和使用的数据库，表示一个或一些特定用户使用的数据集合，即逻辑记录的集合。

24. 数据一致性和可维护性不包括(　　)。

A. 故障的发现和恢复　　B. 安全性控制

C. 并发控制　　D. 集中控制

【解析】数据一致性和可维护性包括：安全性控制、完整性控制、并发控制及故障的发

18C　19C　20A　21B　22D　23D　24D

现和恢复。

25. 数据安全性控制的作用是(　　)。

A. 使在同一时间周期内，允许对数据实现多路存取，并能防止用户之间的不正常交互作用

B. 防止数据丢失、错误更新和越权使用

C. 使数据实现集中控制

D. 保证数据的正确性、有效性和相容性

26. 膳食调查分析报告的格式内容不包括(　　)

A. 结语　　B. 题目　　C. 数据库　　D. 前言

【解析】调查报告的格式内容包括：题目、报告撰写者姓名和单位、前言、主体(人群对象、材料、方法、结果)、讨论、结语、参考文献、致谢等。

二、多项选择题(下列每题的选项中，至少有2个是正确的，请将其代号填在括号内)

1. 膳食结构划分的标准，是根据(　　)在膳食中的供给量。[浙江省2011年三级真题]

A. 维生素　　B. 蛋白质　　C. 脂肪　　D. 碳水化合物

E. 无机盐

【解析】根据膳食中动物性、植物性食物所占不同比重，以及能量、蛋白质、脂肪和碳水化合物的供能比作为划分膳食结构的标准，可以将世界不同地区的膳食结构分为：动植物食物平衡的膳食结构、以植物性食物为主的膳食结构、以动物性食物为主的膳食结构和地中海膳食结构。

2. 下列对膳食结构评价描述正确的有(　　)。[江苏省2011年三级真题]

A. 膳食结构评价的依据是动态不定的

B. 膳食结构评价的依据是膳食调查

C. 膳食结构评价的依据是中国居民平衡膳食宝塔

D. 膳食结构评价需要根据24h膳食调查的结果统计食物的摄入总量

E. 膳食结构评价需要考虑被调查者的劳动强度

【解析】膳食结构评价的依据是中国居民平衡膳食宝塔。

3. 下列关于食物能量的折算系数正确的是(　　)。[辽宁省2009年11月三级真题]

A. 每1g脂肪提供4kcal能量　　B. 每1g蛋白质提供4kcal能量

C. 每1g碳水化合物提供4kcal能量　　D. 每1g乙醇提供7kcal能量

E. 每1g膳食纤维提供4kcal能量

【解析】A项，1g脂肪提供9kcal的能量；E项，1g膳食纤维提供2kcal能量。

4. 膳食调查数据库具有以下特点(　　)。[浙江省2011年三级真题]

A. 实现数据共享　　B. 减少数据的冗余度

25B　26C　▎　1BCD　2CDE　3BCD　4ABCDE

C. 数据的独立性　　　　　　　　D. 数据实现集中控制

E. 数据具有安全性和可靠性

【解析】数据库的主要特点包括：实现数据共享、减少数据的冗余度、数据的独立性、数据实现集中控制、数据一致性和可维护性。

5. 膳食调查报告的标题应该反映调查的(　　)等信息。[江苏省 2011 年三级真题]

A. 地点　　B. 人群性质　　C. 内容　　D. 作者

E. 结论

6. 世界不同地区的膳食结构可分为(　　)。

A. 以日本为主的膳食结构　　　　B. 动植物食物平衡的膳食结构

C. 以动物性食物为主的膳食结构　　D. 以植物性食物为主的膳食结构

E. 地中海膳食结构

【解析】根据膳食中动物性、植物性食物所占不同比重，以及能量、蛋白质、脂肪和碳水化合物的供能比作为划分膳食结构的标准，可以将世界不同地区的膳食结构分为：动植物食物平衡的膳食结构、以植物性食物为主的膳食结构、以动物性食物为主的膳食结构和地中海膳食结构。

7. 我国居民的传统膳食结构(　　)。

A. 豆类制品摄入总量不高且随地区而不同

B. 以植物性食物为主

C. 肉类的摄入量较高

D. 谷类、薯类和蔬菜的摄入量较低

E. 奶类摄入量在大多数地区都不高

【解析】我国居民的传统膳食以植物性食物为主，谷类、薯类和蔬菜的摄入量较高，肉类的摄入量较低，豆类制品摄入总量不高且随地区而不同，奶类摄入量在大多数地区都不高。

8. 我国居民传统膳食结构的特点是(　　)。

A. 低膳食纤维　　B. 高碳水化合物　　C. 高膳食纤维　　D. 低碳水化合物

E. 低动物脂肪

9. 在进行食物归类计算时，(　　)需要先进行折算才能相加。

A. 鱼虾类　　B. 谷类及其制品　　C. 蔬菜水果类　　D. 豆类及其制品

E. 奶类及其制品

10. 在应用膳食平衡宝塔进行膳食结构评价时需要注意的是(　　)。

A. 食物的选择因人因地而异，特殊情况可以适当调整

B. 奶制品和豆制品需要进行折算后才能相加

5ABC　6BCDE　7ABE　8BCE　9DE　10ABE

C. 只要能满足平衡膳食宝塔的总量就可以，不必考虑三餐分配问题

D. 每天必须严格遵守平衡膳食宝塔的数量和比例摄取食物

E. 只要经常遵循宝塔各层各类食物的大体比例就可以

【解析】平衡膳食宝塔建议的各类食物摄入量是一个平均值和比例，日常生活无须每天都样样照此，但是要经常遵循宝塔各层各类食物的大体比例。平衡膳食宝塔给出了一天中各类食物摄入量的建议，还要注意合理分配三餐食量。三餐食物量的分配及间隔时间应与作息时间和劳动状况相匹配。特殊情况可以适当调整。

11. 下列营养素属于产能营养素的是(　　)。

A. 矿物质　　B. 碳水化合物　　C. 蛋白质　　D. 脂肪

E. 维生素

【解析】碳水化合物、脂肪和蛋白质经体内代谢后可释放能量，故三者统称为“产能营养素”。

12. 下列属于纯热能的食物的是(　　)。

A. 薯类　　B. 谷类　　C. 动物油　　D. 植物油

E. 淀粉

【解析】纯热能食物包括植物油、动物油、食用糖、淀粉和酒类。

13. 膳食调查数据库应包括的变量有(　　)。

A. 进餐时间　　B. 被调查者编码　　C. 食物的质量　　D. 食物编码

E. 进餐地点

14. 下列关于膳食调查数据库的变量的描述，错误的是(　　)。

A. 被调查者编码，变量名为 ID，变量长度至少为 3 位

B. 食物编码，变量名为 D1，变量长度为 6 位

C. 食物的质量，变量名称 D2，变量长度为 4 位

D. 进餐时间，变量名称 D3，变量长度为 2 位

E. 进餐地点，变量名称 D4，变量长度为 1 位

【解析】被调查者编码，变量名为 ID，变量的长度至少为 2 位；食物的质量，变量名称 D2，变量长度 6 位；进餐时间，变量名称 D3，变量长度 1 位。

15. 膳食调查数据库的作用是(　　)。

A. 为进一步进行膳食调查数据分析奠定基础

B. 便于膳食调查资料的档案管理

C. 增加调查的可信度

D. 减少调查的误差

E. 可以省掉保存纸质文档的麻烦

11BCD　12CDE　13ABCDE　14ACD　15AB

16．膳食调查数据库建立的注意事项有(　　)。
A．设定取值范围是为了使调查数据更加真实
B．不同膳食调查方法的数据库结构是不同的
C．设定取值范围可以避免数据录入错误
D．变量的取值范围应在建立数据库过程中加以设定
E．建立膳食调查数据库时不同膳食调查方法的数据库结构是相同的

17．下列属于膳食调查报告的主体内容的是(　　)。
A．居民膳食结构状况与膳食指南的比较
B．居民食物摄入状况
C．居民能量、蛋白质、脂肪的来源
D．居民能量和主要营养素摄入状况
E．针对存在问题提出建议

【解析】膳食调查报告主体内容包括：居民食物摄入状况，居民能量和主要营养素摄入状况，居民膳食能量、蛋白质、脂肪的来源，居民膳食结构状况与膳食指南的比较与评价，通常采用统计分析软件进行人群数据的录入、整理与分析。

18．在人群膳食调查报告中对居民膳食能量摄入状况可从(　　)方面进行描述。
A．不同地区居民能量摄入量与 DRIs 的比较
B．不同地区能量的摄入量及分布
C．不同家庭人均年收入水平居民能量的摄入状况
D．不同性别年龄居民能量的摄入状况
E．三大热能营养素的供热比

三、判断题(下列判断正确的请打“√”，错误的打“×”)

1．把不同情况下能量的摄入量与 DRIs 相比可以判断个体能量摄入量是否达到要求。(　　)［江苏省 2011 年三级真题］

【解析】DRIs，即膳食营养素参考摄入量，从膳食中摄入的能量达到能量推荐摄入量就能够维持机体的正常生理功能，长期低于这个摄入量将会对机体产生不利的影响。

2．我国居民传统的膳食结构特点是高碳水化合物、高膳食纤维和低动物脂肪。(　　)

【解析】我国居民的传统膳食以植物性食物为主，谷类、薯类和蔬菜的摄入量较高，肉类的摄入量较低，豆类制品摄入总量不高且随地区而不同，奶类摄入量在大多数地区都不高。这种膳食结构的特点是高碳水化合物、高膳食纤维和低动物脂肪。

3．膳食模式评价的依据是中国居民膳食营养素参考摄入量。(　　)

【解析】膳食模式评价的依据是中国居民平衡膳食宝塔。

4．计算乳类摄入量时，可以将鲜奶与奶粉的消费量直接相加。(　　)

16BCD　17ABCDE　18ABCD　　❙　　1√　2√　3×　4×

【解析】计算乳类摄入量时，不能将鲜奶与奶粉的消费量直接相加，应按蛋白质含量将奶粉量折算成鲜奶量后再相加。折算公式：鲜奶量＝奶制品摄入量×蛋白质含量÷3。

5. 计算豆类摄入量时，各种豆制品需要折算成大豆的量，然后才能相加。(　　)

【解析】豆制品和豆类有互换公式：黄豆量＝豆类及其制品的摄入量×蛋白质含量÷35.1。

6. 将被调查者24h各类食物的消费量与相应的平衡膳食宝塔建议的量进行比较时只需评价各类食物的消费量是否充足即可。(　　)

【解析】将被调查者24h各类食物的消费量和相应的平衡膳食宝塔建议的量进行比较，一方面评价食物的种类是否齐全，是否做到了食物种类多样化；另一方面需要评价各类食物的消费量是否充足。

7. 在进行能量食物来源计算时，常把食物分为谷类、豆类、薯类、动物性食品、纯热能食物和蔬菜水果六大类。(　　)

【解析】在进行能量食物来源计算时，常把食物分为谷类、豆类、薯类、动物性食品、纯热能食物和其他六大类。

8. 膳食营养素摄入量结果分析与评价的主要依据是中国居民膳食营养素参考摄入量(DRIs)。(　　)

9. 个体膳食营养素评价即分析个体中各种营养素达到中国居民膳食营养素参考摄入量(RNI或AI)的要求。(　　)

10. 群体膳食营养素评价即分析群体中各种营养素达到中国居民膳食营养素参考摄入量要求的人数百分比。(　　)

11. 家庭平均每人每日每种食物摄入量＝实际消耗量÷家庭总人数。(　　)

【解析】家庭平均每人每日每种食物摄入量＝实际消耗量÷家庭总人日数。

12. 标准人的每日每种食物摄入量＝平均每人每日各种食物摄入量÷标准人系数。(　　)

【解析】标准人的每日每种食物摄入量＝平均每人每日各种食物摄入量÷混合系数。

13. 在家庭中，平均每人每日某营养素摄入量＝全家某种营养素总摄入量÷标准人系数。(　　)

【解析】在家庭中，平均每人每日某营养素摄入量＝个人某种营养素总摄入量÷个人人日数。

14. 标准人的平均某营养素摄入量＝平均每人每日营养素摄入量÷标准人系数。(　　)

5√　6×　7×　8√　9√　10√　11×　12×　13×　14√

15．被调查者编码，变量名为 ID，变量长度至少为 3 位。(　　)

【解析】被调查者编码，变量名为 ID，变量长度至少为两位。

16．《中国食物成分表》中的食物编码的后 3 位是食物的亚类编码。(　　)

【解析】《中国食物成分表》中采用的是 6 位数字编码的方法，前 2 位数字是食物的类别编码，第 3 位数字是食物的亚类编码，最后 3 位数字是食物在亚类中的排列序号。

17．食物编码，变量名为 D1，变量长度至少为 3 位。(　　)

【解析】食物编码，变量名为 D1，变量长度为 6 位；变量名称 D2，变量长度为 6 位；变量名称 D3，变量长度 1 位；变量名称 D4，变量长度 1 位。

18．数据库的基本结构分为原始数据、数据共享、概念数据层和逻辑数据层 4 个部分。(　　)

【解析】数据库的基本结构分为三个层次：原始数据、概念数据层和逻辑数据层。

19．原始数据是用户加工的对象，由内部模式描述的指令操作处理的位串、字符和字组成。(　　)

20．概念数据层所涉及的是数据库所有对象的物理情况，而不是它们的逻辑关系。(　　)

【解析】概念数据层是数据库的中间一层，是数据库的整体逻辑表示，指出了每个数据的逻辑定义及数据间的逻辑联系，是存储记录的集合，它所涉及的是数据库所有对象的逻辑关系，而不是它们的物理情况，是数据库管理员概念下的数据库。

21．逻辑数据层是用户所看到和使用的数据库，表示了一个或一些特定用户使用的数据集合，即逻辑记录的集合。(　　)

22．建立数据库结构时设定取值范围的作用是避免数据录入错误，提高数据质量。(　　)

四、简答题

1．膳食调查结果的评价主要包括哪些指标。［辽宁省 2009 年 11 月三级真题］

答：膳食调查结果的评价包括：

(1) 平均每日食物摄入量。

(2) 各种营养素摄入量。

(3) 能量食物来源。

(4) 三大营养素供能比例。

(5) 三大营养素的食物来源分配。

(6) 三餐供能比例等。

---

15 ×　16 ×　17 ×　18 ×　19√　20 ×　21√　22√

2. 怎样应用中国居民膳食宝塔评价被调查者的膳食模式?

答:膳食结构是指各类食物的品种和数量在膳食中所占的比重。根据膳食中动物性、植物性食物所占不同比重，以及能量、蛋白质、脂肪和碳水化合物的供能比作为划分膳食结构的标准，可以将世界不同地区的膳食结构分为：动植物食物平衡的膳食结构、以植物性食物为主的膳食结构、以动物性食物为主的膳食结构和地中海膳食结构。

(1)膳食结构的分析：

根据被调查者24h膳食调查结果，计算五类食物，即谷类，蔬菜和水果类，鱼、禽、肉、蛋类，奶类和豆类，以及油脂类食物的摄入量。然后与中国居民平衡膳食宝塔提出的理想膳食模式进行比较，对被调查者的膳食结构进行分析评价。

(2)膳食结构评价的依据与方法：

①评价依据：膳食模式评价的依据是中国居民平衡膳食宝塔。

②评价方法：根据24h膳食调查结果将食物按9类进行分类，统计各类食物的摄入总量。将被调查者的劳动强度按低、中、高的不同水平与平衡膳食宝塔建议的不同能量膳食的各类食物参考摄入量进行比较，分析判断各类食物摄入量是否满足人体需要。

3. 对于食物成分表上没有的食物，得到其营养素含量的方法有哪些?

答:食物成分表上没有的食物，得到营养素含量的方法主要有3种：第一，实际测定其含量；第二，找相似的食物替代；第三，找相关文献报道或外国食物成分表。

五、案例选择题(本题案例后有与之相关的选择题，每题的备选答案中至少有一个符合题意的答案，请将正确选项代号填入括号内)

(案例一)

李某，男，40岁，公司领导。身高175cm，体重86kg。平时喜欢吃酱牛肉，喝牛奶，吃海鲜，经常和朋友一起喝啤酒吃路边烧烤，很少吃青菜和谷类食物。[辽宁省2007年11月三级真题]

1. 标准体重是(　　)。

A. 70kg　　B. 75kg　　C. 80kg　　D. 85kg

【解析】标准体重(kg) = 身高(cm) − 105 = 175 − 105 = 70kg。

2. 体重指数是(　　)。

A. 20.8　　B. 18.2　　C. 28.08　　D. 28.2

【解析】体重指数 = 体重(kg) ÷ [身高(m)]^2 = 86 ÷ 1.75^2 = 28.08。

3. 李某的膳食结构属于(　　)。

A. 植物性食物为主的膳食结构　　B. 动物性食物为主的膳食结构

C. 植物与动物性食物平衡的膳食结构　　D. 地中海膳食结构

【解析】根据提供描述，李某是以动物性食物为主的膳食结构。

1A　2C　3B

4. 根据 DRIs，李某的蛋白质推荐量约是(　　)。

A. 70g/d　　B. 75g/d　　C. 80g/d　　D. 85g/d

【解析】由于李某肥胖，蛋白质推荐量为 75g/d。

5. 如果 100 克酱牛肉里含有蛋白质 31.4 克，根据 DRIs 标准，酱牛肉里蛋白质的含量是否符合李某的需要(　　)。

A. 符合　　B. 不符合

C. 酱牛肉蛋白质的 INQ > 1　　D. 酱牛肉蛋白质的 INQ < 1

【解析】李某肥胖、其体力劳动为轻体力活动，查表可知，其标准体重能量需要量为 20 ~ 25kcal/kg。全天需要的能量 = 标准体重 × 标准体重能量需要量 = 70 × 25 = 1750kcal；查表可知，酱牛肉能量为 246kcal/100g，能量密度 = 246 ÷ 1750 = 0.141，蛋白质密度 = 31.4 ÷ 75 = 0.419；100g 酱牛肉营养质量指数(INQ) = 0.419 ÷ 0.141 = 2.972。

(案例二)

张先生，男，35 岁，干部。身高 180cm，体重 76 公斤，胸围 136cm。

1. 请计算张先生的标准体重是(　　)。

A. 75　　B. 78　　C. 80　　D. 85

【解析】标准体重(男性) = 身高 − 105 = 180 − 105 = 75kg。

2. 请计算张先生的标准体重指数是(　　)。

A. 4　　B. 1.3　　C. 20　　D. 15

【解析】标准体重指数 = [实测体重(kg) − 标准体重(kg)] ÷ 标准体重(kg) × 100%，所以张先生的标准体重指数为：(76 − 75) ÷ 75 × 100% = 1.3%。

3. 请计算张先生体质指数(　　)。

A. 23.5　　B. 19.4　　C. 27.04　　D. 28.2

【解析】体质指数 = 体重(kg)/[身高(m)]^2 = 76/1.8^2 = 23.5。

4. 请计算张先生一日所需的(　　)热量。

A. 2010kcal　　B. 2625kcal　　C. 2400kcal　　D. 2000kcal

【解析】每日人体所需热量 = 标准体重 × 单位标准体重能量需要量(查表)，故张先生一日所需的热量为：75 × 35 = 2625kcal。

5. 请计算张先生午餐需要碳水化合物(　　)。

A. 150.9g　　B. 82.9g　　C. 120g　　D. 90.45g

【解析】膳食中碳水化合物供给量(克) = 全日总能量供给量(千卡) × 碳水化合物占总能量比重碳水化合物能量系数(千卡/克)(每克碳水化合物在体内产热 4 千卡)，而三类营养素(蛋白质、脂肪、碳水化合物)中，碳水化合物所占比例为 50% ~ 65%(平均值为 57.5%)，一日总能量可分为：早餐 30%，午餐 40%，晚餐 30%，所以张先生午餐所需碳

4B　5AC　▌　1A　2B　3A　4B　5A

水化合物为：2625×57.5%÷4×40%=150.9375(g)。

6. 请计算张先生早餐需要的脂肪(　　)。

A. 22.9g　　B. 21.9g　　C. 19.0g　　D. 20.45g

【解析】三类营养素中，脂肪所占比例为20%~30%，每克脂肪在体内代谢可产热量9千卡，所以张先生早餐所需脂肪为：2625×25%÷9×30%=21.875(g)。

7. 请计算张先生的Vervaeck指数(　　)

A. 118　　B. 1.25　　C. 47.29　　D. 1.86

【解析】Vervaeck指数=[体重(kg)+胸围(cm)]/身高(cm)×100=(76+136)/180×100=118。

六、计算题

1. 某学生食堂25日就餐人数356人，机关人员12人，教师28人，小学生9岁男生115人，9岁女生200人，该食堂就餐中成年男性22人，成年女性19人(其中孕中期孕妇1人)。

(1)计算各人群标准人系数。

(2)计算人日数及折合标准人日数。

(3)计算混合系数。

(4)计算折合标准人平均每日能量摄入量。[浙江省2016年三级真题]

答：(1)各人群标准人系数计算：

①人群划分。该食堂就餐人数，轻体力活动男性22人，轻体力活动女性18人，孕中期孕妇1人，9岁男生115人，9岁女生200人。

②确定不同年龄、性别、生理状况及活动强度人员的能量需要量(kcal)：成年男性2250、成年女性1800、孕中期孕妇2100、9岁男生1750、9岁女生1550。

③不同人群折合标准人系数计算。

成年男性折合系数=2250/2250=1；

成年女性折合系数=1800/2250=0.80；

孕妇折合系数=2100/2250=0.93；

9岁男生折合系数=1750/2250=0.78；

9岁女生折合系数=1550/2250=0.69。

(2)人日数及折合标准人日数计算：

①实际就餐成年人人日数=22(男)+18(女)=40人日；

孕妇人日数=1人日；

9岁男生总人日数=115人日；

9岁女生总人日数=200人日。

②实际就餐总人日数=22+18+1+115+200=356人日。

③成年人男性折合标准人日数=22×1=22；

6B　7A

成年人女性折合标准人日数 = 18 × 0.80 = 14.4；

孕妇折合标准人日数 = 1 × 0.93 = 0.93；

9 岁男生折合标准人日数 = 115 × 0.78 = 89.7；

9 岁女生折合标准人日数 = 200 × 0.69 = 138。

④总标准人日数 = 22 + 14.4 + 0.93 + 89.7 + 138 = 265.03；

(3)混合系数：

混合系数 = 总标准人日数/总人日数 = 265.03/356 = 0.74。

(4)折合标准人平均每日能量摄入量：

标准人的每日每种食物摄入量 = 平均每人每日各种食物摄入量 ÷ 混合系数；

平均每人每日能量摄入量 = 标准人平均每日能量摄入量 × 混合系数；

因混合系数为 0.74，该人群折合标准人平均每日能量摄入量 = 2250 × 0.74 = 1665kcal。

2. 某公共营养师对一个群体(全部为男性)进行调查，其中轻体力劳动者为 30 人，中体力劳动者 35 人，重体力劳动者 10 人。轻体力劳动者早餐有 20 人就餐，晚餐有 20 人就餐，午餐有 30 人就餐；中体力劳动者早餐有 20 人就餐，晚餐有 30 人就餐，午餐有 35 人就餐；重体力劳动者早餐有 8 人就餐，晚餐有 10 人就餐，中午有 10 人就餐。

已知，重体力劳动者人群每天摄入能量为 3900kcal。(其中三个人群的早中晚摄入能量占一日总能量的百分比为 20%、40%、40%)。[辽宁省 2007 年 11 月三级真题]

(1)请回答标准人条件。

(2)请计算各人群的标准人系数。

(3)请计算该群体的折合标准人系数。

(4)请计算重体力劳动人群折合标准人的食物摄入量是多少？

答：(1)18 ~ 49 岁从事轻体力劳动的男性为标准人，以其能量需要量 9.41MJ (2250kcal)作为 1。

(2)轻体力劳动人群的参考摄入能量为 2250kcal，标准人系数 = 2250 ÷ 2250 = 1；

中体力劳动人群的参考摄入能量为 2700kcal，标准人系数 = 2600 ÷ 2250 = 1.16；

重体力劳动人群的参考摄入能量为 3200kcal，标准人系数 = 3000 ÷ 2250 = 1.33。

(3)轻体力劳动人群的人日数 = 20 × 20% + 30 × 40% + 20 × 40% = 24 人日；

中体力劳动人群的人日数 = 20 × 20% + 35 × 40% + 30 × 40% = 30 人日；

重体力劳动人群的人日数 = 8 × 20% + 10 × 40% + 10 × 40% = 9.6 人日；

该群体的折合标准人的系数 = (各人群人日数与折合系数之积的和) ÷ (各人群人日数之和) = (24 × 1 + 30 × 1.16 + 9.6 × 1.33) ÷ (24 + 30 + 9.6) = 1.13。

(4)重体力劳动人群折合标准人的食物摄入量：

重体力劳动人群的人均食物摄入量 = 每天摄入总能量 ÷ 重体力劳动人群的人日数 = 3900kcal ÷ 9.6 人日 = 406.25kcal/人日；

折合标准人的食物摄入量 = 重体力劳动人群的人均食物摄入量 ÷ 折合标准人的系数 = 406.25kcal/1.33 = 305.45kcal/人日。

3. 已知刘某一天摄入的蛋白质为42.6g，脂肪为63.0g，碳水化合物为218.3g。

请对刘某进行膳食能量计算与评价。

答：(1)计算能量摄入量：

三大供能营养素提供的能量分别为：

蛋白质(kcal)=42.6×4=170.4kcal；

脂肪(kcal)=63.0×9=567kcal；

碳水化合物(kcal)=218.3×4=873.2kcal。

(2)计算能量总和：

全天总能量(kcal)=170.4+567+873.2=1610.6kcal。

(3)计算三种营养素提供的能量占总能量的比例：

提供能量百分比=各类营养素提供能量÷能量总和×100%；

来源于蛋白质的能量比例=170.4÷1610.6×100%=10.6%；

来源于脂肪的能量比例=567÷1610.6×100%=35.2%；

来源于碳水化合物的能量比例=873.2÷1610.6×100%=54.2%。

(4)调查结果分析与评价：

根据DRIs推荐的膳食能量来源比例，来自蛋白质的能量应占10%~15%，来自脂肪的能量占20%~30%，来自碳水化合物的能量比例占50%~65%。

从计算出的结果来看，来源于蛋白质的能量比例为10.6%，基本达到要求；来源于脂肪的能量比例为35.2%，明显超过标准；而来源于碳水化合物的能量比例为54.2%，达到最低的标准要求。因此，刘某应该减少脂肪的摄入量，适当增加碳水化合物和蛋白质的摄入量。

4. 某社区服务中心的一名营养师，对从事出租车司机职业的一名43岁男性居民的一日食物及营养素的摄取量的调查数据如表1-8所示。

表1-8 一日食物及营养素的摄取量调查表

食物名称	摄入量(g)	能量(kcal)	蛋白质(g)	脂肪(g)	钙(mg)	维生素A(μg)
大米	300	1029	23.1	1.8	33	
瘦猪肉	80	114.4	16.2	5.0	4.8	35.2
鸡肉	100	167	19.3	9.4	9	48
豆腐干	75	105	12.2	2.7	231	
鸡蛋	50	72	6.7	4.4	28	117
土豆	150	114	3	0.3	12	7.5
芹菜	300	42	2.4	0.3	144	30
色拉油	35	314.3		34.9		

以上食物重量均为可食部分。

请根据上述案例回答以下问题：

(1)根据上表中的数据，分析该男子膳食能量、蛋白质、脂肪的食物来源分布情况。

(2)根据宝塔推荐膳食结构构成分析其膳食结构。

(3)根据以上结果和中国居民膳食营养素推荐摄入量(DRIs，如表 1－9 所示)评价该男子能量、蛋白质和脂肪的摄入情况。

表 1－9　中国居民膳食营养素推荐摄入量(2023 版)

年龄(岁) 30～49		能量(kcal) 男	蛋白质(g) 男	脂肪(%E) 占能量百分比
体力活动水平	轻	2050	65	20～30
	中	2500		
	重	2950		

答：(1)该男子膳食能量、蛋白质、脂肪的食物来源分布情况，如表 1－10 所示。

表 1－10　膳食能量、蛋白质、脂肪的食物来源分布

		摄入量	占总摄入量(%)
能量的食物来源(kcal)总量＝1957.7	谷类	1029	52.6
	豆类	105	5.4
	薯类	114	5.8
	其他植物性食物	42	2.1
	动物性食物	353.4	18.1
	纯能量食物	314.3	16.1
能量的营养素来源(kcal)	蛋白质	331.6	16.9
	脂肪	529.2	27
蛋白质的食物来源(g)	谷类	23.1	27.9
	豆类	12.2	14.7
	动物性食物	42.2	50.9
	其他食物	5.4	6.5
脂肪的食物来源(g)	动物性食物	18.8	32.0
	植物性食物	40	68.0

(2)根据中国居民膳食宝塔对其膳食进行评价的结果是：

①食物种类相对单一，没有多样化，缺少粗杂粮、奶类、鱼虾、水果。

②谷类、蔬菜量相对不足，可以适当增加。

(3)根据以上结果和中国居民膳食营养素推荐摄入量对能量、蛋白质和脂肪的摄入情况评价如下：

①出租车司机属于中体力劳动，故能量摄入不足，三大产热营养素供能比例基本符合要求。

②蛋白质摄入量满足 RNI 推荐量，优质蛋白质占总能量的 65.6%，达到了基本要求。

③脂肪的供能比在推荐范围内，动物性脂肪:植物性脂肪＝1:2，符合要求。

第2章　人体营养状况测定和评价

第1节　人体体格测量

一、单项选择题(下列每题的4个选项中，只有1个是正确的，请将其代号填在括号内)

1. 婴幼儿体重测量记录单位和数据保留小数点位数是(　　)。[2021年全国卷真题]

A. kg；小数点后两位　　B. g；小数点后两位

C. g；小数点后一位　　D. kg；小数点后一位

【解析】婴幼儿体重测量的读数以kg为单位，记录至小数点后两位。

2. 婴幼儿体格测量身高(身长)，几岁以内量身长？(　　)[2021年全国卷真题]

A. 3岁　　B. 4岁　　C. 2岁　　D. 5岁

【解析】婴幼儿的年龄划分在医学上一般是指0～3岁，其中3岁以内称为婴儿期，1～3岁称为幼儿期。3岁以内一般量身长。

3. 婴幼儿头围测量软尺零点应测定在头部(　　)。[2022年全国卷真题]

A. 右侧眉弓下缘　　B. 枕骨粗隆　　C. 右侧眉弓上缘　　D. 左侧眉弓上缘

【解析】被测婴幼儿取坐位或仰位，测量者位于婴幼儿右侧或前方，用左手拇指将软尺零点固定于头部右侧眉弓上缘处，软尺经枕骨粗隆(后脑勺最突出的一点)及左侧眉弓上缘回至零点，读取软尺与零点重合处的读数，以cm为记录单位，保留小数点后一位。

4. 上臂肌肉后群为(　　)。[2022、2025年全国卷真题]

A. 肱二头肌　　B. 肱三头肌　　C. 肱肌　　D. 喙肱肌

【解析】上臂肌肉分前群和后群，前群主要有肱二头肌、喙肱肌、肱肌等，后群为肱三头肌。

5. 在使用皮褶厚度计的时候，是用左手拇指和食指将特定解剖部位的皮肤连同皮下组织捏起，右手握皮褶厚度计测量距左手拇指捏起部位(　　)处的皮褶厚度。[湖南省2016年三级真题]

A. 0.5cm　　B. 1.0cm　　C. 1.5cm　　D. 2.0cm

【解析】皮褶厚度计的使用方法为使用左手拇指和食指将特定解剖部位的皮肤连同皮下组织捏起，右手握皮褶厚度计测量距左手拇指捏起部位1cm处的皮褶厚度。

6. 人体体格测量资料可作为营养状况的综合观察指标，不同年龄组选用的指标不同，5～20岁组应选用(　　)指标。[江苏省2016年三级真题]

1A　2A　3C　4B　5B　6D

A. 体重　　B. 身高
C. 皮褶厚度　　D. 身高、体重、皮褶厚度

【解析】儿童生长发育测量常用的指标有体重、身高、坐高、头围、胸围、上臂围等，其中身高、体重、头围和胸围是儿童体格测量的主要指标。成年人最常用的体格测量指标是身高、体重、上臂围、腰围、臀围和皮褶厚度等，其中以身高和体重最重要。

7. 人体的热能来源于膳食中的蛋白质、脂肪和碳水化合物，它们在体内的产热系数分别是(　　)。[辽宁省 2014 年三级真题]
A. 4kcal/g；9kcal/g；9kcal/g　　B. 4kcal/g；9kcal/g；4kcal/g
C. 9kcal/g；4kcal/g；4kcal/g　　D. 4kcal/g；4kcal/g；4kcal/g

8. 卧式标准量床或量板适用于(　　)。[浙江省 2011 年三级真题；2025 年全国卷真题]
A. 5 岁 ~6 岁的儿童　　B. 3 岁以下的儿童
C. 10 岁以上的少年　　D. 所有人

【解析】标准量床或量板是一种专门的测量工具，用于年龄在 3 岁以下的婴幼儿体格发育纵向测量指标的测定。

9. 使用皮褶厚度计测量皮褶厚度一般需要在同一部位测量(　　)，取平均值为测量结果。[浙江省 2011 年三级真题]
A. 2 次　　B. 3 次　　C. 4 次　　D. 5 次

10. 人体体格测量中最重要的指标为(　　)。
A. 臀围　　B. 皮褶厚度　　C. 腰围和胸围　　D. 身高和体重

【解析】成人体格测量的主要指标有身高、体重、上臂围、腰围、臀围和皮褶厚度等，其中以身高和体重最为重要，因为它综合反映了蛋白质、能量以及其他一些营养素的摄入、利用和储备情况，反映了机体、肌肉、内脏的发育和潜在能力。

11. 通过标准化使体格测量的精确度和准确度均接近(　　)。
A. 国际标准值　　B. 估计值　　C. 真值　　D. 计算值

12. 纵向测量指标主要与(　　)的生长有关。
A. 心脏　　B. 骨骼　　C. 头颅　　D. 牙齿

【解析】在全身各个系统中，骨骼是最稳定的系统之一，受遗传因素控制作用较强，后天因素的影响需要有一个长期的过程才能够得到体现。所以，纵向测量指标主要用来反映长期营养、疾病和其他不良环境因素的影响。

13. 婴幼儿胸围与头围大致相等的时间是(　　)。[2025 年全国卷真题]
A. 6 个月　　B. 2 岁　　C. 1 岁　　D. 出生

【解析】出生时胸围比头围小 1 ~ 2cm。随着年龄的增长，胸廓的横径增长迅速，1 岁左右胸围与头围大致相等，12 ~ 21 个月时胸围超过头围。

7B　8B　9B　10D　11C　12B　13C

14. 上臂肌肉前群部不包括(　　)。

A. 喙肱肌　B. 肱二头肌　C. 肱肌　D. 肱三头肌

【解析】上臂肌肉分前群和后群，前群主要有肱二头肌、喙肱肌、肱肌等，后群为肱三头肌。

15. 男性和女性皮褶厚度分别为(　　)是肥胖的界限。

A. <10mm；<20mm　B. >50mm；>40mm

C. 10～40mm；20～50mm　D. >40mm；>50mm

【解析】瘦、中等和肥胖的界限，男性分别为小于10mm、10～40mm和大于40mm，女性分别为小于20mm、20～50mm和大于50mm。

16. 欲测定代表个体躯干部分皮下脂肪堆积情况的皮褶厚度，应选择(　　)。

A. 肱三头肌　B. 肩胛下角　C. 腹部　D. 髂脊上部

【解析】皮褶厚度测定部位有上臂肱三头肌、肩胛下角、腹部、髂脊上部等，其中前三个部位最重要，可分别代表个体肢体、躯干、腰腹等部分的皮下脂肪堆积情况。

17. WHO推荐选用皮褶厚度的测量点不包括(　　)。[2025年全国卷真题]

A. 脐旁　B. 肩峰　C. 肱三头肌　D. 肩胛下角

【解析】WHO推荐选用肩胛下角、肱三头肌和脐旁三个测量点。

18. 婴幼儿体重测量，以(　　)为单位，保留小数点后(　　)位。[2023年全国卷真题]

A. kg，2　B. g，2　C. kg，1　D. g，1

【解析】只着背心和短裤，按不同测试体位要求使婴幼儿安定地位于体重秤中央。读数以kg为单位，记录至小数点后两位。

二、多项选择题(下列每题的选项中，至少有2个是正确的，请将其代号填在括号内)

1. 婴幼儿体格测量常选用的指标包括(　　)。[辽宁省2009年11月三级真题]

A. 体重　B. 身高　C. 头顶至臀长　D. 头围

E. 胸围

2. 人体营养状况的测定和评价，一般是通过(　　)进行综合的评价。

A. 临床用药　B. 膳食调查　C. 生化检验　D. 人体体格测量

E. 临床检查

【解析】人体营养状况的测定和评价，一般是通过膳食调查、人体体格测量、营养水平的生化检验以及营养不足或缺乏的临床检查来进行综合的评价。

3. 营养状况综合评价必须结合(　　)的检验来进行。

A. 缺乏病症状　B. 膳食调查　C. 血生化检验　D. 人体体格测量

E. 缺乏病体征

【解析】营养状况必须结合人体体格测量、血生化检验、缺乏病症状和体征的检查来进

14D　15D　16B　17B　18A　|　1ABCDE　2BCDE　3ACDE

行综合评价。

4. 体格测量工作无论是从组织管理方面，还是技术方面都具有(　　)的特征。

A. 不准确　　B. 不同的　　C. 不可重复　　D. 重复发生

E. 共同的

【解析】体格测量工作无论是从组织管理方面，还是技术方面都具有共同的和重复发生的特征。

5. 下列关于婴幼儿头顶至臂长和身长测量的叙述，错误的是(　　)。

A. 婴幼儿头顶至臂长和身长分别对应于儿童的身高和坐高

B. 被测婴幼儿脱去鞋帽袜

C. 婴幼儿需站立测量

D. 读数时保留小数点后两位

E. 读数时以 cm 为单位

【解析】A 项，头顶至臀长和身长分别对应于儿童的坐高和身高。C 项，婴幼儿需卧位测量。D 项，读数时应保留小数点后一位。

6. 下列关于婴幼儿头围和胸围的叙述，错误的是(　　)。

A. 反映婴幼儿体格横向发育情况的指标

B. 测量时均可取坐位或仰卧位

C. 1 岁左右头围与胸围大致相等

D. 出生时头围比胸围小 1 ~ 2cm

E. 胸围赶上头围的时间与小儿营养无关

【解析】B 项，头围测量时婴幼儿可取坐位或仰卧位，胸围测量时婴幼儿取仰卧位。D 项，出生时胸围比头围小 1 ~ 2cm。E 项，胸围赶上头围的时间与小儿营养状况有密切的关系。

7. 下列关于婴幼儿体重测量的叙述，正确的是(　　)。

A. 测量误差小于身长测量的误差　　B. 用成人体重计可以直接测量婴幼儿体重

C. 婴幼儿体重对营养状况不敏感　　D. 读数时保留小数点后一位

E. 读数时以 kg 为单位

【解析】B 项，用成人体重计不可以直接测量婴幼儿体重，需要采用减差法。C 项，婴幼儿体重对营养状况较敏感。D 项，读数时保留小数点后两位。

8. 测量皮褶厚度的意义包括(　　)。[2023 年全国卷真题]

A. 反映机体营养状况，与体重密切相关

B. 是衡量肥胖程度较好的指标

C. 反映人体皮下脂肪含量，与全身脂肪含量无关

D. 反映机体皮下脂肪的分布情况

4DE　5ACD　6BDE　7AE　8BD

【解析】皮褶厚度是衡量个体营养状况和肥胖程度的较好指标(B项)，主要表示皮下脂肪厚度，可间接评价人体肥胖与否。皮褶厚度反映人体皮下脂肪含量，它与全身脂肪含量具有一定的线性关系，可以通过测量人体不同部位皮褶厚度推算全身的脂肪含量，相关系数为0.7~0.9。通过测量不同部位的皮褶厚度，还可以反映人体皮下脂肪的分布情况(D项)。

9. 儿童体格测量的主要指标包括(　　)。

A. 皮褶厚度　　B. 身高　　C. 胸围　　D. 体重

E. 头围

【解析】儿童体格测量常用的指标有体重、身高、坐高、头围、胸围、上臂围等，其中身高、体重、头围和胸围是儿童体格测量的主要指标。

10. 皮褶厚度计的使用方法正确的是(　　)。

A. 测量时皮褶厚度计卡钳钳柄充分夹住皮褶

B. 使用右手拇指和食指捏起皮下组织，左手握皮褶厚度计

C. 在皮褶厚度计指针快速回落并稳定一定时间后读数

D. 皮褶厚度计的压力标准为$10g/cm^2$

E. 一般要求在同一部位测量3次

【解析】A项，测量时皮褶厚度计卡钳钳尖部充分夹住皮褶。B项，使用左手拇指和食指捏起皮下组织，右手握皮褶厚度计。C项，在皮褶厚度计指针快速回落后立即读数。

三、判断题(下列判断正确的请打"√"，错误的打"×")

1. 标准量床或量板用于3岁以下的婴幼儿体格发育纵向指标的测定。(　　)[河北省2016年三级真题]

2. 人体体格测量的根本目的是评价机体健康状况。(　　)

【解析】人体体格测量的根本目的是评价机体膳食营养状况，特别是学龄前儿童的测定结果，常被用来评价一个地区人群的营养状况。

3. 婴儿出生时胸围比头围小2~3cm。(　　)

【解析】婴儿出生时胸围比头围小1~2cm。

4. 上臂围与体重密切相关。(　　)

【解析】上臂围可反映机体的营养状况，它与体重密切相关。

5. 上臂围的测量一般量取上臂自肩峰至鹰嘴连线的臂围长。(　　)

【解析】上臂围的测量一般量取上臂自肩峰至尺骨鹰嘴连线中点的臂围长。

6. 儿童上臂围<12.5cm为营养不良。(　　)

【解析】5岁以前儿童上臂围变化不大，我国1~5岁儿童上臂围13.5cm以上为营养良好，12.5~13.5cm为营养中等，12.5cm以下为营养不良。

9BCDE　10DE　❙　1√　2×　3×　4√　5×　6√

7. 皮褶厚度主要表示皮下脂肪厚度，可直接评价人体肥胖与否。(　　)

【解析】皮褶厚度是衡量个体营养状况和肥胖程度较好的指标，主要表示皮下脂肪厚度，可间接评价人体肥胖与否。

8. 皮褶厚度大于 40mm 是女性肥胖的界限。(　　)

【解析】瘦、中等和肥胖的界限，男性分别为小于 10mm、10 ~ 40mm 和大于 40mm，女性分别为小于 20mm、20 ~ 50mm 和大于 50mm。

四、简答题

1. 简述儿童胸围的测量方法及注意事项。[辽宁省 2009 年 11 月三级真题]

答： 婴幼儿胸围是指两乳头线到后面两肩胛骨下角下缘绕胸一周的长度。

(1)其测量方法为：

测量者立于婴幼儿右方，用左手拇指将软尺零点固定于被测幼儿胸前右侧乳头下缘，右手拉软尺使其绕经右侧后背以两肩胛骨下角下缘为准，经左侧回至零点，读取软尺与零点重合处的读数，以 cm 为记录单位，保留小数点后一位。

(2)注意事项为：

测试时应注意保持软尺在婴幼儿后背的位置准确，必要时可由一名助手帮助固定后背软尺位置；各处软尺轻轻接触皮肤，皮下脂肪较厚的婴幼儿，软尺接触皮肤宜稍紧些。取婴幼儿平静呼吸时的中间读数。

2. 简述体格测量标准化的内容和意义。

答： 对体格测量工作进行标准化是体格测量工作质量管理的重要基础，也是提高体格测量工作质量的有效手段。

(1)标准化的内容：

测量标准化的主要内容是遵照一样(标准)方法、程序和仪器，执行一样(标准化)操作规范，以达到一致的结果。

(2)标准化的意义：

①标准是指对某项活动或其结果规定共同的和重复使用的规则、导则或特性的文件。标准的本质特征就是一种“统一规定”“通过制定、发布和实施标准，达到统一”则是标准化的实质，标准化工作的根本目的是“在一定范围内获得最佳秩序和效益”。

②通过标准化，使体格测量的精确度和准确度均尽量接近真值。精确度又称精密度，指以最小的差异重复测定一个个体的能力。准确度是指测定值和“真值”相同的程度，即以尽可能使所测值代表真实值的能力。真值又叫真实值，是最能反映被测个体体格的值。实际工作中，常将最有经验的调查人员所测的数值，或者是多人多次测定同一个体的平均数值作为近似的“真值”。

3. 怎样测量婴幼儿的头围和胸围。

答： 头围和胸围是婴幼儿体格测量常用的横向测量指标。

7×　8×

(1)头围测量:

①测量者位于婴幼儿右侧或前方，被测婴幼儿取坐位或仰卧位。

②测量者用左手拇指将软尺零点固定于头部右侧眉弓上缘处，软尺经枕骨粗隆(后脑勺最突出的一点)及左侧眉弓上缘回至零点。

③软尺在头两侧的水平要一致。

④测量时，婴幼儿需脱帽，测量时软尺应紧贴皮肤，不能打折，长发或梳辫者，应先将头发在软尺经过处向上、下分开，使软尺紧贴头皮。

⑤读数时以 cm 为记录单位，保留小数点后一位。

(2)胸围测量:

①测量者立于婴幼儿右方，被测婴幼儿取仰卧位，自然躺平，使其处于平静状态。

②测量者用左手拇指将软尺零点固定于被测婴幼儿胸前右侧乳头下缘，右手拉软尺使其绕经右侧后背以两肩胛骨下角下缘为准，经左侧回至零点。

③测试时应注意保持软尺在婴幼儿后背的位置准确，必要时可由一名助手帮助固定后背软尺位置；各处软尺轻轻接触皮肤，皮下脂肪较厚的婴幼儿，软尺接触皮肤宜稍紧些。

④取婴幼儿平静呼吸时的中间读数。

⑤读数时以 cm 为记录单位，保留小数点后一位。

4. 简述婴幼儿测量指标——身长、头顶至臀长、头围、胸围、体重的意义。

答: 身长、头顶至臀长、头围、胸围、体重的意义为:

(1)头顶至臀长和身长作为对应儿童的坐高和身高的测量指标来反映婴幼儿体格纵向发育情况。纵向测量指标主要与骨骼的生长有关。在全身各个系统中，骨骼是最稳定的系统之一，受遗传因素控制作用较强，后天因素的影响需要有一个长期的过程才能够得到体现。所以，纵向测量指标主要用来反映长期营养、疾病和其他不良环境因素的影响。

(2)头围和胸围是婴幼儿体格测量常用的横向测量指标。通过将婴幼儿头围和胸围的测量数据，与年龄参考数值比较，对于评价婴幼儿的营养状况有一定意义。在正常情况下，一个营养状况良好的婴幼儿，胸围赶上头围的时间往往提前。而营养不良的婴幼儿，由于胸部肌肉和脂肪发育较差，胸围超过头围的时间较迟。若到 2 岁半时胸围还比头围小，则要考虑营养不良或胸廓、肺发育不良。

(3)体重是指身体各部分的重量总和，它主要反映构成体重成分的骨骼、肌肉、内脏、体质和水分等的变化情况。婴幼儿体重对营养状况较为敏感，而且婴幼儿体重测量的误差小于身长测量误差，故体重是婴幼儿营养状况评价的常用指标。

5. 使用皮褶厚度计的注意事项有哪些?

答: 皮褶厚度计的注意事项有:

(1)长时间未使用的皮褶厚度计在使用前必须校正(可参照使用说明书进行)。

(2)皮褶厚度计的压力要求符合规定标准($10g/cm^2$)。

(3)使用左手拇指和食指将特定解剖部位的皮肤连同皮下组织捏起，右手握皮褶厚度计测量距左手拇指捏起部位 1cm 处的皮褶厚度。

(4)右手拇指松开皮褶厚度计卡钳钳柄，使钳尖部充分夹住皮褶。

(5)在皮褶厚度计指针快速回落后立即读数。

(6)一般要求在同一部位测量 3 次，取平均值为测量结果。

五、案例选择题(本题案例后有与之相关的选择题，每题的备选答案中至少有一个符合题意的答案，请将正确选项代号填入括号内)

(案例一)

赵某抱着6个月大的婴儿到儿童保健门诊体检，想了解孩子的营养状况，以观察6个月来混合喂养对该婴儿生长发育状况的影响。请回答如下问题。

1. (多选)如果你是公共营养师，需要做(　　)工作。

A. 测量身长　B. 测量体重　C. 询问喂养情况　D. 测量其他指标

【解析】应进行膳食喂养询问，体格测量，了解营养状况。

2. (多选)在测量婴幼儿身长时应注意(　　)。

A. 确保婴幼儿头顶至足跟呈一条直线　B. 防止出现身体扭动

C. 不能用手扶婴幼儿　D. 设法扣除衣物重量

【解析】在测量身长过程中应确保婴幼儿头顶至足跟呈一条直线，同时防止婴幼儿出现身体扭动等现象。

3. (单选)如婴幼儿哭闹无法进行体重测量时可采用(　　)进行测量。

A. 减差法　B. 扣除衣物法　C. 直接称重法　D. 间接测量法

【解析】在测量体重时如果被测婴幼儿哭闹厉害，无法独立配合完成体重测量，可采用减差法进行测量。

4. (单选)婴幼儿头围测量软尺零点应固定在头部(　　)。

A. 枕骨粗隆　B. 左侧眉弓上缘　C. 右侧眉弓上缘　D. 右侧眉弓下缘

【解析】测量婴幼儿头围时，测量者立于婴幼儿右侧或前方，用左手拇指将软尺零点固定于头部右侧眉弓上缘处，然后开始测量。

5. (单选)婴幼儿胸围测量软尺零点应固定在被测婴幼儿(　　)。

A. 后背两肩胛下角下缘　B. 胸前右侧乳头下缘

C. 后背两肩胛下角上缘　D. 胸前左侧乳头下缘

【解析】测量婴幼儿胸围时，测量者立于婴幼儿右方，用左手拇指将软尺零点固定于被测婴幼儿胸前右侧乳头下缘然后测量。

6. (单选)测量婴幼儿胸围时，皮下脂肪较厚的婴幼儿软尺应(　　)。

A. 轻轻接触皮肤　B. 与皮肤接触稍紧些

C. 紧贴皮肤　D. 与皮肤接触松弛一些

【解析】测量婴幼儿胸围时各处软尺轻轻接触皮肤，皮下脂肪较厚的婴幼儿，软尺接触皮肤宜稍紧些。

1ABCD　2AB　3A　4C　5B　6B

(案例二)

小红，女孩，12 个月，到医院做儿保，评价小红营养状态，请回答下列问题。[2024 年全国卷真题]

1. (多选)测量身长，下列正确的有(　　)。

A. 围栏刻度读数，保留小数点后一位　B. 仰卧位，一名家长将头扶正

C. 位于右侧，左手握住双膝使腿伸直　D. 右手移动滑板接触双侧足跟

【解析】婴幼儿进行身长测量时，被测婴幼儿脱去帽、鞋、袜，仰卧于标准量床底板中线上。由一名助手将婴幼儿头扶正，头顶接触头板。测量者位于婴幼儿右侧，左手握住其双膝，使腿伸直，右手移动滑板使其接触婴幼儿双侧足跟，读取围板上的刻度读数，保留小数点后一位。

2. (单选)小红身长 73cm，12 月龄平均身长为 75cm，正常值为 72 ~ 75cm。小红的身长属于(　　)。

A. 生长迟缓　B. 身材矮小　C. 身高偏高　D. 身长正常

3. (多选)测量头围，下列描述正确的是(　　)。

A. 头围和胸围大致相等，说明营养状况良好

B. 胸围小于头围，说明营养状况不良

C. 采用坐位或者仰卧位

D. 使用软尺测量

【解析】头围测量：被测婴幼儿取坐位或仰卧位，测量者位于婴幼儿右侧或前方，用左手拇指将软尺零点固定于头部右侧眉弓上缘处，软尺经枕骨粗隆(后脑勺最突出的一点)及左侧眉弓上缘回至零点，读取软尺与零点重合处的读数，以 cm 为记录单位，保留小数点后一位。出生时胸围比头围小 1 ~ 2cm。1 岁左右胸围与头围大致相等。在正常情况下，一个营养状况良好的婴幼儿，胸围赶上头围的时间往往提前。

4. (多选)测量体重，下列描述正确的是(　　)。

A. 宝宝排空大小便

B. 为了防止宝宝摔倒，家长手扶孩子，测量结果保留小数点后两位

C. 可以采取坐位测量

D. 如小孩哭闹不配合，可以采用减差法

【解析】被测婴幼儿按年龄不同，取不同体位进行体重测量，1 岁以下取卧位，1 ~ 3 岁取坐位(C 项)。被测婴幼儿事先排空大小便(A 项)，测量时脱去外衣、鞋袜和帽子，只着背心和短裤，按不同测试体位要求使婴幼儿安定地位于体重秤中央。读数以 kg 为单位，记录至小数点后两位。如被测婴幼儿哭闹厉害，无法独立配合完成体重测量，可采用减差法进行测量(D 项)。脱去婴幼儿外衣、鞋袜和帽子，只着背心和短裤，由一名大人抱着在成人体重计上测量总体重，然后单独测量大人的体重，二者之差即为婴幼儿的体重。测量读

1ABCD　2D　3ABCD　4ACD

数过程中，不能手扶婴幼儿(B 项错误)，同时注意防止婴幼儿身体剧烈扭动。如有特殊原因，被测婴幼儿不能脱下全部衣物，应设法扣除衣物重量。

5. (多选)父母想让小红身长高于平均值，营养师采取的干预措施包括(　　)。

A. 营养干预　　B. 运动干预

C. 行为方式干预　　D. 定期检测体格指标

六、实际操作题

1. 有一位 9 个月的儿童疑有蛋白质能量营养不良，请您设计一个方案对其进行营养状况评价与判别。[江苏省 2011 年三级真题]

答：设计的方案如下：

(1)工作准备。

①准备和调整用到的相关测量器具，如身高计、体重计等。

②准备记录体格测量结果可能要用到的表格。

(2)工作方案。

①了解一般情况，包括年龄、性别、籍贯等。

②膳食史调查，询问喂养情况，包括母乳喂养、辅食添加等情况。

③了解个人健康状况基本资料主要指有无患病，如寄生虫感染、慢性腹泻、消化道疾病、外科损伤、消耗性疾病等。

(3)进行相关体格检查。

①观察被检查者的体型，看是否消瘦、发育不良。进一步测量包括身高、体重、皮褶厚度、头围、胸围、上臂围等指标，并和既往的体重作比较，判断体重的变化情况。

②观察被检查者的外貌、表情、活动情况、精神状态等，看是否存在精神萎靡、反应冷淡。

③主要检查皮肤弹性，看是否有水肿或皮肤干燥。

④检查全身皮下脂肪层是否变薄或消失，肌肉组织是否松弛或消失。

⑤建议患者进行一些实验室指标的检查，如血红蛋白浓度、血清白蛋白、血清运铁蛋白、血清甲状腺素结合前白蛋白、血浆视黄醇结合蛋白等。

⑥询问获得相关信息，了解相关病因：如家长对食物和营养相关知识的错误观念态度，能量、蛋白质摄入不足，获取食物受限等。

⑦分析判定要点，作出判定。

2. 婴幼儿体重测量。

答：体重是指身体各部分的重量总和，它主要反映构成体重成分的骨骼、肌肉、内脏、体质和水分等的变化情况。

(1)婴幼儿体重测量体位。

被测婴幼儿按年龄不同，取不同体位进行体重测量，1 岁以下取卧位，1 ~3 岁取坐位。

(2)婴幼儿体重测量过程。

5ABCD

①被测婴幼儿事先排空大小便，测量时脱去外衣、鞋袜和帽子，只着背心和短裤，按不同测试体位要求使婴幼儿安定地位于体重计中央。

②读数以 kg 为单位，记录至小数点后两位。

③如被测婴幼儿哭闹厉害，无法独立配合完成体重测量，可采用减差法进行测量。脱去婴幼儿外衣、鞋袜和帽子，只着背心和短裤，由一名大人抱着在成人体重计上测量总体重，然后单独测量大人的体重，二者之差即为婴幼儿的体重。

注意：测量读数过程中，不能手扶婴幼儿，同时注意防止婴幼儿身体剧烈扭动。如有特殊原因，被测婴幼儿不能多脱衣物，应设法扣除衣物重量。

3. 上臂围和皮褶厚度测量。

答：上臂围可反映机体的营养状况，它与体重密切相关。皮褶厚度是衡量个体营养状况和肥胖程度的较好指标，对判断肥胖和营养不良有重要价值。

(1)上臂围测量：

①被测者自然站立，肌肉不要紧张，体重平均落在两腿上。

②被测者充分裸露左上肢，手臂自然下垂，两眼平视前方。

③测试人员站在被测者身后，找到肩峰、尺骨鹰嘴(肘部骨性突起)部位，用软尺测量并用油笔标记出左臂后面从肩峰到尺骨鹰嘴连线中点处。

④用软尺起始端下缘压在标记的肩峰与尺骨鹰嘴连线中点，水平围绕一周，测量并读取周长。

⑤以 cm 为记录单位，保留小数点后一位。

注意：①被测者要自然站立，手臂自然下垂，肌肉不要紧张。

②位置要定位准确，否则测量结果偏差较大。

③一般都测量左侧手臂，但也有测量右臂。

(2)皮褶厚度测量：

①肱三头肌皮褶厚度测量：

a. 被测者自然站立，被测部位充分裸露。

b. 测试人员站在被测人员的背面，找到肩峰、尺骨鹰嘴(肘部骨性突起)部位，并用油笔标记出右臂后面从肩峰到尺骨鹰嘴连线中点处。

c. 在标记点上方约 2cm 处，垂直方向用左手拇指和食指、中指将皮肤和皮下组织夹提起来。

d. 右手握皮褶厚度计，在该皮褶提起点的下方 1cm 处用皮褶厚度计测量其厚度，测量时皮褶厚度计应与上臂垂直，右拇指松开皮褶厚度计卡钳钳柄，使钳尖部充分夹住皮褶。

e. 在皮褶厚度计指针快速回落后立即读数。记录以毫米为单位，精确到 0.1mm。

f. 要连续测量三次，取平均值。

②肱二头肌皮褶厚度测量：

a. 被测者自然站立，被测部位充分裸露。测试人员站在被测人员的对面或侧面。

b. 被测者上臂放松自然下垂，测试人员取肱二头肌肌腹中点处(基本与乳头水平，在肱三头肌的对面)，为肩峰与耻骨鹰嘴连线中点上 1cm，并用油笔标记出该点。

c. 顺自然皮褶方向(垂直方向)，用左手拇指和食指、中指将被测部位皮肤和皮下组织夹提起来。

d. 右手握皮褶厚度计，在该皮褶提起点的下方 1cm 处用皮褶厚度计测量其厚度，测量时皮褶厚度计应与上臂垂直，右拇指松开皮褶厚度计卡钳钳柄，使钳尖部充分夹住皮褶。

e. 在皮褶厚度计指针快速回落后立即读数。记录以毫米为单位，精确到 0.1mm。

f. 要连续测量三次，求平均值。

③肩胛下角皮褶厚度测量：

a. 被测者自然站立，被测部位充分裸露。测试人员站在被测人员的背面。

b. 测试人员用油笔标出右肩胛下角位置。

c. 在右肩胛骨下角下方 1cm 处，顺自然皮褶方向(即皮褶走向与脊柱成 45°)，用左手拇指和食指、中指将被测部位皮肤和皮下组织夹提起来。

d. 右手握皮褶厚度计，在该皮褶提起点的下方 1cm 处用皮褶厚度计测量其厚度，测量时皮褶厚度计应与上臂垂直，右拇指松开皮褶厚度计卡钳钳柄，使钳尖部充分夹住皮褶。

e. 在皮褶厚度计指针快速回落后立即读数。记录以毫米为单位，精确到 0.1mm。

f. 要连续测量三次，求平均值。

④其他部位皮褶厚度测量：

a. 测量髂嵴上部(在腋中线上，髂前上棘与肋下缘连线中点处)皮褶厚度，测量时肩、臂自然放松，向内下方，与水平成 45°角进行测量。

b. 测量腹部(脐右侧 2cm)皮褶厚度，垂直方向提起皮褶进行测量。

4. 婴幼儿身长和顶 - 臀长测量。

答：婴幼儿由于不能站立或站立时不能保持正确的身高测量姿势，也不能自主端坐保持正确的坐高测量姿势，故需采用卧位分别测量头顶至臀部和足底的距离，即头顶至臀长和身长作为对应于儿童的坐高和身高的测量指标来反映婴幼儿体格发育情况。

(1)身长测量：

①婴幼儿脱去帽、鞋、袜，穿单衣仰卧于标准量床底板中线上，由助手将婴幼儿头扶正，头顶接触头板。

②测量者位于婴幼儿右侧，左手握住其双膝，使腿伸直，右手移动滑板使其接触婴幼儿双侧足跟。

③读取围板上的刻度读数即为婴幼儿的身长，以 cm 为记录单位，保留小数点后一位。

注意：在身长测量过程中应确保婴幼儿头顶至足跟呈一条直线，同时要防止婴幼儿出现身体扭动等现象。

(2)顶 - 臀长测量：

①被测婴幼儿脱去帽、鞋、袜，穿单衣仰卧于标准量床底板中线上，由一名助手将婴幼儿头扶正，头顶接触头板，滑板紧贴婴幼儿骶骨。

②测量者位于婴幼儿右侧，左手提婴幼儿下肢，使膝关节屈曲，大腿与底板垂直，右手移动滑板使其接触婴幼儿臀部。

③读取围板上的刻度读数即为婴幼儿的顶 - 臀长，以 cm 为记录单位，保留小数点后一位。

第2节　常见生物样品的收集和保存

一、单项选择题(下列每题的4个选项中，只有1个是正确的，请将其代号填在括号内)

1. 一般每升尿液加入(　　)mL 甲苯是适宜的。[湖南省2016年三级真题]

A. 1～2　　B. 2～3　　C. 5～10　　D. 10～15

【解析】每升尿中加5～10mL甲苯即可抑制细菌生长。

2. 粪便样品的保存方法为加入(　　)。[福建省2015年三级真题]

A. 硫酸　　B. 福尔马林　　C. 甲苯　　D. 浓盐酸

【解析】粪便样品应适量加入0.05mol/L硫酸后保存。

3. (　　)是受前天膳食影响较小，其化学成分较恒定的尿液。

A. 24h尿　　B. 餐后尿　　C. 任意尿　　D. 晨尿

【解析】晨尿即清晨起床后的第一次尿标本，为较浓缩和酸化的标本，血细胞、上皮细胞及管型等有形成分相对集中且保存得较好。晨尿受前天膳食影响较小，其化学成分常较恒定，留取标本方便，尿液较为浓缩，故采用较多。

4. 为准确定量每日从尿液中排出物质的量，必须收集的尿液是(　　)

A. 24h尿　　B. 任意尿　　C. 餐后尿　　D. 晨尿

【解析】尿液中的一些溶质(如肌酐、蛋白质、糖、尿素、电解质及激素等)在一天的不同时间内排泄浓度不同，为了准确定量，必须收集24h尿液。多数化学定量分析，也必须收集24h混合尿，才能准确地代表每日从尿液中排出物质的量。

5. 正确保存尿液的方法是(　　)。[2025年全国卷真题]

A. 冷藏于4℃　　B. 冷藏于-20℃　　C. 加入乙醚　　D. 室温保存

【解析】收集24小时尿液样品时，需及时将尿液保存在温度为4℃的冰箱中。

6. 在尿液中加入(　　)，可用于尿中肌酐、羟脯氨酸的定量测定。

A. 浓盐酸　　B. 福尔马林　　C. 麝香草酚　　D. 甲苯

【解析】每升尿中加入10mL浓盐酸，可用于尿中17-酮类固醇、17-羟类固醇、儿茶酚胺、肌酐、羟脯氨酸、尿钙、尿素、氨、总氮量等测定。

7. 检查粪便中痢疾阿米巴原虫或滋养体的时间应为(　　)之内。

A. 1天　　B. 10h　　C. 1h　　D. 10min

【解析】粪便标本应尽快送检，尤其是检查痢疾阿米巴原虫或滋养体时应于排便后立即检查，不要超过10min。

8. 下列保存方法适用于粪便中寄生虫及虫卵检测的是(　　)。

A. 固定保存　　B. 冷藏保存　　C. 培养基保存　　D. 冷冻保存

1C　2A　3D　4A　5A　6A　7D　8A

【解析】固定保存适用于寄生虫及虫卵检测。粪便可在聚乙烯醇(PVA)、硫柳汞或其他的固定液中保存数周。

9. 下列保存方法适用于粪便中矿物质代谢研究检测的是(　　)。

A. 固定保存　　B. 冷藏保存
C. 培养基保存　　D. 冷冻保存

10. 下列血液抗凝剂中最常用的是(　　)。

A. 肝素　　B. 草酸钾　　C. EDTA 钠盐　　D. 枸橼酸钾

【解析】常用抗凝剂有草酸盐、枸橼酸盐、EDTA 钠盐、肝素等，其中草酸钾最为常用。

11. 血清和血浆的区别在于(　　)。

A. 血浆含有血细胞　　B. 血清含有纤维蛋白原
C. 血清含有血细胞　　D. 血浆含有纤维蛋白原

【解析】血清和血浆的区别在于：血浆含有纤维蛋白原，而血清没有，其他成分完全相同。

12. 尿液保存时防腐效果较好，但能干扰尿糖测定的防腐剂是(　　)。[2023 年全国卷真题]

A. 氯仿　　B. 碳酸钠　　C. 浓盐酸　　D. 甲苯

【解析】尿液加少量氯仿，防腐效果比甲苯好，但能干扰尿糖测定，需煮沸驱除氯仿后才能作尿糖检测。

二、多项选择题(下列每题的选项中，至少有 2 个是正确的，请将其代号填在括号内)

1. 下列属于防腐剂的有(　　)。[2022 年全国卷真题]

A. 苯甲酸钠　　B. 对羟基苯甲酸酯类
C. 丁基羟基茴香醚　　D. 山梨酸钾

【解析】常用的食品防腐剂有苯甲酸及其盐类、山梨酸及其盐类、丙酸及其盐类，对羟基苯甲酸酯类和丁基羟基茴香醚也是常用的防腐剂。

2. 常用的尿液防腐剂有(　　)。[福建省 2016 年三级真题]

A. 福尔马林　　B. 氯仿　　C. 甲苯　　D. 浓盐酸
E. 麝香草酚

【解析】常用的尿液防腐剂有以下几种：①福尔马林。40% (v/V)或 37% (w/W)的甲醛溶液，每升尿中加入 5mL。②甲苯。每升尿中加 5 ~ 10mL。③麝香草酚。每升尿中小于 1g。④浓盐酸。⑤碳酸钠。尿中卟啉测定的特殊保存剂。⑥氯仿。尿液加少量氯仿，防腐效果比甲苯好，但能干扰尿糖测定，需煮沸驱除氯仿后才能作尿糖检测。⑦混合防腐剂。

3. 粪便检查的主要目的有(　　)。[浙江省 2011 年三级真题]

A. 了解消化道有无炎症　　B. 了解消化道有无出血

9D　10B　11D　12A　▎　1ABCD　2ABCDE　3ABCDE

C. 了解消化道有无寄生虫　　　　　　　　D. 了解消化道恶性肿瘤情况
E. 间接了解胃、胰腺等系统的功能状况

4. 粪便用于营养学研究的意义有(　　)。[江苏省 2011 年三级真题]
A. 用于测定人体蛋白质的需要量
B. 用于评价食物蛋白质的营养价值
C. 用于研究人体矿物质的需要量
D. 用于监测体内矿物质随粪便的排泄情况
E. 用于研究矿物质的吸收率和影响矿物质吸收的因素

5. 按不同检测目的，粪便的保存可使用(　　)。[辽宁省 2009 年 11 月三级真题]
A. 固定保存　　　　　　　　B. 冷藏保存
C. 运送培养基保存　　　　　D. 冷冻保存
E. 常温保存

【解析】粪便本身含有大量细菌、水分、食物残渣、消化道分泌物等，粪便中的有形成分、阿米巴滋养体等容易分解破坏，粪便中的致病菌也容易被优势菌群的过度繁殖所掩盖。因此，要求粪便标本应尽快送检，尤其是检查痢疾阿米巴原虫或滋养体时应于排便后立即检查，寒冷季节标本传送及检查时均需保温。需要连续收集 1 天甚至几天的粪便标本，若地方偏远无条件立即检测时，需要根据不同检测目的采取不同的保存措施，如固定保存、冷藏保存、运送培养基保存、0.05mol/L 硫酸保存、冷冻保存等。

6. 尿液用于营养评价的意义包括(　　)。
A. 用于评价机体水溶性维生素的营养状况
B. 用于测定人体蛋白质的需要量和氨基酸代谢实验
C. 用于评价矿物质的代谢
D. 用于水溶性维生素的耐受实验和研究水溶性维生素的需要量
E. 用于研究人体矿物质(如钙、铁、锌)的需要量

7. 检测尿液中的营养素及其代谢产物是重要的营养状况评价手段，它的应用主要有(　　)。[2023 年全国卷真题]
A. 用于测定人体蛋白质和氨基酸代谢
B. 用于测定水溶性维生素的负荷实验和研究水溶性维生素的需要量
C. 用于评价机体脂溶性维生素的营养状况
D. 用于研究和评价某些药物、毒物等的代谢情况

【解析】尿液用于营养评价的意义可以归纳为下列几点：①用于测定人体蛋白质的需要量、氨基酸代谢实验及氮平衡试验(A 项)；②用于测定水溶性维生素的负荷实验和研究水溶性维生素的需要量(B 项)；③用于评价水溶性维生素和矿物质的代谢和需要量；④研究和评价某些药物、毒物等的代谢情况(D 项)。

4ABCDE　5ABCD　6ABCDE　7ABD

三、判断题(下列判断正确的请打“√”，错误的打“×”)

1. 血液样品的种类有指血、耳垂血和足跟血。(　　)[江苏省 2016 年三级真题]

【解析】血液样品的种类血液样品包括指血、耳垂血、足跟血、静脉血、眼眶取血等。

2. 食物对尿液的成分无影响。(　　)

【解析】尿液的成分随食物、饮水及一昼夜内的生理变化影响而有很大差异。

3. 为了便于留取标本，可准确留取早晨 6 时至 9 时的全部尿液。(　　)

【解析】为了便于留取标本，有人提倡把留尿时间缩短为 3h，即准确留取早晨 6 时至 9 时的全部尿液。

4. 尿液是一种良好的细菌培养基。(　　)

【解析】尿液是一种良好的细菌培养基，如不冷藏或防腐，在室温下细菌繁殖很快，引起样品分解、腐败；尤其是夏天细菌的繁殖更快。

5. 尿液保存时加入化学防腐剂的作用只是抑制细菌生长。(　　)

【解析】尿液保存时加入化学防腐剂的作用是抑制细菌生长和维持酸性。

6. 营养代谢实验收集粪便的时间常常为 2 天。(　　)

【解析】营养代谢实验常常需要收集粪便，而且收集的时间较长，至少 3 天。

7. 粪便不容易分解破坏。(　　)

【解析】粪便本身含有大量细菌、水分、食物残渣、消化道分泌物等，粪便中的有形成分、阿米巴滋养体等容易分解。

8. 检查痢疾阿米巴原虫或滋养体时应于排便后 1 小时内做粪便检查。(　　)

【解析】粪便中的致病菌也容易被优势菌群的过度繁殖所掩盖，因此，要求粪便标本应尽快送检，尤其是检查痢疾阿米巴原虫或滋养体时应于排便后立即检查，不要超过 10min，从脓血和稀软部分取材，寒冷季节标本传送及检查时均需保温。

9. 为保证血液分析结果的真实代表性，应早晨空腹或禁食 6h 以上时采血。(　　)

【解析】血液中不少化学成分可受饮食、药物以及离体后物理和化学因素的影响，因此，应在早晨空腹或禁食 6h 以上时采取血液，其分析结果才具有真实的代表性。

10. 为确保血液不发生凝集，抗凝剂可大量使用。(　　)

【解析】血液抗凝剂的选用与用量是否合适十分重要，用量不足，达不到抗凝效果；用量过多，又会妨碍测定。

11. 尿液可用于测定人体的蛋白质需求量。(　　)[江苏省 2011 年三级真题]

【解析】很多营养素在人体的营养状况都可以通过尿液中的营养素及其代谢产物的含量来反映，尿液中的一些溶质(如肌酐、蛋白质、糖、尿素、电解质及激素等)在一天的不同

1×　2×　3√　4√　5×　6×　7×　8×　9√　10×　11√

时间内排泄浓度不同，为了准确定量，必须收集24h尿液。收集尿液进行检测是营养状况评价中的重要手段。

四、简答题

怎样收集和保存24h尿液？所用的防腐剂主要有哪些？

答：很多营养素在人体的营养状况都可以通过尿液中的营养素及其代谢产物的含量来反映，因此，收集尿液进行检测是营养状况评价中的重要手段。

(1)24h尿液的收集：

①在收集容器上贴上标签，写上被检者的姓名、性别、年龄。

②要求被检者清晨8时排空小便但不收集，收集此后至第二天清晨8时的所有尿液。包括排大便时排出的尿液也必须收集。

③盛装尿液的容器需放置在温度为4℃的冰箱保存。24h内每次收集在收集瓶或尿杯中的尿液需要及时倒进盛装尿液的容器中。

④收集完24h尿液后，测量总体积，并将尿液混匀。

⑤取出约60mL于棕色瓶内并在送检单上写明总尿量，从速送检。

(2)尿液的保存：

收集24h尿液样品时，需及时将尿液保存在温度为4℃的冰箱中，无冰箱且气温高时需加入防腐剂。不管采取何种措施进行保存，在条件许可的情况下应尽快送检。

①冷藏。放置在4℃冰箱保存。

②加防腐剂。每升尿中加入5mL福尔马林，或5～10mL甲苯，或10mL浓盐酸，或0.5～1g麝香草酚(根据检验目的只加入一种即可)，混匀后室温保存或放入冰箱中冷藏。

(3)所用的防腐剂：

加入化学防腐剂的作用是抑制细菌生长和维持酸性，有不少化学防腐剂可用来抑制细菌生长，但要注意有些防腐剂可能对检验结果有影响，要选择合适的防腐剂。常用的有以下几种：

①福尔马林：40%(v/V)或37%(w/W)的甲醛溶液，每升尿中加入5mL。

②甲苯：每升尿中加5～10mL。

③麝香草酚：每升尿中小于1g。

④浓盐酸：一些物质的定量检测，加酸降低尿液pH值是最好的保存法。每升尿中加入10mL浓盐酸，可用于尿中17-酮类固醇、17-羟类固醇、儿茶酚胺、肌酐、羟脯氨酸、尿钙、尿素、氨、总氮量等的定量测定。

⑤碳酸钠：尿中卟啉测定的特殊保存剂。

⑥氯仿：尿液加少量氯仿，防腐效果比甲苯好，但能干扰尿糖测定，需煮沸驱除氯仿后才能作尿糖检测。

⑦混合防腐剂：称取磷酸二氢钾10.0g、苯甲酸钠5.0g、苯甲酸0.5g、乌洛托品5.0g、碳酸氢钠1.0g、氧化汞0.1g，研细混匀，即为混合防腐剂。每100mL尿液加0.5g即有防腐作用。此混合防腐剂不影响蛋白质和糖的定性实验。

五、案例选择题（本题案例后有与之相关的选择题，每题的备选答案中至少有一个符合题意的答案，请将正确选项代号填入括号内）

（案例）

某科研小组要对某一社区人群进行营养状况调查，在此过程中，需要采集被调查者的尿液、粪便和血液标本进行实验室检查。

1. 收集 24h 尿液需要准备（　　）。

A. 500mL 的收集瓶或尿杯　　B. 盛装 2L 以上的容器

C. 冰箱和防腐剂　　D. 1L 的容量瓶

【解析】收集 24h 尿液需要能容纳 500mL 的收集瓶或尿杯和盛装 2L 以上的容器，不能及时送检则需采用冰箱或加入防腐剂进行保存。

2. 盛装尿液的容器需放置在（　　）。

A. 4℃冰箱中　　B. －20℃冰箱中

C. －40℃冰柜中　　D. －80℃冰柜中

【解析】收集 24h 尿液样品时，需及时保存在温度为 4℃的冰箱中。

3. 要保证尿液检验指标的准确性必须（　　）。

A. 掌握正确的收集方法　　B. 及时送检

C. 24h 内送检　　D. 48h 内送检

【解析】要想获得准确的资料，必须掌握正确的收集方法，及时送检。

4. 尿液标本收集后放置一段时间会发生（　　）。

A. 细菌繁殖　　B. 蛋白变性　　C. 细胞溶解　　D. 尿液变质

【解析】尿标本收集后放置一段时间会发生细菌繁殖、蛋白变性、细胞溶解等。

5. 粪便标本可以收集在（　　）中。

A. 干净的广口容器　　B. 250mL 紧密封口蜡纸外包装的纸盒

C. 有盖的塑料容器　　D. 玻璃容器

【解析】粪便标本应收集在干净的广口容器中。若用 250mL 的纸盒收集则要有蜡纸外包装和紧密封口。也可以用有盖的塑料容器、玻璃容器收集粪便。

6. 做细菌学检查的粪便标本应采集于（　　）中。

A. 灭菌有盖的容器　　B. 有盖的容器

C. 灭菌无盖的容器　　D. 灭菌开口的容器

【解析】做细菌学检查的粪便标本应采集于灭菌有盖的容器内立即送检。

7. 做氮平衡或矿物质平衡实验收集粪便时应（　　），以区分不同代谢期间的粪便。

A. 使用粪便标记物　　B. 使用卡红

C. 使用酚红　　D. 使用酚酞

1ABC　2A　3AB　4ABC　5ABCD　6A　7AB

【解析】做氮平衡或矿物质平衡实验收集粪便时应使用粪便标记物(如卡红)，以区分不同代谢期间的粪便。

8. 做粪胆原定量时，应连续收集粪便的天数和粪便混匀送检的克数分别是(　　)。

A. 3 天和 20g　　B. 4 天和 30g　　C. 3 天和 30g　　D. 4 天和 20g

【解析】做粪胆原定量时，应连续收集 3 天的粪便，每天将粪便混匀称重后取出 20g 送检。

9. 做化学法隐血实验时，应于前 3 天(　　)。

A. 禁食肉类食物　　B. 禁食含动物血的食物

C. 禁服铁剂及维生素　　D. 禁食禁水

【解析】做化学法隐血实验时，应于前三日禁食肉类及含动物血食物并禁服铁剂及维生素 C。

10. 血液标本取得后应(　　)。

A. 尽快分离，不宜搁置　　B. 离心速度不应太高

C. 4℃的冰箱保存　　D. 全血冰冻保存

【解析】血液标本取得后应尽快分离，不宜搁置，离心速度不应太高。如不能及时分离，应放于 4℃的冰箱保存，切勿将全血冰冻。

第 3 节　营养不良的症状和体征判别

一、单项选择题(下列每题的 4 个选项中，只有 1 个是正确的，请将其代号填在括号内)

1. 尿负荷实验服药后，收集(　　)小时内所排出尿液，放入预先加入 100mL 化学防腐剂(　　)的棕色小瓶中。[河北省 2016 年三级真题]

A. 2h，福尔马林　　B. 4h，福尔马林　　C. 2h，草酸　　D. 4h，草酸

2. 儿童生长发育迟缓、食欲减退或有异食癖，最可能缺乏的营养素是(　　)。[2021 年全国卷真题]

A. 蛋白质和热能　　B. 钙　　C. 维生素 D　　D. 锌

【解析】儿童缺锌时会出现食欲缺乏、味觉功能改变、异食癖、生长发育迟缓、创口愈合不良等症状。

3. 某海军部队海上执行任务一月余，长期食用罐头食品，出现齿龈肿胀出血、结膜出血、鼻出血，最可能的原因是(　　)。[2021 年全国卷真题]

A. 维生素 C 缺乏　　B. 叶酸缺乏　　C. 尼克酸缺乏　　D. 硫胺素缺乏

【解析】维生素 C 长期摄入不足可导致坏血病，早期症状为疲劳、倦怠、皮肤出现瘀点或瘀斑、牙龈疼痛出血、伤口愈合不良、关节肌肉短暂性疼痛等。

8A　9ABC　10ABC　▎　1D　2D　3A

4. 佝偻病主要是因为缺乏哪种营养素？(　　)[2021 年全国卷真题]

A. 维生素 A　　B. 维生素 C　　C. 维生素 E　　D. 维生素 D

【解析】佝偻病主要是缺乏维生素 D，因为缺乏维生素 D，会导致钙磷代谢紊乱。

5. 维生素 A 缺乏不容易引起的健康问题为(　　)。[2022 年全国卷真题]

A. 夜盲症　　B. 生长发育迟缓　　C. 早产儿溶血　　D. 毛囊角化

【解析】维生素 A 缺乏的基本体征：①眼部症状：眼干燥症、夜盲症(A 项)和角膜软化；②皮肤干燥，毛囊角化(D 项)；③骨骼系统：儿童可表现为骨组织停止生长、发育迟缓(B 项)，可出现齿龈增生角化，牙齿生长延缓，其表面可出现裂纹并容易发生龋齿；④可影响女性受孕和怀孕，或导致胎儿畸形和死亡；男性则会出现精子减少，性激素合成障碍，从而影响生殖功能；⑤可使机体细胞免疫功能低下，患儿易发生反复呼吸道感染及腹泻等。

6. 诊断锌缺乏的理想指标为(　　)。[2022 年全国卷真题]

A. 血锌　　B. 尿锌　　C. 发锌　　D. 目前没有

【解析】锌缺乏缺少特异性强、敏感性好的生化指标，目前没有非常理想的诊断指标，但必要时建议咨询者做一些检查，根据检查结果，结合锌的膳食摄入量及临床检查结果进行综合判断。

7. 不属于骨软化病常见症状的是(　　)。[2022 年全国卷真题]

A. 肌无力　　B. O 形腿　　C. 骨痛　　D. 骨压痛

【解析】骨软化病发生于成年人，多见于寒冷贫困地区的妊娠多产妇女及体弱多病的老人，最常见的症状就是骨痛(C 项)、肌无力(A 项)和骨压痛(D 项)。

8. 水肿型蛋白质－能量营养不良的主要特征是(　　)。[2022 年全国卷真题]

A. 蛋白质缺乏为主　　B. 能量缺乏为主

C. 矿物质缺乏为主　　D. 能量＋蛋白质缺乏为主

【解析】水肿型蛋白质－能量营养不良以蛋白质缺乏为主，而能量供给尚能适应机体需要，以水肿为主要特征。

9. 当体内缺铁处于红细胞生成缺铁期时表现为(　　)。[2022 年全国卷真题]

A. 游离原卟啉浓度升高　　B. 运铁蛋白浓度升高

C. 出现临床症状　　D. 血红蛋白浓度下降

【解析】体内缺铁可分为三个阶段，第二阶段为“红细胞生成缺铁期”，即血清铁浓度下降，运铁蛋白浓度降低和游离原卟啉浓度升高，但血红蛋白浓度尚未降至贫血标准，处于亚临床阶段。

10. 人体缺乏维生素 A 的最早症状是(　　)。[辽宁省 2014 年三级真题]

A. 暗适应能力下降　　B. 夜盲

4D　5C　6D　7B　8A　9A　10A

C. 结膜混浊　　　　　　　　　　　　D. 眼睛干燥

11. 母乳奶粉主要是减少了牛乳粉中(　　)等的含量。[江苏省2012年三级真题]

A. 清蛋白　　B. 球蛋白　　C. 谷蛋白　　D. 酪蛋白

【解析】由于酪蛋白容易在婴儿体成胶状的凝块，不利于消化吸收，所以减少其在母乳奶粉中的含量。

12. 维生素C缺乏发病比较缓慢，一般需要(　　)才出现症状。[浙江省2011年三级真题]

A. 1~2个月　　B. 3~4个月　　C. 5~6个月　　D. 7~8个月

【解析】维生素C缺乏的一般症状：起病缓慢，约需3~4个月方出现症状。早期无特殊症状，病人常有面色苍白、倦怠无力、食欲减退、抑郁等表现。儿童表现为易激惹、体重不增，可伴有低热、呕吐、腹泻等。

13. 巨幼红细胞性贫血是由于体内(　　)含量不足引起的。[江苏省2011年三级真题]

A. 维生素B_{12}与叶酸　　　　　　B. 维生素B_6与叶酸

C. 维生素B_1与叶酸　　　　　　D. 维生素B_2与叶酸

【解析】营养性巨幼红细胞性贫血是由于体内的维生素B_{12}与叶酸的含量不足，使红细胞成熟的因素缺乏而导致的一种大细胞性贫血。

14. (　　)是调节体内钙平衡的重要因子。[江苏省2011年三级真题]

A. 维生素A　　B. 维生素D　　C. 维生素E　　D. 维生素K

【解析】维生素D是人类生命所必需的营养素，是体内钙平衡最重要的生物调节因子之一。维生素D直接或间接地参与骨内进行的所有过程：骨细胞的增生、分化，骨基质的形成、成熟和钙化，骨质的重吸收等，其缺乏易导致骨软化病。

15. 口腔生殖综合征是由于缺乏(　　)引起的。[江苏省2011年三级真题]

A. 维生素B_{12}　　B. 维生素B_1　　C. 维生素B_6　　D. 维生素B_2

【解析】维生素B_2又称为核黄素。在机体内作为许多重要辅酶的组成成分参与多种生理活动。维生素B_2缺乏的早期症状表现为虚弱、疲倦、口痛和触痛、眼部发烧、眼痒，可能还有性格方面的变化。进一步发展成舌炎、唇炎和口角炎、脂溢性皮炎、阴囊炎和阴唇炎等，故称为“口腔生殖综合征”。

16. 血浆中维生素C含量(　　)时，可判断为该营养素缺乏。[江苏省2011年三级真题]

A. $\leqslant 1.14\mu mol/L$　　　　　　B. $\leqslant 11.4\mu mol/L$

C. $\leqslant 0.4\mu mol/L$　　　　　　D. $\leqslant 114\mu mol/L$

【解析】血浆及白细胞中维生素C含量测定是目前评价机体维生素C营养状况最实用和可靠的指标。血浆维生素C含量测定只能反映近期维生素C的摄入情况。白细胞中维生素

11D　12B　13A　14B　15D　16B

C 的水平反映了机体内维生素 C 的储存水平。血浆维生素 C 含量≤11.4μmol/L(≤2.0mg/L)为缺乏，白细胞中维生素 C 含量 <2μg(10^8 细胞)为缺乏。

17. 生理盲点测定可用于评价(　　)的营养状况。[辽宁省 2009 年 11 月三级真题]

A. 维生素 B_1　　B. 维生素 B_2　　C. 维生素 C　　D. 维生素 A

【解析】视网膜上视觉纤维汇集向视觉中枢传递的出眼球部位，无感光细胞，在视野上呈现为固有的暗区，称生理盲点。生理盲点的变化对判断人体维生素 A 的缺乏程度是一个较灵敏的指标，正常人生理盲点面积约为 $1.8cm^2$，若维生素 A 缺乏，生理盲点会扩大。

18. 人体能量代谢的最佳状态是(　　)。

A. 机体动用自身储备的能量以满足生命活动的需要

B. 摄入能量大于消耗能量

C. 摄入能量等于消耗能量

D. 摄入能量小于消耗能量

【解析】能量代谢是生命活动的基本特征之一，人体的一切生命活动都需要能量。人体能量代谢的最佳状态是达到能量消耗与能量摄入的平衡。

19. 消瘦型营养不良的特征是(　　)。

A. 腹部因脂肪堆积而肿胀　　B. 以蛋白质缺乏为主

C. 以四肢水肿为主　　D. 以能量缺乏为主

【解析】消瘦型营养不良以能量不足为主，主要表现为皮下脂肪和骨骼肌显著消耗和内在器官萎缩。

20. 体内缺铁处于铁减少期时表现为(　　)。

A. 出现临床症状　　B. 血清铁浓度降低

C. 运铁蛋白浓度升高　　D. 血红蛋白浓度下降

【解析】铁减少期体内储存铁减少，血清铁浓度下降，无临床症状。

21. 体内缺铁处于缺铁性贫血期的表现是(　　)。[2025 年全国卷真题]

A. 红细胞比积上升　　B. 血清铁浓度升高

C. 运铁蛋白浓度升高　　D. 血红蛋白浓度下降

【解析】缺铁性贫血期表现为血红蛋白浓度和红细胞比积下降，开始出现缺铁性贫血的临床症状。

22. 下列关于维生素 A 缺乏病的说法，正确的是(　　)。

A. 皮肤的典型症状是皮脂腺分泌过剩

B. 以儿童和青少年较多见

C. 不影响免疫系统

D. 是一种以眼部和皮肤改变为主的局限性疾病

17D　18C　19D　20B　21D　22B

【解析】A项，皮肤的典型症状是皮肤干燥。C项，病变可累及视网膜、上皮、骨骼等组织，甚至影响免疫、生殖功能。D项，维生素A缺乏病是一种以眼部和皮肤改变为主的全身性疾病。

23. WHO认为儿童血清视黄醇低于(　　)μmol/L为缺乏。

A. 0.35　　B. 0.70　　C. 1.05　　D. 3.15

【解析】正常成年人血清视黄醇浓度为1.05～3.15μmol/L。WHO认为：血清视黄醇浓度低于0.70μmol/L时，表示机体视黄醇不足，低于0.35μmol/L时，表示机体视黄醇缺乏；儿童正常血浆视黄醇浓度应大于1.05μmol/L，0.7～1.02μmol/L为边缘缺乏，小于0.7μmol/L为缺乏。

24. 维生素D缺乏病主要发生的地区是(　　)。

A. 南方地区　　B. 热带地区

C. 北方地区　　D. 日光照射充足地区

【解析】维生素D缺乏病主要发生在气温偏低、日光照射不足的地区。

25. 维生素D缺乏病主要发生的人群是(　　)。

A. 园林工人　　B. 农民　　C. 婴幼儿　　D. 长跑运动员

【解析】维生素D缺乏病以食物中缺乏维生素D来源的人群中多见，特别是婴幼儿、孕妇、乳母和老年人。

26. 骨软化病常见症状不包括(　　)。

A. 骨压痛　　B. 骨痛　　C. 肌无力　　D. "O"形腿

【解析】骨软化病最常见的症状就是骨痛、肌无力和骨压痛。

27. 缺乏可能影响性器官的营养素为(　　)。[2025年全国卷真题]

A. 维生素C　　B. 铁　　C. 维生素D　　D. 锌

【解析】锌是人体必需的微量元素，锌缺乏可能影响性器官的正常发育和功能，如导致青春期性发育迟缓、生殖器官发育不良等。

28. 佝偻病患者血液生化发生的变化不包括(　　)。

A. 碱性磷酸酶活性升高　　B. 磷升高

C. 25-(OH)D_3水平降低　　D. 钙磷成积降低

29. 儿童维生素C缺乏时的临床表现不包括(　　)。

A. 腹泻　　B. 易激惹　　C. 呕吐　　D. 体重增加

【解析】儿童维生素C缺乏时表现为易激惹、体重不增，可伴有低热、呕吐、腹泻等。

30. 维生素C负荷实验是在受试者口服维生素C后收集(　　)h内的尿做测定。

A. 5　　B. 4　　C. 3　　D. 2

23B　24C　25C　26D　27B　28B　29D　30B

【解析】维生素 C 负荷实验：受试者口服维生素 C 约 500mg，收集随后 4h 尿做总维生素 C 测定，若排出大于 10mg，为正常；若排出小于 3mg，表示缺乏。

二、多项选择题(下列每题的选项中，至少有 2 个是正确的，请将其代号填在括号内)

1．造成老年妇女骨质疏松的营养因素有(　　)。[辽宁省 2012 年三级真题]

A．高磷及高钠饮食　　B．低钙摄入

C．维生素　　D．摄入不足，日晒时间少

E．营养不足或蛋白质摄入过多

2．下列属于维生素 D 缺乏病(如佝偻病和骨软化症)的常见原因的是(　　)。

A．阳光照射不足　　B．钙、磷摄入不足

C．维生素 D 摄入不足　　D．肠道吸收钙、磷障碍

E．肝、肾疾病

【解析】维生素 D 缺乏原因包括：①阳光照射不足；②维生素 D 及钙、磷摄入不足；③维生素 D 及钙、磷的肠道吸收障碍；④其他原因，如肝、肾疾病时可直接影响维生素 D 的正常合成代谢。

3．水肿型营养不良的临床表现有(　　)。[浙江省 2011 年三级真题]

A．腹泻　　B．情绪低落

C．常见腹部、腿部，也可能全身水肿　　D．心率缓慢，心音低钝，呼吸浅表

E．头发细软、稀少，变色、变脆、易脱落

【解析】水肿型营养不良是以蛋白质缺乏为主而能量供给尚能适应机体需要，以水肿为主要特征。凹陷性水肿常见于腹部、腿部，也可能遍及全身(C 项)，包括面部，最明显的是下肢。水肿情况取决于蛋白质缺乏的程度，也取决于膳食中盐和水的量。主要表现为水肿、腹泻(A 项)，常伴发感染、头发稀少易脱落(E 项)、表情冷漠或情绪不好(B 项)。

4．下列对佝偻病表述正确的有(　　)。[浙江省 2011 年三级真题]

A．发病率北方高于南方　　B．冬季不能坚持户外活动的儿童易发病

C．常见于 3 岁的儿童　　D．男性多于女性

E．早期症状为多汗，与气候无关

【解析】AB 两项，户外活动少，尤其是冬季不能坚持户外活动的婴幼儿，佝偻病的发病率比户外活动多者高七八倍，发病率北方高于南方。C 项，佝偻病常见于 3 岁以内的小儿，1 岁以内最多见。D 项，佝偻病发病与性别无关。E 项，气候的影响，如冬季日照短，紫外线较弱，亦可影响部分内源性维生素 D 的生成而引发佝偻病。

5．下列疾病或表现是由于机体缺乏维生素 A 引起的有(　　)。[江苏省 2011 年三级真题]

A．干眼病　　B．败血症　　C．蟾皮症　　D．夜盲症

E．角膜软化

1ABCD　2ABCDE　3ABCE　4ABC　5ACDE

【解析】维生素 A 是具有视黄醇生物活性的一大类物质，对维持视力、上皮细胞的生长和分化、人体的生长发育等都具有非常重要的意义。维生素 A 缺乏可能导致以下疾病：①眼部症状，如眼干燥症、夜盲症、角膜软化等；②皮肤症状，如蟾皮症；③骨骼系统症状，如发育缓慢、龋齿等；④生殖功能障碍；⑤免疫功能低下。

6. 尿负荷实验可用于下列哪些维生素的营养学评价？(　　)[辽宁省 2009 年 11 月三级真题]

A. 维生素 C　　B. 维生素 B_1　　C. 维生素 E　　D. 维生素 B_2

E. 尼克酸

【解析】水溶性维生素摄入过量可经尿液排出体外，故尿负荷实验可用于水溶性维生素的营养学评价。C 项，维生素 E 是脂溶性维生素。

7. 蛋白质 - 能量营养不良可以分为(　　)。[辽宁省 2009 年 11 月三级真题]

A. 水肿型　　B. 干型　　C. 湿型　　D. 消瘦型

E. 混合型

8. 维生素 C 缺乏时可出现的体征表现有(　　)。[辽宁省 2009 年 11 月三级真题]

A. 面色苍白，伴有贫血　　B. 皮肤出血

C. 牙龈出血　　D. 四肢神经炎

E. 关节腔内出血

【解析】维生素 C 缺乏病起病缓慢，早期无特殊症状，病人常有面色苍白、倦怠无力、食欲减退、抑郁等表现(A 项)。儿童表现为易激惹、体重不增，可伴有低热、呕吐、腹泻等。后可见出血、贫血、骨骼症状及其他症状(BC 两项)。但不见四肢神经炎(D 项)，而是关节囊充满血性的渗出物(E 项)而导致的四肢只能处于屈曲状态而不能伸直的症状。

9. 锌缺乏的儿童常出现(　　)。[河北省 2008 年 5 月三级真题]

A. 肥胖　　B. 味觉下降，厌食甚至异食癖

C. 易患感染性疾病　　D. 生长迟缓

【解析】锌缺乏的主要表现有生长发育迟缓、性成熟迟缓、食欲减退、味觉异常、异食癖、伤口不易愈合等。

10. 消瘦型蛋白质 - 能量营养不良表现为(　　)。

A. 内脏器官萎缩　　B. 消瘦

C. 皮下脂肪重量减少　　D. 肌肉重量减少

E. 体重降低

【解析】消瘦型蛋白质 - 能量营养不良以能量不足为主，主要表现为皮下脂肪和骨骼肌显著消耗和内在器官萎缩。四肢犹如“皮包骨”，腹部因无脂肪呈舟状腹或因胀气呈蛙状腹，腹壁薄甚至可见肠蠕动或摸到大便包块。病人体重常低于其标准体重的 60%。

6ABDE　7ADE　8ABCE　9BCD　10ABCDE

11. 混合型蛋白质－能量营养不良表现为( )。

A. 维生素缺乏 B. 蛋白质缺乏 C. 能量缺乏 D. 水缺乏

E. 矿物质缺乏

【解析】混合型蛋白质－能量营养不良表现为蛋白质和能量均有不同程度的缺乏，常同时伴有维生素和其他营养素缺乏。

12. 缺铁性红细胞生成期的生化改变有( )。[2025 年全国卷真题]

A. 血红蛋白含量下降 B. 血清铁蛋白浓度下降

C. 游离原卟啉浓度上升 D. 运铁蛋白浓度下降

E. 红细胞压积下降

【解析】红细胞生成缺铁期表现为血清铁浓度下降，运铁蛋白浓度降低和游离原卟啉浓度升高，但血红蛋白浓度尚未降至贫血标准，处于亚临床阶段。

13. 下列属于缺铁性贫血临床表现的是( )。

A. 免疫力下降 B. 皮肤红润 C. 食欲旺盛 D. 疲乏无力

E. 血红蛋白减少

【解析】营养性缺铁性贫血可表现：①起病缓慢，一般先是发现皮肤黏膜逐渐苍白，尤其以口唇和甲床最明显。②疲乏无力，不爱活动，常有烦躁不安或者萎靡不振(D 项)。③食欲减退，常出现口腔炎、舌炎、舌乳头萎缩，有的还会出现异食癖，如喜欢吃泥土、煤渣等。④机体免疫功能和抗感染能力下降，抗寒能力降低(A 项)。⑤医生检查时会发现患者肝脾肿大，心率增快，化验检查以血红蛋白、血清铁蛋白等减少为主(E 项)。

14. 缺铁性贫血应该从( )方面进行营养评价。

A. 生化数据 B. 个人史 C. 膳食史 D. 体检结果

E. 临床检验

15. 缺铁性贫血时可参考的实验室检查指标有( )。

A. 红细胞压积 B. 血红蛋白 C. 原嘌呤 D. 总铁结合力

E. 血清铁

【解析】缺铁性贫血时可以参考的检查指标有：血红蛋白、红细胞压积、血清铁、总铁结合力、血清运铁蛋白饱和度、红细胞游离原卟啉、血清铁蛋白等。

16. 缺铁性贫血的病因包括( )。

A. 铁消耗增加 B. 膳食铁摄入不足

C. 铁吸收少 D. 运动量大

E. 机体对铁的需要量增加

【解析】缺铁性贫血的病因主要有：①膳食铁摄入不足。②机体对铁的需要量增加。③铁吸收减少，如萎缩性胃炎、胃酸缺乏或服用过多抗酸药等均可影响铁吸收。④铁的消耗增加，如大出血、月经过多或钩虫感染等。

11ABCE 12BCD 13ADE 14ABCDE 15ABDE 16ABCE

17．维生素 A 缺乏时眼部可能出现的症状有(　　)。

A．夜盲症　　B．畏光　　C．比托斑　　D．流泪

E．失明

【解析】维生素 A 缺乏时眼部症状主要表现为三种类型：①眼干燥症：眼部不适、发干，有烧灼感，畏光、流泪，有比托斑(BCD 三项)；②夜盲症(A 项)；③角膜软化(E 项)。

18．下列属于维生素 A 缺乏的判定指标的是(　　)。

A．眼结膜印迹细胞学法　　B．血清视黄醇

C．生理盲点　　D．暗适应能力

E．尿液上皮细胞检查

19．促进维生素 A 吸收的因素包括(　　)。

A．适当的钙磷比例　　B．植酸

C．碱性药物　　D．草酸

E．维生素 C

【解析】适当的钙磷比，肠道 pH 为酸性环境，同时摄取维生素 A、C 等可促进维生素 A 吸收。

20．阻碍维生素 A 吸收的因素包括(　　)。

A．脂肪酸　　B．植酸　　C．碱性药物　　D．草酸

E．矿物质

【解析】膳食成分中的植酸、草酸、脂肪酸，膳食纤维，以及碱性药物可阻碍维生素 A 吸收。

21．佝偻病的骨骼变化包括(　　)。

A．手足镯　　B．方颅　　C．“O”形腿　　D．肋串珠

E．鸡胸

22．维生素 C 缺乏的常见症状包括(　　)。

A．贫血　　B．倦怠无力　　C．皮下出血　　D．牙龈出血

E．坏血病

23．判断维生素 B_2 缺乏的实验室指标有(　　)。

A．血浆同型半胱氨酸含量　　B．核黄素负荷实验

C．红细胞核黄素测定　　D．尿核黄素测定

E．谷胱甘肽还原酶活力系数

24．锌缺乏的原因包括(　　)。

A．肠吸收障碍　　B．膳食摄入量低

17ABCDE　18ABCDE　19AE　20ABCD　21ABCDE　22ABCDE　23BCDE　24ABCE

C. 生理需要量增加　　D. 生物利用率增加
E. 肠外营养

【解析】锌缺乏的原因可分为原发性因素和继发性因素。原发性因素包括：①锌的膳食摄入量及生物利用率低(B 项)；②锌的生理需要量增加(C 项)。继发性因素包括：①肠吸收障碍(A 项)；②其他疾病状态下继发锌的缺乏，如肾脏疾病伴有大量蛋白尿时可使锌的丢失增加，烧伤、手术、高烧、严重感染等会增加机体的分解代谢，使锌的消耗增加及尿中锌的排泄增加。另外，在进行肠外营养支持治疗，或昏迷、患有恶性肿瘤、严重感染等的病人(E 项)，因机体状态差而不能进食或进食量降低，都会导致锌在体内的耗竭引起锌缺乏。

25. 口腔溃疡反复发作可能是由于(　　)缺乏。
A. 钾　　B. 维生素 B_2　　C. 锌　　D. 维生素 A
E. 维生素 D

【解析】B 项，维生素 B_2 缺乏症可出现“口腔生殖综合征”，包括口角炎、口腔溃疡、唇炎、睑缘炎、脂溢性皮炎、阴囊皮炎等。C 项，锌缺乏患者还会出现反复发作的口腔溃疡。

26. 锌缺乏时实验室常见的检查指标有(　　)。
A. 尿锌　　B. 细胞锌　　C. 指甲锌　　D. 发锌
E. 血锌

27. 贫血判断依据(　　)。[2023 年全国卷真题]
A. 膳食史　　B. 生活习惯　　C. 生化检验　　D. 体格测量

【解析】缺铁性贫血的判断依据：个人史(个人一般情况、个人健康状况基本资料)，临床表现(进行相关体格检查)，食物/营养史，生化数据，临床检验。

三、判断题(下列判断正确的请打“√”，错误的打“×”)

1. 婴幼儿缺乏维生素 D 会导致佝偻病。(　　)[浙江省 2012 年三级真题]

【解析】不同年龄的维生素 D 缺乏有不同的临床表现，婴幼儿时期出现维生素 D 缺乏可导致佝偻病的发生，成人阶段的维生素 D 缺乏则会形成骨软化症。

2. 母体摄入充足的锌可促进胎儿的生长发育和预防先天性畸形。(　　)[江苏省 2012 年三级真题]

【解析】孕妇缺锌的最主要和明显的表现为胎儿生长发育障碍，可影响骨骼、内脏器官、生殖器官和脑的生长发育。严重锌缺乏可出现胚胎畸形，出生时小样儿，出生后锌缺乏可导致侏儒症的发生。

3. 维生素 A 缺乏症在眼部最早出现症状。(　　)[浙江省 2011 年三级真题]

【解析】维生素 A 是具有视黄醇生物活性的一大类物质，对维持视力、上皮细胞的生长和分化、人体的生长发育等都具有非常重要的意义。维生素 A 缺乏的眼部症状出现最早。

25BC　26ADE　27ABCD　▍　1√　2√　3√

主要表现为以下三种类型：①眼干燥症；②夜盲症；③角膜软化。

4. 维生素 C 可影响肾上腺素的合成。(　　)[江苏省 2011 年三级真题]

【解析】肾上腺是人体含维生素 C 最高的器官。人体在紧张的时候，肾上腺分泌大量的肾上腺素到全身的肌肉中，准备好随时动作，应对危机。肾上腺素是从酪氨酸制成多巴，转化成多巴胺，最后制成肾上腺素。其中每一步骤都要消耗维生素 C 进行羟基化反应。所以人和动物的肾上腺必须储备大量维生素 C。

5. 发展中国家人的锌缺乏症情况比发达国家严重。(　　)[江苏省 2011 年三级真题]

【解析】锌缺乏是人群中常见的营养缺乏症，尤其以经济落后的发展中国家更为严重。

6. 充足合理的钙和维生素 D 是防治骨质疏松症的中心内容。(　　)[湖北省 2010 年 5 月三级真题]

【解析】骨质疏松的影响因素包括年龄、性别、体力活动、蛋白质、钙、维生素 D 等。维生素 D 能帮助小肠吸收钙，还可以促进骨胶原的合成，加速骨的形成，因此在预防骨质疏松中具有重要作用。补充充足合理的钙，也是防治骨质疏松症的重要措施。

7. 血红蛋白浓度是反映缺铁性贫血的早期指标。(　　)[河北省 2008 年 5 月三级真题]

【解析】反映缺铁性贫血的早期指标包括：血清铁、血清运铁蛋白饱和度、血清铁蛋白等。当机体铁缺乏至一定程度时才会出现血红蛋白浓度降低。

8. 人体长期蛋白质和能量摄入不足时，可出现严重的零氮平衡。(　　)

【解析】蛋白质和能量摄入充足时，人体处于零氮平衡；如人体长期蛋白质和能量摄入不足，可出现严重的负氮平衡。

9. 营养性贫血多发生于 4 岁以下的儿童。(　　)

【解析】营养性贫血多发生于 2 岁以下的儿童，但在其他人群中，如在儿童、青少年、育龄女性、孕妇、乳母中也可发生。

10. 营养性贫血就是指缺铁性贫血。(　　)

【解析】营养性贫血包括缺铁性贫血和巨幼红细胞性贫血。

11. 营养性缺铁性贫血是由于体内铁缺乏，导致血红蛋白合成减少，引起低血色素性贫血。(　　)

12. 营养性巨幼红细胞性贫血是由于体内的维生素 B_{12} 与叶酸的含量不足，使红细胞成熟的因素缺乏而导致的一种大细胞性贫血。(　　)

13. 体内处于铁减少期时储存铁减少，血红蛋白下降。(　　)

【解析】体内缺铁的第一阶段为铁减少期，体内储存铁减少，血清铁浓度下降，第三阶段时血红蛋白下降。

4√　5√　6√　7×　8×　9×　10×　11√　12√　13×

14. 植物性食物含有维生素 A。(　　)

【解析】维生素 A 只存在于动物性食物中，主要存在于哺乳动物及鱼的肝脏中。植物中不含维生素 A，但是一般黄绿色植物中含有类胡萝卜素，进入人体后在小肠和肝脏中可转变为维生素 A。

15. 维生素 A 缺乏病是世界卫生组织确认的世界四大营养缺乏病之一。(　　)

16. 维生素 A 缺乏时生理盲点会缩小。(　　)

【解析】生理盲点的变化对判断人体维生素 A 的缺乏程度是一个较灵敏的指标，正常人生理盲点面积约为 $1.8cm^2$，若维生素 A 缺乏，生理盲点会扩大。

17. 不同年龄的维生素 D 缺乏的临床表现相同。(　　)

【解析】不同年龄的维生素 D 缺乏有不同的临床表现，婴幼儿时期出现维生素 D 缺乏可导致佝偻病的发生，成人阶段则会形成骨软化症。

18. 维生素 D 缺乏病主要发生在气温偏低、日光照射不足的地区，以食物中缺乏维生素 D 来源的人群中多见。(　　)

19. 小儿佝偻病常见于 4 岁以内的小儿，2 岁以内最多见。(　　)

【解析】小儿佝偻病常见于 3 岁以内的小儿，1 岁以内最多见。

20. 户外活动少，尤其是冬季不能坚持户外活动的婴幼儿，佝偻病的发病率比户外活动多者高七八倍，发病率北方高于南方。(　　)

21. 神经精神症状为佝偻病初期的主要临床表现。(　　)

【解析】神经精神症状为佝偻病初期的主要临床表现，可持续数周至数月。表现为多汗、夜惊、易激怒等。

22. 佝偻病患者碱性磷酸酶活性升高在病程中出现较晚，而恢复最早。(　　)

【解析】佝偻病患者碱性磷酸酶活性升高在病程中出现较早，而恢复最晚，在临床诊断及治疗观察中价值较大。

23. 维生素 C 缺乏也叫坏血病，常见牙龈出血，四肢深部出血、肿胀，全身皮肤与内脏皆可出血，严重时有牙齿脱落，甚至危及生命。(　　)

24. 维生素 C 缺乏时起病较快，约需 3 ~4 周就出现症状。(　　)

【解析】维生素 C 缺乏时起病缓慢，约需 3 ~4 个月方出现症状。

25. 维生素 C 缺乏时毛细血管脆性和通透性降低。(　　)

【解析】维生素 C 缺乏时毛细血管脆性和通透性增加。

26. 维生素 B_2 缺乏可引起脂溢性皮炎。(　　)

---

14 ×　15√　16 ×　17 ×　18√　19 ×　20√　21√　22 ×　23√　24 ×　25 ×　26√

27. 维生素 B_2 缺乏的症状包括虚弱、疲倦、口痛和触痛、眼部发烧、眼痒，进一步发展可出现唇炎、口角炎、阴囊炎等。( )

28. 锌缺乏可发生在不同的人群中，婴儿、儿童、孕妇和育龄妇女是锌缺乏的高发病人群。( )

29. 植酸可促进锌的吸收。( )

【解析】膳食中存在许多不利于锌吸收的因素，如植酸、木质素、膳食纤维等。

30. 钙和铁供给过多会影响锌在小肠中的吸收。( )

【解析】锌的吸收与其他无机元素之间也存在竞争，如钙和铁供给过多都会影响锌在小肠中的吸收。

四、简答题

1. 请简述维生素 D 和钙缺乏的体征和表现，并说明二者之间的关系。分别写出 5 种常见富含维生素 D 和钙的食物。[辽宁省 2007 年 11 月三级真题]

答：维生素 D 是人类生命所必需的营养素，是体内钙平衡最重要的生物调节因子之一。

(1)维生素 D 和钙缺乏的体征和表现：

①维生素 D 缺乏的体征和表现：

a. 婴幼儿时期缺乏可导致佝偻病的发生。佝偻病主要表现为神经精神症状和骨骼的变化。为多汗、夜惊、易激惹等神经精神症状；方颅、十字头、鞍状头，胸廓畸形、肋骨串珠、四肢及脊柱的病变。

b. 成人阶段缺乏可形成骨软化症。表现为骨痛、肌无力和骨压痛。

②钙缺乏的体征和表现：

多见于婴儿的手足抽搐症。表现为抽搐常突然发生，四肢抽动，两眼上翻，口唇发青，知觉丧失。轻时仅有惊跳或面部肌肉抽动，意识存在。成人骨质疏松症，表现为骨脆性增大，脊柱压缩、易碎、变形，易发生压迫性骨折及疼痛。

(2)维生素 D 和钙之间的关系：

钙的摄入量与吸收的量不成正比。但膳食中维生素 D 的存在与量的多少，对钙的吸收有明显影响。维生素 D 的存在可以提高钙的吸收率，维生素 D 的量越多，钙的吸收率就越高。

(3)富含维生素 D 和钙的食物：

①富含维生素 D 的食物：脂肪含量高的海鱼、动物的肝脏、蛋黄、奶油、干酪。

②富含钙的食物：牛奶、鸡蛋、黄豆、虾皮、大白菜。

2. 蛋白质－能量营养不良可分为哪三种类型？主要症状有哪些？

答：蛋白质和(或)能量的供给不能满足机体维持正常生理功能的需要，就会发生蛋白质－能量营养不良症。

(1)类型：蛋白质－能量营养不良可分为水肿型营养不良、消瘦型营养不良和混合型营

27√ 28√ 29× 30√

养不良三个类型。

(2) 主要症状：

①水肿型营养不良。

a. 以蛋白质缺乏为主而能量供给尚能适应机体需要，以水肿为主要特征。凹陷性水肿常见于腹部、腿部，也可能遍及全身，包括面部，最明显的是下肢。

b. 腹水和胸膜渗出通常较轻，如果临床上检查出来，则提示有感染存在。

c. 水肿型营养不良的儿童因为水肿，也有一些皮下脂肪，使体重减轻不像干瘦型儿童那么严重，但其生长会处于停滞状态。

d. 水肿情况取决于蛋白质缺乏的程度，也取决于膳食中盐和水的量。

e. 主要表现为水肿、腹泻，常伴发感染、头发稀少易脱落、表情冷漠或情绪不好。

②消瘦型营养不良。

a. 以能量不足为主，主要表现为皮下脂肪和骨骼肌显著消耗及内在器官萎缩。

b. 四肢犹如“皮包骨”，腹部因无脂肪呈舟状腹或因胀气呈蛙状腹，腹壁薄甚至可见肠蠕动或摸到大便包块。

c. 病人体重常低于其标准体重的 60%。

③混合型营养不良。

蛋白质和能量均有不同程度的缺乏，常同时伴有维生素和其他营养素缺乏。

3. 体内缺铁可分为哪三个阶段？缺铁性贫血的主要表现是什么。

答：营养性缺铁性贫血是由于体内铁缺乏，导致血红蛋白合成减少，引起低血色素性贫血。

(1) 体内缺铁的三个阶段：

①第一阶段为“铁减少期”，该阶段体内储存铁减少，血清铁浓度下降，无临床症状；

②第二阶段为“红细胞生成缺铁期”，即血清铁浓度下降，运铁蛋白浓度降低和游离原卟啉浓度升高，但血红蛋白浓度尚未降至贫血标准，处于亚临床阶段；

③第三阶段为“缺铁性贫血期”，此时血红蛋白和红细胞比积下降，开始出现缺铁性贫血的临床症状。

(2) 营养性缺铁性贫血的表现：

①起病缓慢，一般先是发现皮肤黏膜逐渐苍白，尤其以口唇和甲床最明显。

②疲乏无力，不爱活动，常有烦躁不安或者萎靡不振。

③食欲减退，常出现口腔炎、舌炎、舌乳头萎缩，有的还会出现异食癖，比如喜欢吃泥土、煤渣等。

④机体免疫功能和抗感染能力下降，抗寒能力降低。

⑤医生检查时会发现患者肝脾肿大，心率增快，化验检查以血红蛋白、血清铁蛋白等减少为主。

五、案例分析题

1. 张某领 6 岁的儿子到儿童保健门诊述说其儿子最近情绪不好，体重下降，有时腹泻，希望知道孩子究竟得了什么病。医生首先了解其一般情况，询问了膳食情况和其健康状况，并做了相关体格检查后初步判定为轻度蛋白质-能量营养不良。然后建议其进行一系列实验室检测，最后确诊为轻度蛋白质-能量营养不良。

请根据上述案例回答以下问题：

(1)什么指标可以对蛋白质-能量营养不良作出判断？

(2)应建议患者做哪些实验室指标检查？

答：(1)在进行蛋白质-能量营养不良的判断时，需要综合查体结果和个人病史资料，根据表现出蛋白质营养不良的症状与体征作出正确的判断。

(2)通过初步判断，可以建议患者进行必要的实验室检测，实验室检查指标包括：血红蛋白浓度、血清总蛋白、血清白蛋白、血清运铁蛋白、血清甲状腺素结合前白蛋白、血浆视黄醇结合蛋白、血清氨基酸比值、尿肌酐、尿肌酐/身长指数、尿羟脯氨酸指数、氮平衡和一些免疫功能指标。

2. 王某25岁，1年前无明显诱因头晕、乏力，家人发现其面色不如以前红润，但能照常上班，最近症状加重并伴有活动后心慌，到医院就诊。医生通过一些相关信息和体格检查，建议患者进行必要的实验室检查后确诊为缺铁性贫血，然后给予其膳食调整建议。

请根据上述案例回答以下问题：

(1)诊断患者缺铁性贫血的依据是什么？

(2)根据判断结果和实验室检查情况应给出什么样的膳食建议？

答：(1)缺铁性贫血症状/体征(特征)的分析判断要点为：

①个人史：吸收不良、其他代谢疾病、服用影响食欲或抑制铁吸收的药物。

②体检结果：心慌、气促、头昏；畏寒、抵抗力下降；口唇、甲床、黏膜苍白；易疲劳；儿童发育迟缓、注意力不集中、认知能力障碍等。

③食物/营养史：报告或观察；长期食物，特别是动物性食物摄入不足；喂养不当；节食和/或限制食物类别；食物选择不当和/或不良的膳食行为。

④生化数据，临床检验：

a. 血红蛋白浓度、血清铁、血清白蛋白、血清运铁蛋白、血清甲状腺素结合前白蛋白等指标下降。

b. Hb：男性<130g/L；女性<120g/L。

(2)膳食调整建议为选择富含铁的食物，如动物血、动物内脏、瘦肉、鱼、禽类等。

3. 张某，女，23岁。近一个月来感到眼部不适、发干，有烧灼感，畏光、流泪等症状，因此到医院就诊。医生通过询问相关信息、体格检查和生化临床检验判断为一营养缺乏病，并给予其膳食改善建议。

请根据上述案例回答以下问题：

(1)是什么营养素缺乏，依据是什么？

(2)应给予张某怎样的膳食建议？

答：(1)诊断张某为维生素A缺乏，主要依据是维生素A缺乏的可能诊断指标，如下：

①个人史：吸收不良、其他代谢疾病、服用影响维生素A吸收的药物。

②体检结果：夜盲症、毕脱氏斑、滤泡角化过度；干眼症；上皮干燥、增生、毛囊角

化过度；发育不良、毛发干燥、易脱落。

③食物/营养史：报告或观察；长期富含维生素 A 的食物摄入不足；喂养不当；脂肪摄入不足；节食和/或限制食物类别；食物选择不当和/或不良的膳食行为。

④生化数据，临床检验：维生素 A：血清视黄醇 $<0.70\mu mol/L$

(2)膳食建议：根据情况建议增加富含维生素 A 的食物的摄入，或服用维生素 A 制剂。

4. 一名 60 多岁的老人(男性)因腰背部和下肢疼痛，尤其在活动时加剧，在上楼梯或从座位上站起来时吃力，病情严重时走路困难。

请根据上述描述回答以下问题：

(1)根据以上症状分析该老人可能是哪种营养素缺乏？

(2)如何进行诊断？

答：(1)根据以上症状分析该老人患有骨软化病，为维生素 D 缺乏。

(2)该病的诊断依据如下：

①个人史：吸收不良；其他代谢疾病；服用影响食欲或抑制铁吸收的药物；骨质疏松、骨质软化、骨折次数；日光照射不足；生育次数。

②人体测量：身高是否有改变。

③体检结果：手足痉挛症：抽搐、惊厥；肌无力；X 线检查改变。

④食物/营养史：报告或观察；长期富含维生素 D 或钙的食物摄入不足；食物选择不当和/或不良的膳食行为。

⑤生化数据，临床检验：

a. 低血钙、低血磷、维生素 D：$25-(OH)D_2<20nmol/L$。

b. 血清碱性磷酸酶活性升高。

5. 王某是一公司的高管，其 2 岁的儿子一直由姥姥照顾，因姥姥已年届 70 岁，身体有些行动不便，故户外活动较少。最近发现孩子盗汗、夜间常常惊醒，形成枕秃。

请根据上述描述回答以下问题：

(1)根据此症状应该考虑该儿童患有哪种营养性疾病？

(2)如何进行诊断？

答：(1)该儿童患有佝偻病，为儿童维生素 D 缺乏症。

(2)该病的诊断依据如下表：

表 2-1　佝偻病诊断检测项目

项目	佝偻病诊断检测项目	
	主要条件	次要条件
临床表现	多汗、夜惊，乒乓头、方颅、肋串珠、鸡胸、手足镯、“O”形腿、典型肋软沟	烦躁不安，枕秃、方颅、肋软沟
血液钙磷成积	<30	30~40
碱性磷酸酶活性(金氏法)	>28 单位	20~28 单位
胸骨 X 线(干骺端)	毛刷状/杯口状	钙化预备线模糊

6. 某远航客轮在海上遇到风暴，没有按期返航。由于所带的蔬菜、水果已经全部食用，完全靠罐头食品维持日常饮食近4个月，结果成年人大多出现面色苍白、倦怠无力、食欲减退等症状，儿童则表现出易怒、低热、呕吐和腹泻等体征。

请根据上述描述回答以下问题：

(1)此艘轮船上乘客的症状可能是由哪种营养素缺乏引起的？

(2)该种营养素缺乏的分析判定要点是什么？

答：(1)乘客的症状可能是由维生素C缺乏引起的。

(2)维生素C缺乏症的判断要点如下：

①个人史：吸收不良；其他代谢疾病；服用影响维生素C吸收的药物。

②临床表现：疲劳、困倦；牙龈肿胀出血、皮下出血、瘀斑；关节液渗出，关节疼痛。

③疾病/营养史：报告或观察；长期富含维生素C食物摄入不足；疾病/营养史；喂养不当；节食和/或限制食物类别；偏食食物选择不当和/或不良的膳食行为。

④生化数据，临床检验：维生素C血浆浓度$\leq$2mg/L(11.4μmol/L)。

7. 某男性，21岁，近期感到虚弱、疲倦、口痛，有时眼痒。舌紫红有裂痕和不规则侵蚀。

请根据上述描述回答以下问题：

(1)根据此症状应该考虑该男子是哪种营养素缺乏？

(2)如何进行分析判断？

答：(1)该患者是维生素B_2缺乏。

(2)维生素B_2缺乏判定标准如下：

①个人史：吸收不良；其他代谢疾病；服用影响维生素B_2吸收的药物或食物。

②临床表现：眼球结膜充血；喉咙疼痛，咽、口腔黏膜水肿充血，口角炎，舌炎、唇炎；脂溢性皮炎；贫血。

③食物/营养史：报告或观察；长期富含维生素B_2的食物摄入不足；食物/营养史；喂养不当(婴幼儿及儿童)；节食和/或限制食物类别、偏食；食物选择不当和/或不良的膳食行为。

④生化数据，临床检验：

a. 红细胞核黄素测定：<270μmol/L(100μg)。

b. 尿核黄素测定：24h排出量<320μmol/L(120μg)。

8. 某男性，18岁，因感到身体不适到医院就诊。该患者主要症状表现为：面色苍白，具有明显贫血面容，常常出现口角炎且皮肤干燥，皮肤过度角化。

请根据上述描述回答以下问题：

(1)根据此症状应该考虑该男子是哪种营养素缺乏？

(2)如何进行分析判断？

答：(1)应该考虑该患者是锌缺乏。

(2)锌缺乏的分析判断如下：

①个人史：摄入不足，吸收障碍；其他代谢疾病或消化疾病；服用影响锌吸收的药物

或食物。

②临床表现：性器官发育不良；皮肤干燥、粗糙，毛发稀疏发黄；口腔溃疡、口角炎等；嗜睡、情绪波动；食欲不振，异食癖；反复消化道或呼吸道感染。

③疾病/营养史：富含锌的食物摄入不足；喂养不当(婴幼儿)；节食和/或限制食物类别、偏食；食物选择不当和/或不良的膳食行为。

④生化数据，临床检验：血清锌浓度和发锌、尿锌水平低于正常。

六、计算题

在进行体格测量时，调查员用钢卷尺测量了一位20岁学生的身高，所测数据为175cm，用体重计测得其体重90kg，腰围98cm，臀围101cm。体检发现在60mm范围内出血点达10个，其余检查未发现异常。

在测量腰围时，调查员按下列步骤进行测量：被测者自然站立，低头含胸，测量者选择被测量者腰部最粗部位作为测量点，将钢卷尺绕腰一周，在吸气末呼气初开始读数，并记录读数。

请根据上述情景描述回答以下问题：

(1)按照一般情况，该学生的标准体重应为多少？

(2)请计算该学生的BMI值，并根据腰臀比评价其营养状况。

(3)该学生可能有哪些营养相关性疾病，可能与哪些营养素摄取过多或不足有关？

(4)在进行所有体格测量时，有无不正确之处，请加以说明。

答：(1)按照一般情况，该学生的标准体重(kg) = 身高(cm) − 105 = 175 − 105 = 70kg。

(2)BMI = 体重(kg) ÷ [身高(m)]^2 = 90 ÷ 1.75^2 = 29.39；

腰臀比 = 腰围 ÷ 臀围 = 98 ÷ 101 = 0.97；

则，该学生属于中心性肥胖。

(3)该学生可能有营养相关性疾病为：

①肥胖，与能量摄取过多有关；

②维生素C缺乏，与维生素C摄取过少有关。

(4)体格测量的不正确之处有：

①腰围测量。

a. 应有2人配合进行测量。

b. 站姿不对，应平视前方，不含胸。

c. 部位不对，应为肋下缘最底部与髂前上棘最高点的连线中点处。

d. 测量时间不对，应在呼气末吸气未开始时测量。

e. 不应选用钢卷尺，而应选用无伸缩性的卷尺。

②臀围测量。

不应用钢卷尺，而应用无伸缩性卷尺测量。

③身高测量。

身高不应用钢卷尺测量，而应用身高计(身高坐高计)测量。

第3章 营养咨询和教育

第1节 交流和咨询

一、单项选择题(下列每题的4个选项中，只有1个是正确的，请将其代号填在括号内)

1. 关于运动强度的分类，描述错误的是(　　)。[2021年全国卷真题]

A. 心率在最大心率的40%~55%左右可判断为低强度

B. 心率在最大心率的55%~75%之间可称为中等强度

C. 心率在最大心率的75%以上，可称为高强度

D. 慢跑或者中等速度跑步属于高强度

【解析】运动强度的分类有三种：低强度、中等强度和高强度。判断方法有四种。一是看心率；二是代谢担当；三是耗氧量；四是自己的主观判断。通常代谢担当和耗氧量，人体自己无法检测到。所以通常用最大心率和主观判断作为对自己的运动强度进行检测。心率在最大心率的40%~55%左右可判断为低强度；心率在最大心率的55%~75%之间可称为中等强度；心率在最大心率的75%以上，可称为高强度。D项，慢跑或者中等速度跑步属于中强度。

2. 为防治高血压，WHO建议每日食盐摄入量应小于(　　)g。[2021年全国卷真题]

A. 10　　B. 6　　C. 8　　D. 2.3

【解析】为防止高血压，WHO建议每日钠的摄入量小于2.3g，约相当于食盐6g。

3. 中国居民平衡膳食宝塔共分五层，每日水果摄取量为(　　)。[2021年全国卷真题]

A. 越多越好　　B. 1000g以上　　C. 500g以上　　D. 200~350g

【解析】中国居民平衡膳食宝塔是根据《中国居民膳食指南》的核心内容，结合中国居民膳食的实际状况，把平衡膳食的原则转化成各类食物的重量(每日摄入)，便于人们在日常生活中实行。膳食宝塔分为5层，由塔底至塔顶依次为：谷类200~300g、薯类50~100g；蔬菜类300~500g、水果类200~350g；动物性食物120~200g；奶类及奶制品300~500g、大豆类及坚果25~35g；油25~30g，盐<5g。

4. 蔬菜洗后再切是为了降低哪种营养素的损失？(　　)[2021年全国卷真题]

A. 降低维生素C丢失　　B. 降低维生素A丢失

C. 降低维生素E丢失　　D. 降低维生素D丢失

【解析】蔬菜是膳食中维生素C、胡萝卜素和矿物质的主要来源。维生素C是水溶性维生素，蔬菜清洗不合理，如先切后洗或泡在水中会使维生素C严重丢失，合理做法是先洗

1D　2B　3D　4A

后切，或现炒现切。

5．属于嗜盐性细菌的是（　　）。［2021、2025 年全国卷真题］

A．副溶血弧菌　　B．葡萄球菌　　C．变形杆菌　　D．大肠杆菌

【解析】副溶血弧菌是一种嗜盐性细菌，存在于近岸海水、海底沉积物以及鱼、贝类等海产品中，为革兰氏阴性，兼性厌氧。

6．关于分餐制，下列说法错误的是（　　）。［2021 年全国卷真题］

A．按就餐人数将菜品分成单人份　　B．用餐者自带餐具

C．提供分餐公勺　　D．分餐自取

【解析】《餐饮分餐制服务指南》规定：基于不同用餐场景和需求而设计的分餐方法和形式，一般分为分餐位上菜、提供分餐公勺、分餐自取。①分餐位上菜即按就餐人数将菜品分成单人份，每人一份呈现于餐桌；②提供分餐公勺是用餐中利用公勺、公筷、公叉、公夹或公刀等专用分餐工具实现分餐；③分餐自取则是使用独立餐具，并由用餐者自取或由服务人员协助取餐实现的分餐；④公勺和公筷作为常用分餐餐具，应该通过造型、材质、色彩和尺寸与个人餐具进行区分，并且印制“公勺”“公筷”字样。分餐餐具应有专门的盛放器皿，分餐餐具及其盛放容器使用前应清洗消毒。

7．膳食宝塔建议的各类食物摄入量是指的什么量？（　　）［2021 年全国卷真题］

A．食物可食部分的生重　　B．食物可食部分的重量

C．某一种具体食物的重量　　D．每天必须严格遵守的膳食配方

【解析】膳食宝塔建议的各类食物摄入量都是指食物可食部分的生重。各类食物的重量不是指某一种具体食物的重量，而是一类食物的总量。膳食宝塔建议的各类食物每日摄入量是一个平均量，不是每天必须严格遵守的膳食配方。

8．避免四季豆中毒的方法是（　　）。［2021 年全国卷真题］

A．用水浸泡　　B．充分煮熟　　C．烹调时加醋　　D．以上都可

【解析】四季豆彻底加热后再使用，可以避免食物中毒。因此答案选 B。

9．食物中毒发病的共同特点不包括下列哪项？（　　）［2022 年全国卷真题］

A．发病与食物摄入有关　　B．中毒病人一般具有相似的临床表现

C．发病呈爆发性　　D．病人之间互相传染

【解析】食物中毒病人之间不会互相传染。

10．下列哪种方法可以导致食物中 B 族维生素的损失？（　　）［2022 年全国卷真题］

A．淘米的次数不要过多　　B．发酵面食使用鲜酵母

C．黑米粥加碱　　D．蔬菜先洗后切

【解析】碱会破坏蛋白质、维生素等多种营养素。因此，在烹调过程中，最好避免用碱（苏打）。

5A　6B　7A　8B　9D　10C

11.《中国居民膳食指南(2022)》对于一般人群的第一条准则是(　　)。[2022 年全国卷真题]

A. 食物多样，谷类为主　　B. 食物多样，合理搭配
C. 食物多样，平衡膳食　　D. 食物多样，合理膳食

【解析】《中国居民膳食指南(2022)》对于一般人群的准则一为：食物多样，合理搭配。

12. 进行膳食营养素摄入量结果分析与评价的主要依据是(　　)。[2022 年全国卷真题]

A. 地中海膳食模式　　B. 健康人群的膳食模式
C. 中国居民膳食营养素参考摄入量　　D. 中国居民平衡膳食宝塔

【解析】《中国居民膳食营养素参考摄入量》是膳食营养素摄入量结果分析和评价的主要依据，根据不同年龄、不同性别、不同身体活动水平时摄入的能量值与相应状况下的 DRIs 能量值进行比较，即可判断个体能量的摄入是否达到了标准要求。

13. 土豆发芽引起中毒的原因是含有(　　)。[2022 年全国卷真题]

A. 龙葵素　　B. 秋水仙碱　　C. 皂苷　　D. 黄曲霉素

【解析】发芽的土豆含大量有毒物质——龙葵素，大量摄入可致中毒甚至死亡。

14. 中国居民膳食指南 2022 版建议每天食用 12 种食物，不包括以下哪一种？(　　)。[2022 年全国卷真题]

A. 谷类和薯类　　B. 蔬菜水果类　　C. 鱼、禽肉类　　D. 油和调味品

【解析】中国居民膳食指南 2022 版建议每天食用 12 种食物，每天的膳食应包括谷薯类、蔬菜水果、畜禽鱼蛋奶和豆类食物。

15. 膳食纤维在体内的主要生理功能不包括(　　)。

A. 构成身体主要成分　　B. 增强肠功能
C. 可降低血糖　　D. 可降低血脂

16. (　　)食物中毒可出现“肠源青紫症”。

A. 瘦肉精　　B. 河豚毒素　　C. 亚硝酸盐　　D. 有机磷农药

【解析】亚硝酸盐中毒轻者可仅有头晕、头痛、恶心、呕吐等症状；较重者口唇、指甲、全身皮肤微青紫；重者结膜、面部及全身皮肤紫绀，心率快，嗜睡或烦躁不安；严重者昏迷、惊厥、大小便失禁，可因呼吸困难死亡。因出现皮肤青紫，故又称为“肠源青紫症”。

17. 某 49 岁男性因急性坏死性胰腺炎入院急诊，术中作空肠造瘘，其恢复口服饮食后，不能食用(　　)。[江苏省 2013 年三级真题]

A. 脱脂牛奶　　B. 啤酒　　C. 豆腐　　D. 米汤

18. 某工地多名工人在餐后 1 小时集体出现口唇、指尖和全身皮肤青紫等症状，部分工人伴有头晕、无力，恶心呕吐、腹痛腹泻等症状。对此应采取的急救措施是(　　)。[山东省 2012 年三级真题]

11B　12C　13A　14D　15A　16C　17B　18D

A. 洗胃、导泻和注射维生素 C
B. 洗胃、灌肠和注射美蓝
C. 静脉注射美蓝和维生素 C
D. 洗胃、灌肠、导泻、静脉注射美蓝和维生素 C

19. 营养素真实损失因子与(　　)有关。[江苏省 2011 年三级真题]
A. 食物是否被食用　　B. 食物购买场所
C. 烹饪人员的等级　　D. 食物烹饪前后的重量

20. 如果每天步行 12500 步以上，其身体活动水平为(　　)。[浙江省 2011 年三级真题]
A. 身体活动水平低　　B. 较活跃状态
C. 活跃状态　　D. 高度活跃状态

【解析】以每天平均步行的步数判断：①静态：每天步行 <5000 步；②低：每天步行 5000 ~7490 步；③中(较活跃)：每天步行 7500 ~9999 步；④较高(活跃)：每天步行 10000 ~12500 步；⑤高(高度活跃)：每天步行 >12500 步。

21. 擦地板、以 6km/h 的速度行走、运动前的热身运动，其运动强度属于(　　)。[江苏省 2011 年三级真题]
A. 基础代谢　　B. 静息活动　　C. 轻度活动　　D. 中度活动

【解析】中度活动是指坐着伴随胳臂有力的运动，或者站着伴随相当大量的运动(如铺床、擦地板、6km/h 的速度行走、运动前的热身准备活动或运动后的整理活动、打保龄球)，相当于能量消耗为 0.03kcal/kg 体重/min。

22. 健康生活方式不包括(　　)。[江苏省 2011 年三级真题]
A. 合理膳食　　B. 多吃补品　　C. 心理平衡　　D. 戒烟限酒

【解析】1996 年世界卫生组织宣布：健康的生活方式就是健康的基石，如合理膳食，适量运动，心理平衡，戒烟限酒。此外，健康的生活方式还有很多内容，如生活节奏有规律，充足的睡眠，纠正不良的行为，远离毒品，讲究道德，自觉保护环境，坚持学习健康知识，随时修正生活方式等。

23. 每天少于 30min 的中等强度的身体活动，其身体活动的水平为(　　)。[江苏省 2011 年三级真题]
A. 静息状态　　B. 低活动水平　　C. 较活跃的水平　　D. 高度活跃水平

【解析】身体活动水平测评，以每天平均运动的时间和强度判断，则①低：<30min 中等强度运动身体活动；②中：30 ~60min 中等强度身体活动；③高：>60min 中等强度或 >30min 高强度身体活动。

24. 人体运动时与能量消耗无直接关系的因素是(　　)。[江苏省 2011 年三级真题]

19D　20D　21D　22B　23B　24D

A. 运动的强度　B. 运动的时间　C. 运动的频率　D. 运动的场地

25. 引起胃肠型食物中毒的最常见细菌为(　　)。[辽宁省 2009 年 11 月三级真题]

A. 变形杆菌　B. 大肠杆菌

C. 金黄色葡萄球菌　D. 沙门菌

26. 胃肠型食物中毒的主要治疗措施(　　)。[辽宁省 2009 年 11 月三级真题]

A. 及早使用抗菌药物　B. 洗胃、灌肠

C. 及早应用多价抗毒血清　D. 根据患者情况及时补充液体

【解析】胃肠型食物中毒是细菌污染食品并在其内繁殖，产生大量毒素，毒素直接作用于胃肠而中毒。临床表现以急性胃肠炎为主，如恶心、呕吐、腹痛、腹泻等。治疗除一般治疗及对症止呕解毒等治疗外，还应当积极纠正水与电解质紊乱及酸中毒。脱水严重甚至休克者，积极补充液体及抗休克处理。

27. 下列能引起血性腹泻的细菌为(　　)。[辽宁省 2009 年 11 月三级真题]

A. 侵袭性大肠杆菌、变形杆菌

B. 肠出血性大肠杆菌、金黄色葡萄球菌

C. 肠出血性大肠杆菌、副溶血弧菌

D. 沙门菌、金黄色葡萄球菌

【解析】可引起人类胃肠炎的埃希菌主要有五种类型：肠产毒素性大肠埃希菌、肠侵袭性大肠埃希菌、肠致病性大肠埃希菌、肠出血性大肠埃希菌、肠集聚性大肠埃希菌。其中侵袭性和出血性大肠埃希菌能引起血便，另外三种为水样便。副溶血弧菌中毒主要表现为急性胃肠炎症状，上腹部多有明显的阵发性绞痛，腹泻为水样便、黏液便、黏血便或洗肉水样(血水)便。变形杆菌、金黄色葡萄球菌和沙门菌中毒腹泻均为水样便。

28. 补钙的首选食物是(　　)。

A. 绿色蔬菜　B. 豆类　C. 肉类　D. 奶类

29. 下列饮料易引起儿童龋齿的是(　　)。

A. 果蔬汁　B. 咖啡　C. 酒精饮料　D. 碳酸饮料

30. 下列饮料含少量膳食纤维的是(　　)。

A. 果蔬汁　B. 咖啡　C. 酒精饮料　D. 碳酸饮料

31. 鱼类的主要卫生问题是(　　)。

A. 生虫　B. 蛋白质腐败　C. 发霉　D. 脂肪酸败

32. 人平均每天对水的需求量约为(　　)mL。

A. 3500　B. 2000　C. 3000　D. 2500

【解析】一个成年人每天从食物中平均摄入 1000mL 水，从饮水(含饮料)中补充 1700mL

25D　26D　27C　28D　29D　30A　31B　32C

水，再加上人体的代谢过程中生产的 300mL 水。一般而言，成人每天对水的需求为 3000mL 左右。

33．对于儿童，首选的饮品是(　　)。

A．乳饮料　　B．果汁　　C．运动饮料　　D．白开水

【解析】对于儿童，首选的饮品是白开水，其次是果汁和乳饮料，一般不提倡喝碳酸饮料和运动饮料。

34．对于成人，(　　)是最佳选择的饮品。

A．乳饮料　　B．果汁　　C．运动饮料　　D．白开水

【解析】对于成人，白开水是最容易得到的饮品，而且是最佳选择的饮品，既卫生、方便，又经济实惠。

35．下列烹调方法中，肉中维生素损失最少的是(　　)。

A．煎炸　　B．红烧　　C．炒肉　　D．清炖

【解析】红烧、清炖时，肉中维生素损失最多，炒肉维生素损失最少。

36．蔬菜先洗后切，能够减少(　　)的损失。[2025 年全国卷真题]

A．脂肪　　B．蛋白质　　C．脂溶性维生素　　D．水溶性营养素

37．下列措施不能减少面食中营养素损失的是(　　)。

A．做馒头时，在发酵面团中加碱　　B．吃面条时连汤一起喝

C．烙饼时，缩短所用时间　　D．做油炸食品时，油温不宜过高

【解析】碱会破坏蛋白质、维生素等多种营养素。因此，在炒菜、制面食等烹调过程中，最好避免用碱(苏打)。

38．平衡膳食宝塔的塔尖是(　　)。

A．蔬菜水果　　B．油脂和盐　　C．油脂　　D．奶类和豆类

39．蛋类一般每天不超过(　　)个为好。

A．4　　B．3　　C．2　　D．1

40．以植物性食物为主的膳食结构存在的问题是(　　)。[2024 年全国卷真题]

A．普通家庭一般不容易做到　　B．能量过剩

C．易发生慢性病　　D．易发生营养缺乏病

【解析】多数发展中国家膳食结构以植物性食物为主。这种膳食结构的特点是高碳水化合物、高膳食纤维和低动物脂肪。存在的问题是：①钙、铁、维生素 A 不足。②易发生营养缺乏病。

41．以动物性食物为主的膳食结构存在的问题是(　　)。

A．普通家庭一般不容易做到　　B．能量不足

33D　34D　35C　36D　37A　38B　39D　40D　41C

C. 易发生慢性病　　D. 易发生营养缺乏病

【解析】以动物性食物为主容易造成能量过剩，营养过剩，易发生慢性病。

42. 一般从事轻微体力劳动或身体活动水平低的成年男子，每日的能量需要量约为(　　)kcal。

A. 3000　　B. 2800　　C. 2250　　D. 1800

【解析】一般从事轻微体力劳动或身体活动水平低的成年男子如办公室职员等，每日的能量需要量约为 2250kcal。[注：中国居民膳食营养素参考摄入量(2023 版)18 ~ 29 岁男子轻体力劳动能量需要量为 2150kcal，30 ~ 49 岁为 2050kcal。]

43. 一般从事中等强度体力劳动的成年男子，每日的能量需要量约为(　　)kcal。

A. 3000　　B. 2600　　C. 2400　　D. 1800

【解析】从事中等强度体力劳动或身体活动水平中等的成年男子，如钳工、卡车司机和一般农田劳动者，每日的能量需要量约为 2600kcal。[注：中国居民膳食营养素参考摄入量(2023 版)18 ~ 29 岁男子中体力劳动能量需要量为为 2550kcal，30 ~ 49 岁为 2500kcal。]

44. 轻体力劳动的 50 ~ 64 岁老年男性，每日的能量需要量约为(　　)kcal。

A. 3000　　B. 2800　　C. 2400　　D. 1950

45. 下列关于膳食纤维的叙述，错误的是(　　)。

A. 减轻毒物对机体的损害作用　　B. 来自蔬菜、水果

C. 能被人体消化酶所水解　　D. 有利于排便

【解析】膳食纤维是不能被消化吸收的多糖及寡糖。

46. 我国成人(19 ~ 50 岁)膳食纤维的每日推荐摄入量是(　　)g。

A. 35 ~ 40　　B. 30 ~ 35　　C. 25 ~ 30　　D. 20 ~ 25

【解析】根据《中国居民膳食营养素参考摄入量》的内容，我国成人(19 ~ 50 岁)膳食纤维的适宜摄入量为 25 ~ 30g/d。

47. 影响人体健康最重要的因素是(　　)。[2025 年全国卷真题]

A. 医疗条件　　B. 遗传因素　　C. 个人生活方式　　D. 社会条件

【解析】一般认为对人的健康的影响：15% 取决于遗传，10% 取决于社会条件，8% 取决于医疗条件，7% 取决于自然环境，60% 取决于个人生活方式。

48. 静态状态相当于能量消耗为(　　)kcal/kg 体重/min。

A. 0.06　　B. 0.03　　C. 0.02　　D. 0.01

【解析】静态状态是指有很少量或没有躯体运动的坐着(如阅读、书写、吃东西、看电视、驾驶、缝纫)，相当于能量消耗为 0.01kcal/kg 体重/min。

49. 轻度活动相当于能量消耗为(　　)kcal/kg 体重/min。

42C　43B　44D　45C　46C　47C　48D　49C

A. 0.06　　B. 0.03　　C. 0.02　　D. 0.01

【解析】轻度活动是指坐着或站着，伴随上肢和其他肢体的一些运动(如准备食物、洗碗盘、3km/h 的速度行走、沐浴)，相当于能量消耗为 0.02kcal/kg 体重/min。

50. 较高强度活动相当于能量消耗为(　　)kcal/kg 体重/min。

A. 0.06　　B. 0.03　　C. 0.02　　D. 0.01

【解析】较高强度活动是指快速地运动身体(如打网球、慢跑、举重和团体性运动——棒球、篮球、足球等运动过程中)，相当于能量消耗为 0.06kcal/kg 体重/min。

51. 下列细菌，具有嗜盐性的是(　　)。

A. 变形杆菌　　B. 沙门菌　　C. 葡萄球菌　　D. 副溶血弧菌

【解析】副溶血弧菌嗜盐，在海水中或含盐 2% ~4% 的环境中生长良好。

52. 副溶血弧菌引起食物中毒的主要食品是(　　)。

A. 剩饭　　B. 动物性食品　　C. 乳类　　D. 海产品

【解析】副溶血弧菌嗜盐，在海水中或含盐 2% ~4% 的环境中生长良好，故在沿海地区发生率较高，引起中毒的食品主要是海产品、盐腌食品、咸菜等。

53. 靠家庭中食前加热(如 100℃，60min)食物，不能预防的食物中毒是(　　)。

A. 沙门氏菌食物中毒　　B. 副溶血弧菌食物中毒

C. 四季豆食物中毒　　D. 葡萄球菌肠毒素食物中毒

【解析】葡萄球菌肠毒素耐热，加热 100℃约 2h 以上才能使其破坏。

54. 河豚毒素的毒性非常大，摄入(　　)mg 纯品，可致人死亡。

A. 2　　B. 1　　C. 0.5　　D. 0.1

55. 下列蔬菜的烹调加工方法错误的是(　　)。

A. 先切后洗　　B. 先洗后切　　C. 急火快炒　　D. 现切现炒

【解析】蔬菜所含的维生素和矿物质易溶于水，所以宜先洗后切。以减少蔬菜与水和空气的接触面积，避免损失。洗好的蔬菜放置时间不宜过长，以避免维生素氧化破坏，尤其要避免将切碎的蔬菜长时间地浸泡在水中。烹调时要尽可能做到急火急炒。

56. 在河豚鱼的下列器官中，河豚毒素含量最高的是(　　)。

A. 血液　　B. 肌肉　　C. 皮肤　　D. 卵巢和肝脏

【解析】鱼的卵巢和肝脏内含毒素最多，皮肤和血液次之，而肌肉含毒素很少。

57. 食品腐败变质的最主要因素是(　　)。

A. 遗传因素　　B. 食品因素　　C. 环境因素　　D. 微生物因素

【解析】微生物因素是影响食品腐败变质最主要的因素，即食品腐败变质主要由微生物的作用而发生。

50A　51D　52D　53D　54C　55A　56D　57D

58. 下列(　　)是有毒食物。

A. 螃蟹　　B. 海豚　　C. 发芽马铃薯　　D. 蘑菇

【解析】发芽的马铃薯含大量有毒物质——龙葵素，大量摄入可致中毒甚至死亡。

59. N－亚硝基化合物的前体物为亚硝酸盐、胺类和(　　)。

A. 磷酸盐　　B. 硫酸盐　　C. 硝酸盐　　D. 碳酸盐

【解析】形成N－亚硝基化合物的前体包括N－亚硝化剂和可亚硝化的含氮有机化合物。N－亚硝化剂包括硝酸盐和亚硝酸盐以及其他氮氧化物，还包括与卤素离子或硫氰酸盐产生的复合物；可亚硝化的有机含氮化合物主要涉及胺、氨基酸、多肽、脲、脲烷、酰胺等。

60. 副溶血弧菌常生存在下列(　　)食品中。

A. 罐头食品　　B. 腐败的蔬菜

C. 米食制品　　D. 不洁海鲜食物

【解析】副溶血弧菌是一种嗜盐性细菌，存在于近岸海水、海底沉积物和鱼、贝类等海产品中。

61. 关于"食物中毒"描述，不确切的是(　　)。

A. 相似的临床表现　　B. 发病与食物有关

C. 对健康人不具有传染性　　D. 一次性或长期连续摄入有毒食物

【解析】食物中毒发病呈暴发性，潜伏期短，来势急剧，短时间内可能有多数人发病。

62. 以下对于细菌性食物中毒的说法不正确的是(　　)。[2025年全国卷真题]

A. 明显的季节性　　B. 发病急，病死率低

C. 发病与进食有关　　D. 有传染性

【解析】细菌性食物中毒全年皆可发生，但在夏秋季节发生较多，引起细菌性食物中毒的食物主要为动物性食品。一般病程短、恢复快、愈后良好。

63. 关于黄曲霉毒素的叙述，正确的是(　　)。

A. 不耐热　　B. 在酸性环境中易破坏

C. 属于肝脏毒　　D. 主要污染干燥、冷藏食品

【解析】黄曲霉毒素耐热，在一般的烹调加工温度下，不被破坏。在280℃时发生裂解，其毒性被破坏。在加氢氧化钠的碱性条件下，黄曲霉毒素的内酯环被破坏。受黄曲霉污染较重的地区是长江流域以及长江以南的广大高温高湿地区。污染的品种以花生、花生油、玉米最严重，大米、小麦、面粉较轻，豆类一般很少受污染。黄曲霉毒素属肝脏毒，抑制肝细胞DNA、RNA和蛋白质的合成。

64. 有机磷农药的主要急性毒性是(　　)。

A. 抑制胆碱酯酶的活性　　B. 血液系统障碍

C. 致癌性　　D. 肝脏损害

58C　59C　60D　61D　62D　63C　64A

【解析】有机磷农药的毒性作用主要是与生物体内胆碱酯酶结合，形成稳定的磷酰化乙酰胆碱酯酶，使胆碱酯酶失去活性，从而导致乙酰胆碱在体内大量堆积，引起胆碱能神经纤维高度兴奋。

65. 粮仓虫害有甲虫、螨虫、蛾类，最适宜这些昆虫卵孵化繁殖的温度和湿度分别是(　　)。

A. 10～15℃，>65%　　B. 18～21℃，<60%
C. 18～21℃，>65%　　D. 22～25℃，<60%

【解析】当仓库温度在 18～21℃、相对湿度在 65% 以上时，适于虫卵孵化及害虫繁殖。

66. 引起沙门氏菌食物中毒的食物主要是(　　)。

A. 淀粉类食品，如剩饭等　　B. 肉类
C. 罐头　　D. 海鲜

【解析】沙门氏菌中毒食品以动物性食品为多见，主要是肉类，如病死牲畜肉、冷荤、熟肉等，也可由鱼、禽、奶、蛋类食品引起。

67. 河豚毒素含量最高的为河豚鱼的(　　)。

A. 血液　　B. 眼睛　　C. 卵巢　　D. 肾脏

【解析】河豚鱼的卵巢和肝脏毒性最强，其次为肾脏、血液、眼睛、鳃和皮肤。

68. 我国居民的传统膳食结构是(　　)。

A. 地中海膳食结构　　B. 动植物食物平衡的膳食结构
C. 以动物性食物为主的膳食结构　　D. 以植物性食物为主的膳食结构

【解析】我国居民的传统膳食以植物性食物为主，谷类、薯类和蔬菜的摄入量较高，肉类的摄入量较低，豆类制品摄入总量不高且随地区而不同，奶类摄入量在大多数地区都不高。

二、多项选择题(下列每题的选项中，至少有 2 个是正确的，请将其代号填在括号内)

1. 快速走 6000 步相当于(　　)。[2021 年全国卷真题]

A. 50 分钟自行车或跳舞　　B. 50 分钟太极拳
C. 35 分钟健身操或高尔夫　　D. 30 分钟羽毛球或网球

【解析】根据《中国居民膳食指南(2022)》可知，成年人每天身体活动量相当于快走 6000 步的活动时间如下表所示。

表 3－1

活动名称	时间(分钟)
太极拳	50
快走、骑自行车、乒乓球、跳舞	40
健身操、高尔夫球	30～35

65C　66B　67C　68D　▍　1BCD

续表

活动名称	时间(分钟)
网球、篮球、羽毛球	30
慢跑、游泳	25

因此答案选 BCD。

2. 推荐“东方健康膳食模式”是由于以此模式饮食为特征区域人群中：(　　)。[2022年全国卷真题]

A. 预期寿命较高　　B. 超重、肥胖比例较高

C. 慢性病发病率较低　　D. 慢性病患病率低

【解析】我国营养调查和疾病监测显示，在东南沿海一带膳食模式中，居民超肥胖、脑卒中、心血管等疾病的发生率和死亡率较低，且预期寿命也较高，从而形成了“东方传统膳食模式”向“东方健康膳食模式”转变的良好范例。《中国居民膳食指南》2022 版首次提出东方健康膳食模式。东方健康膳食模式是以东南沿海地区膳食结构为主，结合各地的饮食习惯，提出饮食应清淡少盐、食物多样、蔬菜水果豆制品丰富、鱼虾水产多、奶类天天有。这种饮食模式可以避免营养元素的缺乏和肥胖的发生，并且降低了慢性病的发生。

3.《中国居民平衡膳食宝塔(2022 版)》和 2016 版相比，水产的推荐(　　)。[2022 年全国卷真题]

A. 每周吃 300 ~ 500 克　　B. 每周吃 120 ~ 200 克

C. 每周最好吃 2 次　　D. 每周最好吃 1 次

【解析】《中国居民平衡膳食宝塔(2022 版)》和 2016 版相比，推荐鱼、禽、蛋类和瘦肉摄入要适量，平均每天 120 ~ 200g。每周最好吃鱼 2 次或 300 ~ 500g。

4. 哪些运动类型属于中等强度运动？(　　)[2022 年全国卷真题]

A. 游泳　　B. 打网球　　C. 快走步行　　D. 跳舞

【解析】游泳、打网球、快步行走和跳舞均属于中等强度运动。

5. 营养素动植物来源评价原则包括(　　)。[浙江省 2011 年三级真题]

A. 动物性、植物性食品兼顾　　B. 动物性食品不能过多

C. 动物性食品应尽可能多　　D. 植物性食品应尽量少

E. 优质蛋白质摄入比例适宜

【解析】每一种食物都含有人体所需要的营养素，但没有一种食物能满足人体所需要的所有营养素。只有摄入适量的、搭配恰当的、多种多样的食物，即平衡膳食，才能达到合理营养的目的。

6. 有氧运动为有节奏的动力运动，又称耐力运动，如(　　)。[浙江省 2011 年三级真题]

2ACD　3AC　4ABCD　5ABE　6BCE

A. 快跑　　B. 步行　　C. 骑车　　D. 举重

E. 游泳

【解析】有氧运动即为有节奏的动力运动，主要由重复的低阻力运动组成，又称耐力运动。如步行、骑车、游泳等；耐力运动能够提高人体的最大吸氧量，增强耐力素质或身体工作能力。

7. 力量运动包括(　　)。[浙江省 2011 年三级真题]

A. 步行　　B. 足球　　C. 跳绳　　D. 骑车

E. 快跑

【解析】力量运动又称无氧运动或阻力运动，主要由少量的高阻力运动组成，如举重、跳跃、快跑。

8. 关于挂糊的说法正确的是(　　)。[江苏省 2011 年三级真题]

A. 防止原料直接面对高温

B. 防止营养素受破坏

C. 挂糊对营养素无任何作用

D. 挂糊纯粹只是一种加工手段，与营养无关

E. 挂糊可使食物脆性减弱

【解析】烹饪时，原料先用淀粉和鸡蛋上浆挂糊，不但可使原料中的水分和营养素不致大量溢出，减少损失，而且不会因高温使蛋白质变性、维生素被大量分解破坏。

9. 要达到较活跃的身体活动水平，每天的运动应包括(　　)。

A. 每天 30min 中等强度身体活动　　B. 每天至少步行 5000 步

C. 每天至少步行 20min　　D. 每天至少步行 30 ~ 60min

E. 每天至少步行 5000 ~ 7000 步

【解析】较活跃的身体活动水平，即中等活动水平，为每天 30min 中等强度身体活动或者每天至少步行 30 ~ 60min。BE 两项，每天至少步行 5000 ~ 7000 步属于低活动水平。

10. 加工烹饪引起米类的营养素损失的影响因素包括(　　)。[辽宁省 2009 年 11 月三级真题]

A. 淘洗的次数　　B. 淘洗时的水温

C. 淘洗时用力程度　　D. 米的种类

E. 水中浸泡的时间

11. 营养咨询的主要形式(　　)。[辽宁省 2009 年 11 月三级真题]

A. 门诊咨询　　B. 电话咨询　　C. 查阅书报　　D. 媒体咨询

E. 书信咨询

【解析】营养咨询的主要形式有：门诊咨询、随访和调查咨询、电话咨询、书信咨询、媒体咨询等。

7BCE　8AB　9AD　10ABCDE　11ABDE

12. 蔬菜类是下列哪些营养的主要来源?(　　)[辽宁省2009年11月三级真题]
A. 膳食纤维　　B. B族维生素　　C. 维生素C　　D. 碳水化合物
E. 蛋白质

13. 膳食营养素参考摄入量是(　　)。[辽宁省2009年11月三级真题]
A. 衡量个体或群体所摄入的营养素是否适宜的尺度
B. 国家法定的标准
C. 帮助个体和人群制定膳食计划的工具
D. 每个人均要严格按照此量摄入的值
E. 可能发生营养缺乏病的限制

14. 碳酸饮料的营养保健特点是(　　)。
A. 维生素C含量高　　B. 矿物质含量高
C. 高磷　　D. 高糖
E. 抗氧化

15. 粮谷类和豆类食品的主要卫生问题是(　　)。
A. 生虫　　B. 蛋白质腐败　　C. 发霉　　D. 脂肪酸败
E. 肠道致病菌污染

16. 肉类食品的主要卫生问题是(　　)。
A. 寄生虫　　B. 蛋白质腐败　　C. 发霉　　D. 脂肪酸败
E. 肠道致病菌污染

17. 包装食品的主要卫生问题是(　　)。
A. 使假　　B. 腐败变质　　C. 掺杂　　D. 超过保质期
E. 脂肪酸败

18. 煎、炸、炒的烹调方法对营养素的影响是(　　)。
A. 油脂热聚合物含量升高　　B. 对所有营养素都有不同程度的破坏
C. 过氧化脂质含量升高　　D. 蛋白质因高温而严重变性
E. 可能产生丙烯醛

19. 动植物食物平衡膳食模式的特点是(　　)。
A. 宏量营养素供能比较合理　　B. 动植物食物比例适当
C. 橄榄油为主要食用油　　D. 膳食能量能满足需要
E. 易发生营养缺乏病

20. 地中海膳食模式的特点有(　　)。
A. 习惯饮用葡萄酒　　B. 富含植物性食物

12AC　13AC　14CD　15AC　16AB　17ABCD　18ABCDE　19ABD　20ABCDE

C. 每月食适量红肉(畜肉)　　D. 每餐后吃新鲜水果

E. 橄榄油为主要食用油

【解析】地中海膳食模式的特点包括：食物加工程度低，新鲜度高；每天都有适量的奶制品；每周食用适量鱼、禽；低饱和脂肪、高碳水化合物、蔬菜和水果充足；富含植物性食物；橄榄油为主要食用油；每月食用适量红肉(畜肉)；习惯饮用葡萄酒；每餐后吃新鲜水果。

21. 关于说话技巧的叙述，正确的是(　　)。

A. 运用图画来辅助谈话　　B. 交谈时要寻求共同点

C. 使用简单句和通用词语　　D. 力求讲普通话，不得使用方言或当地话

E. 谈话时要及时取得反馈

【解析】力求讲普通话，但在民族地区和基层农村，则应“入乡随俗”，学习使用当地语言。

22. 关于听话技巧的叙述，正确的是(　　)。

A. 听对方讲话时不要在意对方的“话外音”

B. 听对方讲话时可以打断对方的讲话

C. 听对方讲话要专心倾耳细听

D. 听对方讲话要身体稍微前倾，目视对方

E. 听对方讲话时要适当地做出恰当的反应

【解析】听对方讲话时要善于听出“话外音”“潜台词”，有时需要小结或进一步明确证实对方所说或表达的意愿；不要轻易打断对方的讲话，必要时可以适当地引导。

23. 问话的方式包括(　　)。

A. 试探型问题　　B. 封闭型问题

C. 倾向型(诱导性、暗示性)问题　　D. 开放型问题

E. 探索型问题

【解析】问话的方式包括复合型问题、试探型问题、封闭型问题、倾向型问题、开放型问题及探索型问题。

24. 非语言传播包括(　　)。

A. 类语言　　B. 动态体语　　C. 时间语言　　D. 静态体语

E. 空间语言

【解析】非语言传播包括动态体语、静态体语、类语言和时空语言。其中，时空语言又分为时间语言和空间语言。

25. 不溶性膳食纤维主要包括(　　)。

A. 树胶　　B. 纤维素　　C. 果胶　　D. 半纤维素

E. 木质素

【解析】不溶性膳食纤维包括纤维素、木质素等；可溶性膳食纤维包括部分半纤维素、果胶和树胶等。

21ABCE　22CDE　23ABCDE　24ABCDE　25BE

26. 下列食物中，含不溶性膳食纤维的是(　　)。

A. 水果　　B. 燕麦　　C. 大麦　　D. 全谷

E. 坚果

【解析】麦麸、全谷、干豆、干的蔬菜和坚果所含的膳食纤维是不可溶性膳食纤维。

27. 下列食物中，含可溶性膳食纤维的是(　　)。

A. 水果　　B. 燕麦　　C. 大麦　　D. 全谷

E. 坚果

【解析】燕麦、大麦、水果和某些豆类所含的膳食纤维是可溶性膳食纤维。

28. 增加膳食纤维的途径包括(　　)。

A. 多吃粗杂粮　　B. 多吃全谷类食物

C. 水果蔬菜连皮连子吃　　D. 食物多样化

E. 按照食品标签，选择高膳食纤维食品

【解析】早餐多吃高膳食纤维食物和多吃整果，少喝果汁也是增加膳食纤维的途径。

29. 不健康生活方式主要有(　　)。

A. 心理失衡　　B. 吸烟　　C. 生活无规律　　D. 酗酒

E. 不良饮食习惯

【解析】不健康生活方式主要有：①膳食结构不合理，不良的饮食习惯；②缺乏运动或运动不足；③吸烟；④过量饮酒、酗酒；⑤心理失衡；⑥生活无规律，睡眠不足；⑦有病不求医，乱吃补药，滥用保健品。

30. 身体活动按能量代谢特点分为(　　)。

A. 屈曲运动　　B. 有氧运动　　C. 快速运动　　D. 无氧运动

E. 伸展运动

【解析】身体活动按能量代谢特点分类，包括有氧运动和无氧运动。①有氧运动，也称耐力运动；②无氧运动，也称力量运动或抗阻运动。

31. 身体活动水平取决于(　　)。

A. 运动的频率　　B. 运动的类型　　C. 运动的强度　　D. 运动的持续时间

E. 身体状态

【解析】身体活动水平的高低取决于身体活动量和基础代谢率。身体活动包括频率、强度、时间和类型四个基本要素。

32. 食物中毒的特点有(　　)。

A. 人与人之间相互传染　　B. 发病与食物有关

C. 短时间多人突然发病　　D. 临床表现类似

E. 有共同的饮食史

26DE　27ABC　28ABCDE　29ABCDE　30BD　31ABCD　32BCDE

【解析】一般而言，食物中毒有以下特点：发病与食物有密切关系；暴发性，即短时间内突然很多人发病；临床表现类似；病人与健康人之间无直接传染。

33. 细菌性食物中毒的共同预防措施包括(　　)。

A. 控制细菌繁殖　　B. 防止细菌污染

C. 高温杀灭细菌　　D. 少量接触细菌

E. 免疫接种

【解析】细菌性食物中毒的共同预防措施是：第一，防止污染，尤其应注意防止交叉污染和熟食品再污染；第二，控制繁殖，低温储存食品原料、配料、半成品和成品；第三，食前彻底加热，不仅可杀灭大多数病原菌，而且可以破坏某些不耐热的毒素。

34. 四季豆可引起食物中毒的成分有(　　)。

A. 亚硝酸盐　　B. 黄曲霉毒素　　C. 皂苷　　D. 龙葵素

E. 植物血凝素

【解析】四季豆如烹调时加热的时间和温度不够，其中所含的皂苷和植物血凝素等成分未被完全破坏，食用后可致中毒。

35. 下列属于细菌性食物中毒的流行病学特点的是(　　)。

A. 是最常见的一类食物中毒

B. 全年皆可发病，尤以7~9月高发

C. 全年皆可发病，一般以3~5月高发

D. 引起中毒的食品以植物性食品为主

E. 一般病程短，病死率低

【解析】细菌性食物中毒全年皆可发生，但在夏秋季节发生较多，引起细菌性食物中毒的食物主要为动物性食品。一般病程短、恢复快、愈后良好。

36. 下列关于平衡膳食宝塔的说法，正确的是(　　)。

A. 平衡膳食宝塔共分为6层，包含了人们每天应吃的主要食物种类

B. 宝塔各层位置和面积不同，在一定程度上反映出各类食物在膳食中的地位和应占的比重

C. 宝塔中提出了油脂类和食糖的建议摄入量

D. 宝塔建议的各类食物的摄入量一般是指食物的生重

E. 蔬菜和水果居宝塔的第二层

【解析】A项，平衡膳食宝塔共分为5层，包含了人们每天应吃的主要食物种类；C项，宝塔没有建议食糖的摄入量。因为我国居民现在平均吃食糖的量还不多，应继续维持低糖饮食。

37. 下列不是2022年《中国居民膳食指南》的内容的是(　　)。

A. 食物多样，合理搭配　　B. 如饮酒要限量

33ABC　34CE　35ABE　36BDE　37CE

C. 油脂要足够
D. 公筷分餐，杜绝浪费
E. 晚餐要吃饱

【解析】《中国居民膳食指南》的内容包括：①食物多样，合理搭配；②吃动平衡，健康体重；③多吃蔬果、奶类、全谷、大豆；④适量吃鱼、禽、蛋、瘦肉；⑤少盐少油，控糖限酒；⑥规律进餐，足量饮水；⑦会烹会选，会看标签；⑧公筷分餐，杜绝浪费。

38. 脂肪酸比例适宜包括(　　)。

A. n－3 和 n－18 系列多不饱和脂肪酸之间的比例要适宜
B. 饱和脂肪酸和多不饱和脂肪酸的比例要适宜
C. 饱和脂肪酸、单不饱和脂肪酸和多不饱和脂肪酸的比例要适宜
D. 单不饱和脂肪酸和多不饱和脂肪酸的比例要适宜
E. n－3 和 n－6 系列多不饱和脂肪酸之间的比例要适宜

【解析】脂肪酸的适宜比例包括两个方面，一是饱和脂肪酸(SFA)、单不饱和脂肪酸(MUFA)和多不饱和脂肪酸(PUFA)之间的比例，二是 n－6 和 n－3 多不饱和脂肪酸之间的比例。

39. 下列措施可以避免食物中营养素流失的是(　　)。

A. 蔬菜先洗后切
B. 淘米的次数不要多
C. 发酵面食使用鲜酵母
D. 煮米粥加碱
E. 蔬菜先热烫再炒

【解析】煮米粥不应加碱，蔬菜炒前不用水泡，以减少维生素的破坏。

40. 健康的生活方式主要有(　　)。[2024 年全国卷真题]

A. 合理膳食　B. 适量运动　C. 节食　D. 心理平衡

【解析】1996 年 WHO 宣布：健康的生活方式就是健康的基石，如合理膳食、适量运动、心理平衡、戒烟限酒。

41. 在进行人际传播沟通时(　　)。[2022、2024 年全国卷真题]

A. 使用普通话，不得使用方言或者当地语言
B. 交谈时要寻求共同点
C. 听对方讲话时要专心倾耳细听
D. 谈话时要及时取得反馈

【解析】在进行人际传播沟通时，说话技巧应注意：①寻求共同点(B 项)，认真仔细地观察，尽量理解对方心态，避免不同或忌讳之处，“言在当言处，观在细微中”。②力求讲普通话，但在民族地区和基层农村，则应“入乡随俗”，学习使用当地语言(A 项)。③适当重复主要的和不易被理解的词句，谈话内容及概念要简单明确。④使用简单句和通用词语，避免不易理解的术语和方言俚语。⑤正确运用语音、语调、重音和停顿等技巧。⑥必要时运用图画、模型来辅助谈话。⑦及时取得反馈(D 项)。另外，在听对方说话时要专心“倾耳

38CE　39ABC　40ABD　41BCD

细听”，身体稍微前倾，目视对方(C 项)。

三、判断题(下列判断正确的请打“√”，错误的打“×”)

1. 地方性克汀病主要发病原因是胚胎时期碘中毒所致。(　　)[江苏省 2012 年三级真题]

【解析】地方性克汀病主要发病原因是某一地区自然环境中缺乏微量元素——碘，影响甲状腺素的合成，引起“大粗脖”，这种病多见于山区。母亲由于缺碘患这种病后，供应胎儿的碘不足，致胎儿期甲状腺激素合成不足，可影响胎儿和新生儿的发育，尤其是脑组织，所以生下来可能是傻孩子。

2. 蛋黄含铁丰富且容易吸收。(　　)[浙江省 2012 年三级真题]

【解析】蛋黄中含铁量高，但其铁质常与含磷的有机物紧密结合，不利于吸收。

3. 我国人群维生素 B_1 的主要来源是粮谷类。(　　)[辽宁省 2012 年三级真题]

【解析】维生素 B_1 广泛存在各类食物中，其良好来源是动物的内脏(肝、肾、心)、瘦肉、全谷类、豆类和坚果等。目前谷物仍为我国传统膳食中摄取维生素 B_1 的主要来源。

4. 力量型运动能使人体更健康、更长寿。(　　)[江苏省 2011 年三级真题]

【解析】力量型运动主要是增加肌肉的训练，是消耗脂肪的有效运动，并不适合所有人群，健康的运动是指适合适量的运动。

5. 奶及奶制品是钙的良好来源，并含有丰富的维生素 B_2、优质蛋白质。(　　)

6. 动物油以脂肪为主，不饱和脂肪酸含量较高。(　　)

【解析】动物油以脂肪为主，维生素 E、饱和脂肪酸和胆固醇含量较高。

7. 蒸馏水可以提供矿物质。(　　)

【解析】蒸馏水是纯水，去除了大多数矿物质和微量元素。

8. 运动饮料是职业运动员和健身人群的最佳饮品。(　　)

9. 果蔬汁含大量膳食纤维。(　　)

【解析】果蔬汁含少量膳食纤维。

10. 油脂食品的主要卫生问题是脂肪酸败。(　　)

11. 饮水时，应注意遵循少次多量的原则。(　　)

【解析】饮水时，应注意遵循少量多次的原则。

12. 合理营养是通过合理烹调来实现的。(　　)

13. 在烹饪食物时应坚持合理配菜和平衡膳食的原则。(　　)

1× 2× 3√ 4× 5√ 6× 7× 8√ 9× 10√ 11× 12√ 13√

14. 米、面、蛋类以煮蒸的烹饪方法为最好。(　　)

15. 上浆挂糊、勾芡、加醋等可减少煎、炸食品营养素的损失。(　　)

16. 食物在烹饪过程中的营养素损失是可以完全避免的。(　　)

【解析】食物在烹调过程中，其中的营养素遭到损失，是不能完全避免的，但若采取一些保护性的措施，则能使菜肴保存更多的营养素。

17. 加醋可增加烹调过程中维生素的损失率。(　　)

【解析】由于维生素具有怕碱不怕酸的特性，因此在菜肴中尽可能放点醋，烹调动物性食物时，醋还能使原料中的钙溶解得多一些，从而促进钙的吸收。

18. 动植物食物平衡膳食结构主要以日本为代表。(　　)

19. 食用油以橄榄油为主是日本膳食模式的特点。(　　)

【解析】食用油以橄榄油为主是地中海膳食模式的特点。

20. 膳食纤维是一种重要的营养素。(　　)

【解析】膳食纤维是一种重要的非营养素，它是碳水化合物中的一类非淀粉多糖及寡糖等。

21. 动物性食物也含有膳食纤维。(　　)

【解析】膳食纤维来源于植物性食物，如水果、蔬菜、豆类、坚果和谷类。动物性食物几乎不含膳食纤维。

22. 多喝果汁可以补充膳食纤维，因为果汁中含有丰富的纤维。(　　)

【解析】水果中的纤维主要在皮和果肉中，而加工果汁时，果皮和果肉已被去掉。所以，果汁几乎不含纤维。

23. 慢性病的发生与生活方式密切相关。(　　)

24. 酗酒和吸烟是不良生活习惯，因工作忙碌缺乏运动或运动不足则不属于不健康生活方式。(　　)

【解析】健康的生活方式就是健康的基石，如合理膳食，适量运动，心理平衡，戒烟限酒。因工作忙碌缺乏运动或运动不足属于不健康生活方式。

25. 力量运动又称无氧运动或阻力运动，主要由少量的高阻力运动组成。(　　)

26. 食物中毒是一类最重要的食源性疾病，摄入了含有生物性、化学性有毒有害物质的食品，或者把有毒有害物质当作食品摄入后出现的非传染性(不属于传染病)的急性、亚急性疾病。(　　)

27. 家庭性食物中毒确诊比较容易，不容易误诊。(　　)

14√　15√　16×　17×　18√　19×　20×　21×　22×　23√　24×　25√　26√　27×

【解析】现代家庭的规模一般都不大，且家庭成员年龄悬殊较大(如小孩、成年人、老人)，对食物中毒的敏感性也可能有较大差异，故“爆发性”和“表现类似”等可能难以判别。另外，“食物史”的追踪也较为困难。因此，家庭性食物中毒常常会当成普通胃肠炎、消化不良等。即使严重者到医院就诊，也常常难以确诊为食物中毒。

28. 副溶血弧菌食物中毒在沿海地区发生率较高。(　　)

【解析】副溶血弧菌嗜盐，在海水中或含盐 2% ~4% 的环境中生长良好，故在沿海地区发生率较高。

29. 河豚毒素是一种神经毒素。(　　)

【解析】河豚毒素是毒性很强的神经毒素，摄入 0.5mg 纯品即可置人于死地。

30. 有机磷农药中毒的潜伏期一般在 4h 以内。(　　)

【解析】有机磷农药中毒的潜伏期一般在 2h 以内。

31. 有机磷农药中毒主要表现为胆碱能神经抑制的症状。(　　)

【解析】有机磷农药中毒主要表现为胆碱能神经过度兴奋的症状。

32. 瘦肉精又名盐酸克伦特罗。(　　)

【解析】瘦肉精又名为盐酸克伦特罗，是一种人工合成的肾上腺素 β_2 - 受体激动剂，在临床上可用于治疗哮喘。

四、简答题

1. 一位家长带 10 岁儿童前来进行营养咨询，该儿童口唇苍白，易疲乏，疑有缺铁性贫血。门诊咨询时，公共营养师首先要做什么才能了解儿童膳食状况，这种调查方法主要技术要点是什么？［山东省 2010 年 5 月三级真题］

答：公共营养师应当采用食物频率法估计该儿童在指定的前一段时期内吃某些食物的频率。

食物频率法是以问卷形式进行膳食调查，以调查个体经验性的食物摄入种类，根据每日、每周、每月甚至每年所食各种食物的次数或食物的种类来评价膳食营养状况。近年来被应用于了解一定时间内的日常摄入量，以研究膳食习惯和某些慢性病的关系。在实际应用中可分为定量、定性和半定量的食物频率法。

2. 居民刘大妈在超市购买了一瓶酱油，发现标签上不仅有营养成分标示，还标出“菌落总数≤30000cfu/mL；大肠菌群≤30MPN/mL；铅 Pb＜0.2mg/kg”。王大妈看不明白，向社区营养师咨询以下问题：［河南省 2010 年 5 月三级真题］

(1) 菌落总数、cfu 指的是什么？有何食品卫生学意义？

(2) 大肠菌群、MPN 指的是什么？有何食品卫生学意义？

(3) 铅过量会对人体造成哪些毒性作用？

答：(1)菌落总数是指在被检测样品的单位质量(g)、容积(mL)或表面积(m^2)内，所

28√　29√　30×　31×　32√

含能在严格规定的条件下(37℃琼脂培养基上，24小时)培养所生成的细菌菌落总数，以菌落形成单位cfu表示。其食品卫生学意义主要是作为食品清洁状态的标志，预测食品耐储藏的期限。

(2)大肠菌群是一组来自于人和温血动物的肠道，在35～37℃下能发酵乳糖产酸产气的革兰氏阴性杆菌，包括埃希菌属、柠檬酸杆菌属、肠杆菌属和克雷伯菌属。MPN是大肠菌群最近似数，指在100g或100mL食品中大肠菌群的数量最近似数。其食品卫生学意义一是作为食品受到粪便污染的标志，二是作为肠道致病菌污染食品的指示菌。

(3)铅对人体内许多器官组织都具有不同程度的损害作用，尤其对造血系统、神经系统和肾脏的损害最为明显。

3. 简述减少烹调中营养素损失的措施。

答：食物在烹调时其中的营养素遭到损失，是不能完全避免的，但若采取一些保护性的措施，则能使菜肴保存更多的营养素。

(1)上浆挂糊。原料先用淀粉和鸡蛋上浆挂糊，不但可使原料中的水分和营养素不致大量溢出，减少损失，而且不会因高温使蛋白质变性、维生素被大量分解破坏。

(2)加醋。由于维生素具有怕碱不怕酸的特性，因此在菜肴中尽可能放点醋，烹调动物性食物时，醋还能使原料中的钙溶解得多一些，从而促进钙的吸收。

(3)先洗后切。各种菜肴原料，尤其是蔬菜，应先清洗，再切配，这样能减少水溶性营养素的损失。而且应该现切现烹，这样能减少营养素的氧化损失。

(4)急炒。菜不但要做熟，而且加热时间要短，烹调时尽量采用旺火急炒的方法。原料通过旺火急炒，能缩短菜肴成熟时间，从而降低营养素的损失率。

(5)勾芡。勾芡能使汤料混为一体，使浸出的一些成分连同菜肴一同摄入。

(6)慎用碱。碱会破坏蛋白质、维生素等多种营养素。因此，在焯菜、制面食等烹调过程中，最好避免用碱(苏打)。

4. 健康的生活方式包括哪些内容?

答：世界卫生组织(WHO)对健康的定义是："健康乃是一种在身体上、精神上的完满状态，以及良好的适应能力，而不仅仅是没有疾病和衰弱的状态。"它包含了以生理技能为特征的身体健康，以精神情感为特征的心理健康和以社会实践为特征的行为健康。健康的全部含义是身体健康、心理健康和良好的社会适应能力。

健康的生活方式就是健康的基石，如合理膳食，适量运动，心理平衡，戒烟限酒。合理膳食包括平衡膳食、合理营养和良好的饮食习惯；适量运动包括活跃的、动态的生活方式和有规律的、持之以恒的适合自己的适量体育运动；心理平衡指在与他人和社会的关系上要能够正确看待自己、正确看待他人、正确看待社会，树立适当的人生追求目标，控制自己的欲望，保持愉悦的一生；戒烟限酒包括拒绝烟草，如饮酒应严格限量等。

此外，健康的生活方式还有很多内容，如生活节奏有规律，充足的睡眠，纠正不良的行为，远离毒品，讲究道德，自觉保护环境，坚持学习健康知识，随时修正生活方式等。

5. 不健康的生活方式有哪些?

答：不健康生活方式种类很多，主要有：

(1)膳食结构不合理，不良的饮食习惯。包括饮食过度，营养过剩，高脂肪、高钠盐、低膳食纤维饮食，喜食熏烤、油炸食品和甜食，暴饮暴食，不吃早餐等。营养不合理是导致亚健康，直接引起食源性营养不良性疾病和肥胖、糖尿病、高血压、高脂血症、癌症等慢性病的不可忽视的重要原因。

(2)缺乏运动或运动不足。静态生活方式是非传染性慢性病发生的危险因素，与肥胖、糖尿病、高血压、冠心病、骨质疏松等密切相关。运动是健康生活方式中不可缺少的重要组成部分。

(3)吸烟。吸烟的危害，人尽皆知。吸烟是心血管疾病和肺癌的重要危险因素。吸烟对女性有特殊的危险，吸烟的妇女如果正使用口服避孕药，会增加心脏疾病发生和下肢静脉血栓形成的机会；吸烟的孕妇易发生早产和新生儿体重不足，孩子在婴幼儿期会出现免疫功能降低，容易生病。被动吸烟孕妇的婴儿致畸率明显增高。

(4)过量饮酒，酗酒。长期过多饮酒，酒精(乙醇)及其代谢产物乙醛可损害心、肝细胞功能，增加肝硬化、胃癌、心肌损害和中风猝死的危险性。长期大量饮酒延缓血液中脂肪的清除，可提高甘油三酯浓度，易患高脂血症。此外，酒后驾车易发生车祸。酗酒或饮酒成瘾不仅危害自己的健康，还给家庭和社会带来不幸。给人敬酒，是友好的表示，但要适可而止；敬酒过分，强人所难，是不文明的表现。

(5)心理失衡。主要是极度紧张，情绪压抑。持续的心理紧张和心理冲突会造成精神疲劳，免疫功能下降，容易发生疾病。精神损伤、精神刺激常可引起人体许多生理变化，如持续波动可使心跳显著增快，血压急剧上升，红细胞激增，血黏度增高。有的中老年人在盛怒或高度兴奋下脑血管会突然破裂而导致死亡。

(6)生活无规律，睡眠不足。健康的体魄来自睡眠。睡眠不足，不但身体的消耗得不到补充，而且由于激素合成不足，会造成体内内环境失调，免疫功能下降。经常开夜车加班，或通宵达旦地打牌、看电视，对健康极为不利。

(7)有病不求医，乱吃补药，滥用保健品。

6. 评估身体活动水平的标准有哪些?

答：(1)以每天平均步行的步数判断：

①静态：每天步行 <5000 步；

②低：每天步行 5000 ~ 7499 步；

③中(较活跃)：每天步行 7500 ~ 9999 步；

④较高(活跃)：每天步行 10000 ~ 12500 步；

⑤高(高度活跃)：每天步行 >12500 步。

(2)以每天平均运动的时间和强度判断：

①低：<30min 中等强度运动身体活动；

②中：30 ~ 60min 中等强度身体活动；

③高：>60min 中等强度或 >30min 高强度身体活动。

(3)以每周平均运动量和运动频率判断：

①低：不属于下列任何一种情况。

②中等：达到下列任何一种状态。

a. 每天至少20min高强度运动或重体力活动，≥3天/周；

b. 每天至少步行30min和/或中等强度运动/体力活动，≥5天/周；

c. 每天至少步行30min，7天/周；

d. 每天步行和中等强度或高强度运动/重体力活动，≥5天/周，总的运动量至少达600MET－min/周。

③高：达到下列任何一种状态。

a. 高强度运动/体力活动≥3天/周，总运动量达到≥150MET－min/周；

b. 每天步行和中等强度或高强度运动/体力活动≥7天/周，总的运动量至少达3000MET－min/周。

7. 预防四季豆中毒最好的烹调方法是什么？

答：四季豆亦名菜豆，北方又称扁豆。如烹调时加热的时间和温度不够，其中所含的皂苷和植物血凝素等成分未被完全破坏，食用后可致中毒。其潜伏期一般为1～5h，主要表现为急性胃肠炎症状和头昏、头痛等。一般恢复快，预后好。预防措施主要是食用四季豆时必须炒熟煮透，尤以炖、焖等烹调方法为好。

五、案例分析题

1. 某男，48岁，身高176cm，体重80kg，公司经理，近期常出现头晕、头痛症状，经检查，空腹血糖正常，血压160/100mmHg，血胆固醇6.1mmol/L(参考值2.33～5.7mmol/L)。

请计算他全日所需能量并指出饮食要点，同时结合他的营养状况提出饮食指导原则。并指导他对食物的选择及合理的烹调方法。[辽宁省2007年11月三级真题]

答：(1)计算该患者全日能量需要量：

标准体重(kg)＝身高(cm)－105＝176－105＝71kg；

BMI＝体重(kg)÷[身高(m)]^2＝80÷1.76^2＝25.8，该患者体重属于超重(24～27.9)。

查简表可知，其标准体重能量需要量为30kcal/kg。该男子全日的能量需要量应为：

全日能量需要量(kcal)＝标准体重(kg)×标准体重能量需要量(kcal/kg)＝71×30＝2130kcal。

(2)该患者饮食治疗原则：

低盐、低脂、低能量、低胆固醇、丰富维生素、不饮酒。

(3)病人的食物选择：

可以吃的食物：蔬菜、水果、豆制品、粗粮、鱼类。

要少吃的食物：猪肉、猪油、奶油、咸菜、味精、浓咖啡、蛋类。

(4)含胆固醇高的食物：

猪肝、蛋黄、鱼子、蟹黄。

(5)合适的烹调方法：

应选择汆、煮、炖、拌等少盐少油的烹调方法。

2. 王大姐上午在菜市场购买了四季豆、活鱼、西红柿、鸡蛋。回家后她把鸡蛋从袋子里拿出来直接放入冰箱，把四季豆和西红柿放在厨房台面上，鱼直接放入水池，将鱼清洗完毕后放入一菜篓，点燃煤气灶，开始煎鱼、烧鱼(中间加适当调味品)。烧鱼的空余时间，她把四季豆和西红柿放入水池清洗，清洗后顺手拿过菜板把西红柿切后放到干净盘子里，撒了些糖，做成了糖拌西红柿。然后切了四季豆，把烧好的鱼放入干净盘子中，做了清炒四季豆，为了减少营养素的损失，四季豆在炒锅里炒了 3min 即放入盘中。王大姐的午餐做成了(米饭有现成的)。

请根据上述情景描述回答以下问题。

(1)王大姐家庭制作食物过程中有什么违背营养与食品安全原则的地方?

(2)对王大姐的午餐食谱进行评价。

答：(1)违背营养与食品安全原则之处有：

①鸡蛋应擦干净后放入冰箱；

②洗生鱼后的水池没有清洗消毒就洗西红柿，并直接凉拌，容易引起细菌污染，应用干净的盆单独清洗需凉拌的蔬菜；

③切西红柿的菜板也应进行清洗消毒(如用洗洁精清洗或用开水烫)；

④可先将西红柿用开水烫一下，再切和凉拌；

⑤四季豆必须烧熟煮透，3min 太短，食后有可能发生四季豆中毒。

(2)食谱评价：

①王大姐的午餐菜谱包括了三样菜，鱼、西红柿和四季豆，虽也做到了荤素搭配，但种类似乎略显单调，可用四季豆炒豆腐干，或再加一个菜汤以增加食物的品种。

②主食只有米饭，也可适当增加其他杂粮类，以丰富食物的品种。

3. 张大妈从菜市场买了一捆油菜。以下是她在家中烹调该菜的情景：

张大妈在切菜板上切菜，然后接了一盆水，将切碎的油菜泡进去。半小时后，开始炒菜。

张大妈将锅烧得冒烟，倒进两大勺油。她认为火旺油大，菜才好吃，并且植物油多吃一些也没关系。张大妈还在饭店学了一招，炒青菜时加点食用碱，可以保持菜的碧绿好看。她除了向锅里加了一小勺碱外，还加了一碗水，这是因为她牙口不好，希望把菜煮得烂糊一些，才好消化。

张大妈最后说：“吃盐多不健康，加点酱油，再多点味精调调味就可。”

(1)指出张大妈烹调中的错误和误区。

(2)简述正确烹调绿叶蔬菜的要点。

答：(1)烹调中的错误和误区有：

①青菜不能先切后泡，炒菜的油温也不能太高，以避免水溶性维生素的流失；

②植物油也不能放得太多，否则会造成脂肪的摄入量过高；

③烹调蔬菜不能加碱，否则会造成营养素的破坏；

④炒青菜最好不要加水长时间煮；

⑤味精、酱油中钠含量高，应控制用量。

(2)正确烹调绿叶蔬菜的要点：

蔬菜在烹调时营养素多少会受到一些破坏，这是不能完全避免的，但如果采取一些保护性措施，则能使菜肴保存更多的营养素。青菜应该先清洗，再切配，这样能减少水溶性营养素的损失。而且应该现切现炒，能使营养素少受损失。菜不但要熟，而且加热时间要短，烹调时应尽量采用旺火急炒的方法。原料通过旺火急炒，能缩短菜肴成熟时间，从而降低营养素的损失率。碱能破坏维生素等多种营养素，因此，在炒菜时最好避免用碱(苏打)。

4. 小组讨论中，培训员问学员："请说出中老年人做什么运动最适合，请举例说出这些运动项目"。学员甲说是有氧运动，例如慢跑；学员乙说是耐力运动，如游泳；学员丙说是屈曲和伸展运动，如广播操等。还有说是力量运动，如跳跃等。

请问谁说得对，为什么？

答：学员甲、乙和丙都对，有氧运动是有节奏的动力运动，主要由重复的低阻力运动组成，又称耐力运动，如步行、骑车、游泳等；耐力运动能够提高人体的最大吸氧量，增强耐力素质或身体工作能力。屈曲和伸展运动即准备和放松运动，缓慢、柔软、有节奏地运动，可增加肌肉和韧带的柔韧性，预防肌肉和关节损伤。

第 2 节　营养教育

一、单项选择题(下列每题的 4 个选项中，只有 1 个是正确的，请将其代号填在括号内)

1. 采用 K 值来评价食品早期腐败变质时，若鱼体绝对新鲜，则 K 值可能是(　　)。[2021 年全国卷真题]

A. 19%　　B. 22%　　C. 30%　　D. 41%

【解析】K 值主要适用于鉴定鱼类早期腐败。若 K≤20% 说明鱼体绝对新鲜，K≥40% 说明鱼体开始有腐败迹象。

2. 营养教育资料选择的关键是(　　)。[2021 年全国卷真题]

A. 材料适宜用于交流　　B. 明确教育目标和教育对象

C. 存在现成的营养教育材料　　D. 已对教育对象有较清楚的了解

【解析】根据营养教育计划，在调查研究的基础上，明确教育目标和教育对象，选择适宜的交流途径和制作有效的教育材料。确定对教育对象进行营养宣教的最佳途径。宣传途径包括个体传播、面对面交流、讲课、大众传播等。

3. 下列哪种食物的消毒不适合用巴氏消毒法？(　　)[2022 年全国卷真题]

A. 鲜奶　　B. 果汁　　C. 肉类罐头食品　　D. 葡萄酒

【解析】加热到 63℃，保持 30min 的传统巴氏消毒法能杀死繁殖型微生物，包括常见致病菌，同时可最大限度保持食品结构和营养素，多用于鲜奶、啤酒、酱油和某些饮料的杀菌，不适用于肉类罐头食品的消毒。C 项，100 ~ 121℃属于高温杀菌，必须借助高压方可达到，多用于家庭制作罐头等需长期无菌保藏的食品。

4. 有些脂肪在自然条件下存放时间久了容易酸败，衡量脂肪早期酸败的指标为(　　)。[2022 年全国卷真题]

1A　2B　3C　4D

A. 磷价　　B. 皂化价　　C. 酸价　　D. 过氧化值

【解析】过氧化值是脂肪酸败最早期的指标，其次是酸价的上升。在脂肪分解的早期，酸败尚不明显，由于产生过氧化物和氧化物而使脂肪的过氧化物值上升，其后则由于形成各种脂肪酸而使油脂酸价升高。

5. 营养教育基本方法和形式不包括(　　)。[2022 年全国卷真题]

A. 会议、访谈　　B. 讲座、小组活动、个体指导

C. 小组活动、个体咨询　　D. 个体指导、个体咨询、培训

【解析】营养教育基本方法和形式包括讲座、小组活动、个别劝导、培训以及咨询。

6. 通过报纸、广播、电视、因特网等途径传播的方式属于(　　)。[2022 年全国卷真题]

A. 参与式交流　　B. 单项交流　　C. 双向交流　　D. 大众交流

【解析】通过报纸、广播、电视、因特网等途径传播的方式属于大众交流。

7. 开展营养教育，医学科普文章必须坚持的第一原则是(　　)。[2023、2025 年全国卷真题]

A. 实用性　　B. 思想性　　C. 艺术性　　D. 科学性

【解析】在一篇健康科普文章中，科学性、思想性、艺术性、通俗性和实用性很难面面俱到。但是，科学性是绝对不能缺少的，它是必须坚持的第一原则，也是科普文章的生命和灵魂。

8. 某食品工厂在生产腌鱼过程中，添加了少量的亚硫酸钠以起到漂白和防腐的作用，你对此种做法的卫生评价是(　　)。[2022 年全国卷真题]

A. 不正确，亚硫酸钠会破坏维生素和矿物质

B. 不正确，亚硫酸钠的残留气味会掩盖腌鱼的腐败味

C. 正确

D. 不正确，亚硫酸钠会使腌鱼褪色

【解析】亚硫酸钠的残留气味会掩盖腌鱼的腐败味，不应用于腌鱼的生产过程。

9. 食物热处理最常用的温度是(　　)。[2022 年全国卷真题]

A. 100℃　　B. 40℃　　C. 60℃　　D. 80℃

【解析】食品加热至 60℃以上即属于热处理。食品热处理最常用的温度是 100℃(即煮沸，以常压下水沸为标志)，可消除绝大多数病原微生物，同时也是习惯上认为的食物生熟的界限温度。

10. 营养教育是(　　)的重要组成部分。[2022 年全国卷真题]

A. 素质教育　　B. 德育教育　　C. 健康教育　　D. 价值观教育

【解析】营养教育是以改善人民营养状况为目标，通过营养科学的信息交流，帮助个体和群体获得食物与营养知识、形成科学合理饮食习惯的教育活动和过程，是健康教育的重

5A　6D　7D　8B　9A　10C

要组成部分。

11. 无机形式毒性比有机形式的毒性强的重金属是(　　)。[2022 年全国卷真题]

A. 镉　　B. 汞　　C. 砷　　D. 铅

【解析】一般而言，As^{3+} 的毒性大于 As^{5+}，无机砷的毒性大于有机砷。

12. 鱼类腐败可用 K 值来表示，K≤20% 表明鱼体新鲜，K 值大于(　　)表示鱼体开始腐败。[浙江省 2012 年三级真题]

A. 30%　　B. 40%　　C. 50%　　D. 60%

【解析】K 是鱼类鲜度的一种指标，为次黄嘌呤核苷和次黄嘌呤之和与腺苷三磷酸及其分解物总量之比的百分率。其计算公式为：$K(\%) = 100 \times (INO + Hx)/(ATP + ADP + AMP + IMP + INO + Hx)$。当 K≤20% 时，鱼是新鲜的；当 K≥40% 时，鱼已不宜食用。

13. 水俣病是由于长期摄入被(　　)污染的食品引起的中毒。[浙江省 2012 年三级真题]

A. 金属汞　　B. 砷　　C. 铅　　D. 甲基汞

【解析】水俣病实际为有机汞的中毒，甲基汞属于有机汞。患者手足协调失常，甚至步行困难、运动障碍、弱智、听力及言语障碍、肢端麻木、感觉障碍、视野缩小；重者例如神经错乱、思觉失调、痉挛，最后死亡。

14. 营养教育是健康教育的组成部分，通过营养教育可以(　　)。[江苏省 2011 年三级真题]

A. 帮助群体购买更多的食物　　B. 帮助个体购买更多的食物

C. 使个体更挑剔食物　　D. 帮助个体和群众获得营养知识

15. 运动前、中、后补糖都是十分重要的，运动前补糖的主要目的是(　　)。[湖北省 2010 年 5 月三级真题]

A. 增加糖原储备　　B. 加速糖异生　　C. 节约糖原　　D. 提高血糖水平

【解析】体内糖储备包括肌糖原、肝糖原和血糖 3 类。运动前补糖能增加体内肌糖原、肝糖原储备和血糖的来源。运动前体内糖原储量高，运动的耐久力延长。运动中补糖可提高血糖水平、节约肌糖原、减少肌糖原耗损以延长耐力时间。运动后补糖是为了加速肌糖原的恢复，帮助人体从运动后的疲劳中快速恢复过来。

16. 冷藏保存时，在 0℃左右，鲜肉可保存(　　)。

A. 1～2 天　　B. 1～2 周　　C. 3～4 天　　D. 3～4 周

【解析】在 0℃左右冷藏，鲜蛋可保存数月，鲜肉可保存 1～2 周，而鲜鱼和鲜奶仅能保存 1～2 天。

17. 食品加热至(　　)℃以上属于热处理。

A. 100　　B. 80　　C. 60　　D. 40

11C　12B　13D　14D　15A　16B　17C

【解析】食品加热至 60℃以上即属于热处理，如加热到 63℃，保持 30min 的传统巴氏消毒法能杀死繁殖型微生物，包括常见致病菌，同时可最大限度保持食品结构和营养素，多用于鲜奶、啤酒、酱油和某些饮料的杀菌。

18．盐腌保藏食品使用的食盐浓度应达到(　　)以上。

A．20%　　B．15%　　C．10%　　D．5%

【解析】盐腌保藏食品使用的食盐浓度应达到 10% 以上，并应注意在盐渍初期要严防食品污染与腐败变质。

19．酸渍保藏食品使用的醋酸浓度应达到(　　)以上。

A．1.9%　　B．1.8%　　C．1.7%　　D．1.6%

【解析】酸渍指用醋酸或食醋浸泡食品，其醋酸浓度达到 1.7% 以上(pH 值 2.5 以下)。

20．食品腐败变质的性质和程度一般采用感官、理化和(　　)等方面加以鉴别。

A．食品性质　　B．货架时间　　C．微生物　　D．加工方式

【解析】食品腐败变质的性质和程度一般可从感官、理化和微生物等方面加以鉴别，但家庭和百姓实用的食品主要是感官鉴别。

21．富含蛋白质的食物发生腐败变质以(　　)指标最为敏感。

A．物理　　B．感官　　C．化学　　D．微生物

【解析】蛋白质含量丰富的食品鉴定，目前仍以感官指标最为敏感可靠，特别是通过嗅觉可以判定食品是否有极轻微的腐败变质。

22．有刺激性的“哈喇”味是(　　)特有的气味。

A．蔬菜腐烂　　B．蛋白质变质

C．碳水化合物变质　　D．脂肪酸败

【解析】脂肪酸败所特有的刺激性的“哈喇”味、脂肪变黄等，是鉴定油脂酸败较好的感官指标。

23．鉴别鱼肉类食品蛋白质腐败变质的主要理化指标是(　　)。

A．铅　　B．过氧化物值　　C．酸价　　D．挥发性盐基总氮

24．菌落总数是(　　)的指标。

A．食品腐败变质　　B．食品清洁状态

C．肠道致病菌污染　　D．食品被粪便污染

【解析】菌落总数是食品清洁状态(被细菌污染程度)的标志，并可用于预测食品的鲜度、耐保藏性和致病性。

25．大肠菌群最近似数指在(　　)g 食品中大肠菌群可能存在的数量。

A．1000　　B．100　　C．50　　D．10

18C　19C　20C　21B　22D　23D　24B　25B

【解析】大肠菌群最近似数指在100g或100mL食品中大肠菌群可能存在的数量。

26. 食品中检出(　　)可反映食品被粪便污染的程度。

A. 副溶血弧菌　　B. 布氏杆菌　　C. 大肠杆菌　　D. 伤寒杆菌

【解析】由于大肠菌群只存在于人和温血动物的肠内，并通过粪便排出体外，故大肠菌群最近似数可反映食品被粪便污染的程度，并可作为肠道致病菌污染食品的指示菌。

27. 下列塑料中，(　　)用作食品的包装材料安全性较高。

A. 聚苯乙烯　　B. 聚氯乙烯

C. 三聚氰胺甲醛树脂　　D. 聚乙烯

【解析】高压聚乙烯质地柔软，多制成薄膜，其特点是具透气性、不耐高温、耐油性较差。低压聚乙烯坚硬、耐高温，可以煮沸消毒。

28. 在食品腐败变质过程中，通常(　　)更占优势。

A. 细菌　　B. 霉菌　　C. 酵母菌　　D. 致病菌

【解析】在食品腐败变质中起主要作用的是微生物。除一般食品细菌外尚包括酵母与霉菌，但在一般情况下细菌常比酵母占优势。

29. 关于砷中毒的描述，错误的是(　　)。

A. 进入人体后多以原有形式发挥其毒性

B. 三价砷毒性大于五价砷

C. 砷中毒首选二巯基丙磺酸钠

D. 有机砷毒性大于无机砷

【解析】无机砷的毒性大于有机砷。

30. 科普文章的准确性不包括(　　)。[2023、2025年全国卷真题]

A. 概念准确　　B. 字数准确　　C. 数据准确　　D. 事实准确

【解析】科普文章的准确性包括：概念要准、数据要准、事实要准和语言要准。

31. 演讲属于人际传播中的(　　)。[2024年全国卷真题]

A. 一般形式　　B. 最好形式　　C. 最高形式　　D. 特殊形式

【解析】演讲属于人际传播中的最高形式，是一个人面对众人用语言传播信息的过程，这是营养健康教育工作中广泛采用的一种宣传教育形式。

二、多项选择题(下列每题的选项中，至少有2个是正确的，请将其代号填在括号内)

1. 营养教育的基本方法包括(　　)。[2021年全国卷真题]

A. 讲座　　B. 小组活动　　C. 个别劝导　　D. 培训

E. 咨询

【解析】营养教育是通过改变人们的饮食行为而达到改善营养状况目的的一种有计划活动。人际传播是营养教育最基本和最重要的途径之一，包括：讲座、小组活动、个别劝导、

26C　27D　28A　29D　30B　31C　❙　1ABCDE

培训、咨询。

2. 评价食品卫生质量的细菌污染指标常用(　　)。[2022 年全国卷真题]

A. 霉菌菌落　　B. 肠球菌　　C. 大肠菌群　　D. 菌落总数

【解析】评价食品卫生质量的细菌污染指标常用菌落总数和大肠菌群表示。①菌落总数是指被检测样品单位质量(g)、单位容积(mL)或单位表面积(cm^2)内，所含能在严格规定的条件下(培养基及其 pH、培养温度与时间、计数方法等)培养所生长的细菌菌落总数。②大肠菌群现已被多数国家，包括我国用作食品卫生质量鉴定指标。食品中检出大肠菌群，表明食品曾受到人和动物粪便的污染。

3. 科普文章的基本要求是(　　)。[江苏省 2011 年三级真题]

A. 科学性　　B. 思想性　　C. 艺术性　　D. 通俗性

E. 实用性

【解析】医学科普文章，传播的是思想性、知识性、通俗性、趣味性和艺术性的作品，故科普作品应该具有五项基本要求，即科学性、思想性、艺术性、通俗性和实用性。其中，科学性是科普文章必须坚持的第一原则。

4. 营养教育的对象有(　　)。

A. 社区　　B. 个体

C. 政府和传媒层　　D. 各类组织机构

E. 临床营养工作的对象

【解析】营养教育的主要对象包括：个体(主要指公共营养和临床营养工作的对象)、各类组织机构、社区、政府和传媒层。

5. 营养工作者为了能够胜任工作，需要具备的知识和技能包括(　　)。

A. 具有传播营养知识的能力

B. 掌握营养与食品卫生学、食品学、预防医学、卫生经济学等方面的专业理论知识

C. 了解社会、经济、有关政策以及文化因素对膳食营养状况的影响

D. 具有社会心理学、认知、教育以及行为科学的基础

E. 具有法律法规的专业理论知识

【解析】营养教育工作者为了能够胜任工作，需要具备下述的知识和技能：①掌握营养与食品卫生学、食品学、预防医学、卫生经济学等方面的专业理论知识；②了解社会、经济、有关政策以及文化因素对膳食营养状况的影响；③具有社会心理学、认知、教育以及行为科学的基础；④具有传播营养知识的能力；⑤有一定现场组织协调和研究能力。

6. 营养教育中常用的人际传播形式包括(　　)。

A. 培训　　B. 讲座　　C. 个别劝导　　D. 小组活动

E. 咨询

2CD　3ABCDE　4ABCDE　5ABCD　6ABCDE

7. 塑料、合成橡胶、化纤等食品容器或包装材料的安全性问题主要来源于(　　)。

A. 低分子降解产物

B. 未聚合的游离单体和聚合不充分的低聚合物

C. 添加剂或加工助剂残留

D. 有害重金属的溶出

E. 微生物的污染

8. 影响食品被容器和包装材料污染的因素包括(　　)。

A. 温度　　B. 食品本身的性质

C. 湿度　　D. 时间

E. 食品容器和包装材料的理化性质和完整性

9. 食品中农药残留的主要来源有(　　)。

A. 食品加工过程污染　　B. 施用农药对农作物的直接污染

C. 通过食品链污染　　D. "三废"污染

E. 食品烹调过程

10. 下列关于家庭贮存食物的安全指导，正确的有(　　)。

A. 酸渍是指用醋酸或食醋浸泡食品，其醋酸浓度应达到1.7%以上

B. 食品冷藏应注意"急冻缓化"

C. 吃剩的食品一定要冷藏，因冷藏能完全阻止食品的腐败变质

D. 盐腌保藏食品使用的食盐浓度应达到10%以上

E. 食品加热至60℃以上即属于热处理

【解析】冷藏只能延缓而不能完全阻止食品的腐败变质。

11. 鉴别油脂和富含脂肪的食品腐败变质的主要理化指标是(　　)。

A. 铅　　B. 过氧化物值　　C. 酸价　　D. 挥发性盐基总氮

E. 汞

【解析】过氧化物值和酸价升高是鉴别油脂和富含脂肪的食品腐败变质的主要理化指标。

12. 气味产生是由于蛋白质和氨基酸的分解，产生了大量具有特殊气味的(　　)分解产物。

A. 吲哚　　B. 胺类　　C. 硫醇　　D. 硫化氢

E. 粪臭素

【解析】气味改变是由于蛋白质和氨基酸的分解，产生大量具有特殊臭味的胺类、硫化氢、硫醇、吲哚、粪臭素等分解产物。

13. 大肠菌群包括(　　)。

A. 肠杆菌属　　B. 埃希氏菌属　　C. 葡萄球菌属　　D. 柠檬酸杆菌属

7ABC　8ABDE　9ABCDE　10ABDE　11BC　12ABCDE　13ABDE

E. 克雷伯菌属

【解析】大肠菌群指一群能在37℃发酵乳糖产酸产气、需氧或兼性厌氧、革兰氏阴性的无芽孢杆菌，包括埃希氏菌属、柠檬酸杆菌属、肠杆菌属和克雷伯菌属。

14. 食品卫生理化指标中常用的重金属指标主要有(　　)。

A. 砷　　B. 银　　C. 汞　　D. 铅

E. 铜

15. 食品的铅污染主要来源于(　　)。

A. 含铅农药　　B. 食品容器

C. 工业三废和汽油燃烧　　D. 食品包装材料

E. 含铅食品添加剂或加工助剂

16. 铅中毒对机体的(　　)等损伤尤为明显。

A. 神经系统　　B. 呼吸系统　　C. 生殖系统　　D. 造血系统

E. 肾脏

【解析】铅对人体有多方面的毒性作用，尤其是对造血系统、神经系统和肾脏的损害尤为明显。

17. 下列关于砷毒性的说法，正确的是(　　)。

A. 有机砷毒性大于无机砷

B. 三价砷毒性大于五价砷

C. 无机砷毒性大于有机砷

D. 五价砷毒性大于三价砷

E. 无机砷还有一定的三致(致癌、致畸、致突变)作用

18. 甲基汞引起的毒性包括(　　)。

A. 胚胎毒性　　B. 急性毒性　　C. 致畸毒性　　D. 慢性毒性

E. 致癌作用

19. 下列关于食品抽样误差的说法，正确的是(　　)。

A. 食品均一性越好，抽样误差越小　　B. 抽样量越大，误差越小

C. 抽样随机性越好，误差越小　　D. 抽样量越大，误差越大

E. 食品均一性越好，抽样误差越大

【解析】抽样误差的大小主要取决于抽样量、随机性和均一性。

20. 下列关于大众传播特点的说法，正确的是(　　)。

A. 信息反馈速度缓慢且缺乏自发性　　B. 信息公开

C. 信息扩散迅速而广泛　　D. 传播对象不确定

E. 传播是双向的

14ACD　15ABCDE　16ADE　17BCE　18ABCD　19ABC　20ABC

【解析】大众传播的特点包括：①传播者是职业性的传播机构和人员，并需要借助特定的传播技术手段；②大众传播的信息是公开的、公共的，面向全社会人群；③大众传播信息扩散非常迅速而广泛；④大众传播对象虽然为数众多，分散广泛，互不联系，但从总体上来说是大体确定的；⑤大众传播是单向的，信息反馈速度缓慢且缺乏自发性。

21．大众传播是营养教育者常利用媒介与工具，其中大众媒介选择的原则包括(　　)。

A．可及性　B．保证效果　C．速度快　D．针对性

E．经济性

22．医学科普作品的科学性主要体现在(　　)方面。

A．全面　B．真实　C．成熟　D．准确

E．先进

23．科普文章的准确性包括(　　)。

A．事实要准　B．概念要准　C．数据要准　D．字数要准

E．语言要准

24．食品腐败变质的鉴定指标包括(　　)。

A．感官指标　B．微生物指标　C．化学指标　D．物理指标

E．放射性指标

【解析】食品腐败变质的鉴定，一般是从感官、物理、化学和微生物等四个方面进行评价。

25．下列关于影响食品被容器和包装材料污染因素的描述，正确的是(　　)。

A．理化性质不稳定的容器和包装材料，易使食品受到污染

B．碱性食品容易溶解金属、搪瓷和陶瓷等容器中的铅、镉等有害金属，从而造成污染

C．温度越低，污染的可能性越大

D．食品接触容器和包装材料的时间越长，污染的可能性越大

E．不完整或受损的容器易造成食品污染

【解析】酸性食品如醋、果汁等容易溶解金属、搪瓷和陶瓷等容器中的铅、镉等有害金属，从而造成污染；温度越高，污染的可能性越大。

三、判断题(下列判断正确的请打“√”，错误的打“×”)

1．食物交换份法中任何食物间都可交换。(　　)[河北省2008年9月三级真题]

【解析】食物交换份法是中国营养学会推荐的一种合理饮食方法，该法是将常用的食物按照其所含营养素量的值归类，计算出每类食物每份所含的营养素值和食物的质量，然后将每类食物列在表格中供交换时使用，按照蛋白质、脂肪、碳水化合物的合理分配比例，计算出各类食物的交换份数和实际质量，并按照每份食物的等值交换份数选择食物。

2．盐腌保藏食品使用的食盐浓度应达到5%以上。(　　)[河北省2008年5月三级真题]

21ABCDE　22ABCDE　23ABCE　24ABCD　25ADE　▌　1×　2×

【解析】盐腌保藏食品使用的食盐浓度应达到10%以上。并应注意在盐渍初期要严防食品污染和腐败变质。

3．科普文章的题材要新，因此应将在探索、研究阶段的理论，向群众介绍。(　　)［浙江省2011年三级真题］

【解析】科普文章应具有通俗性。让群众看后不需要经过系统的学习就能弄懂，尽量避免使用术语。

4．在控制体重或者减轻体重期间，低碳水化合物、高蛋白、适量脂肪是理想的膳食模式。(　　)［江苏省2011年三级真题］

【解析】体重控制或减轻体重期间，当以均衡饮食为主，减少高热量但营养价值不高的食物，如糕点、甜食、油脂、碳酸饮料或加糖饮料；应尽量低盐、低脂肪、低糖饮食和高纤维、高蛋白饮食，细嚼慢咽，放慢进食速度。

5．健康教育是营养教育的一个分支。(　　)

【解析】营养教育是健康教育的一个分支和组成部分。

6．营养教育目的是消除或减轻影响健康的膳食营养的危险因素，改善营养状况，预防营养性疾病的发生，促进人们的健康水平和提高生活质量。(　　)

7．0℃以下是食品保藏的最佳温度。(　　)

【解析】0～4℃是食品保藏的最佳温度，大多数细菌不能在此温度繁殖和生长。

8．低温可以杀灭微生物。(　　)

【解析】低温可降低微生物的繁殖速度，但不能杀灭微生物。

9．食品冷藏方法可以分为冷却和冷冻两类。(　　)

10．冷藏是指在0℃以下保藏食物的方法。(　　)

【解析】冷冻是指在0℃以下保藏食物的方法。

11．食品冷藏应注意"缓冻急化"的原则。(　　)

【解析】食品冷藏应注意"急冻缓化"的原则。

12．酸渍是用醋酸或食醋浸泡食品，使醋酸浓度达到17%以上。(　　)

【解析】酸渍是用醋酸或食醋浸泡食品，使醋酸浓度达到1.7%以上。

13．脂肪酸败特有的"哈喇"味是鉴定油脂酸败较好的理化指标。(　　)

【解析】脂肪酸败特有的"哈喇"味是鉴定油脂酸败较好的感官指标。

14．汞是强蓄积性毒物，在人体内可长期存在。(　　)

15．无机汞的毒性比有机汞大。(　　)

3×　4√　5×　6√　7×　8×　9√　10×　11×　12×　13×　14√　15×

【解析】有机汞毒性比无机汞和金属汞大。

16. 在大多数情况下，食品质量检验要对一大批食品的所有样品进行检验。(　　)

【解析】在大多数情况下，食品质量检验(包括卫生质量检验)只能采取抽样检验的形式进行，即在某一(大)批食品产品中，随机抽取一定量的样品进行检验，并用其检验结果来评价这一(大)批产品的质量。

17. 大众传播的方向是双向的。(　　)

【解析】大众传播是单向的。

18. 大众传播的信息反馈速度很快。(　　)

【解析】大众传播的信息反馈速度缓慢。

19. 在营养宣教的开展中可以现身说法。(　　)

四、简答题

1. 如果发现问题，如何进行平衡膳食的教育？请给出具体方法。［辽宁省2016年三级真题］

答：平衡膳食的教育方法主要有：

(1)讲座。讲解中国居民膳食指南的内容及意义，解释平衡膳食宝塔的应用，帮助其初步了解平衡膳食对健康的意义。

(2)培训。通过讲解、演示等方法逐步使培训对象理解和掌握平衡膳食的技能。

(3)小组活动。组织小组活动，通过知识竞赛、小组讨论等方式加深对平衡膳食的理解。

(4)咨询。通过面对面的咨询或其他方式帮助解答学生对平衡膳食的疑问。

(5)发放平衡膳食宣传手册。在食堂、走廊等公共场所张贴平衡膳食指南及中国居民膳食宝塔等宣传画，营造一个合理膳食的氛围。

2. 家庭中可使用哪些方法来预防或延缓食品的腐败变质？

答：预防食品腐败变质，主要是针对引起腐败变质的各种因素而采取各种合理的加工处理和食品保藏措施。家庭常用的食品保藏和加工方法有冷藏、加热、盐腌和干燥、酸渍和酸发酵等。

(1)冷藏。即使用冰箱保藏食品，对食品质量影响不大且相对安全。

低温可降低微生物的繁殖速度和降低化学反应速度。食品冷藏方法可分为冷却和冷冻两类。冷却是指使食品温度适当降低(一般降至0～4℃)的保藏方法(即普通冰箱的冷藏室)，而冷冻则是指在0℃以下使食品冻结的保藏方法(即普通冰箱的冷冻室)。

(2)加热。食品加热至60℃以上即属于热处理。如加热到63℃，保持30min的传统巴氏消毒法能杀死繁殖型微生物，包括常见致病菌，同时可最大限度保持食品结构和营养素，多用于鲜奶、啤酒、酱油和某些饮料的杀菌。食品热处理最常用的温度100℃(即煮沸，以

16×　17×　18×　19√

常压下水沸为标志），可消除绝大多数病原微生物，同时也是习惯上认为食物生熟的界限温度。100 ~ 121℃属于高温杀菌，必须借助高压方可达到，多用于家庭制作罐头等需长期无菌保藏的食品。

家庭食品加热处理除传统烹调外，还可使用微波加热和电磁炉等。微波属于高频电磁波，其加热的特点是使食品内水分子产热，故升温快且受热均匀，杀菌效果好（如大肠杆菌 15s 可全部杀灭），营养素损失少，且节省能源，通用于水分分布均匀食品的加热和再加热。但应注意加热温度太高和时间太长可产生一些有毒性的化学物，反复加热的煎炸油中含大量的过氧化物、低分子分解产物、脂肪酸的二聚体和多聚体等有害物质。

(3)盐腌和干燥。盐腌保藏食品使用的食盐浓度应达到 10% 以上，并应注意在盐渍初期要严防食品污染与腐败变质。盐腌后加以干燥处理可加强其防腐作用，如香肠、腊肉等。干燥后的食品也应注意密闭包装或低温保存，防止吸水。

(4)酸渍或酸发酵。酸渍指用醋酸或食醋浸泡食品，其醋酸浓度达到 1.7% 以上（pH 值 2.5 以下）。酸发酵主要指利用乳酸杆菌等微生物进行的乳酸发酵和醋酸发酵（如酸泡菜、酸奶等），可抑制大多数腐败菌的生长。

五、案例选择题（本题案例后有与之相关的选择题，每题的备选答案中至少有一个符合题意的答案，请将正确选项代号填入括号内）

（案例一）

某男子，50 岁，前来咨询体重问题和膳食指导。经测量，他身高 168cm，体重 85kg，血甘油三酯增高，血压正常，血胆固醇正常。该男子目前从事轻体力劳动。请回答以下问题：

1. 上述案例中该男子的 BMI 值为（　　）。

A. 28.9　　B. 29.2　　C. 27.8　　D. 30.1

【解析】 BMI = 体重（kg）÷［身高（m）］^{2} = 85 ÷ 1.68^2 = 30.1。

2. 该男子的标准体重为（　　）kg。

A. 63　　B. 67　　C. 70　　D. 75

【解析】 标准体重（kg）= 身高（cm）－105 = 168 － 105 = 63kg。

3. 该男子属于（　　）。

A. 超重　　B. 肥胖　　C. 正常　　D. 正常偏胖

【解析】 按 BMI 的判定标准判定为肥胖。18.5 ~ 23.9 为正常，24 ~ 27.9 为超重，大于 28 为肥胖。

4. 作为公共营养师，在生活方式方面你会给出（　　）的建议。

A. 每天步行 5000 步

B. 每天步行 10000 步以上达到较高的身体活动水平的锻炼

C. 没关系，只要少吃一些就行了

1D　2A　3B　4BD

D. 多喝白开水

【解析】该男性已属于肥胖并伴有高甘油三酯血症，需要较高强度的活动水平，故选每天步行10000步以上达到较高的身体活动水平的锻炼，同时多饮白开水有利于健康。

5. 在膳食安排上，可以给他(　　)的建议。

A. 少吃油腻的食物　　B. 多吃蔬菜和水果

C. 完全拒绝吃猪肝和蛋黄　　D. 多吃粗杂粮

【解析】由于猪肝和蛋黄均为营养价值较高的食物，没必要完全拒绝，只要合理安排，适量摄入也是可以的。

(案例二)

某营养师到某中学进行调查，发现该学校学生超重肥胖率30.2%，学校准备联合家庭对学生开展教育。[2023年全国卷真题]

1. (多选)超重肥胖学生应该做哪些检查？(　　)

A. 血脂值　　B. 血糖值　　C. 血压值　　D. 血尿酸值

【解析】超重肥胖者应检查的项目有：血脂、血糖、血压、脂肪肝、性激素、皮质醇、尿酸等。

2. (多选)学校应了解超重肥胖学生的哪些信息？(　　)

A. 睡眠　　B. 饮食行为　　C. 营养知识水平　　D. 身体活动

【解析】影响儿童肥胖的因素：遗传因素、生命早期、膳食因素、身体活动、睡眠时间、导致肥胖的环境。另外，也应该了解学生的营养知识水平。

3. (多选)除了学生个人特征外，应了解家庭中的哪些信息？(　　)

A. 家庭生活行为方式　　B. 家庭养育模式

C. 家庭提供的食物　　D. 家长受教育水平

【解析】肥胖的发生受多种因素影响，包括遗传因素、社会经济文化因素、环境因素等。其中，高能量密度膳食，不健康的饮食行为和缺乏身体活动是造成近年来超重和肥胖发生率不断升高的主要原因。家庭中，父母的学历水平、生活行为方法、养育模式以及提供的食物等都与儿童青少年肥胖症有关。

4. (多选)对超重肥胖儿童适宜的身体活动建议包括(　　)。

A. 每日保证中高强度身体活动60分钟　　B. 动则有益

C. 尽量减少有氧运动　　D. 循序渐进

【解析】《儿童肥胖预防与控制指南》对超重肥胖儿童的运动干预：由于超重肥胖儿童的运动能力比正常儿童差，因此对超重肥胖儿童的身体活动干预应遵循循序渐进的原则(D项)。超重肥胖儿童在日常身体活动尽可能达到一般儿童推荐量的基础上，应遵循循序渐进原则，根据超重肥胖儿童的运动能力进行有计划的有氧运动(3～5次/周，每天1次)

5ABD ▍ 1ABCD　2ABCD　3ABCD　4ABD

和抗阻(2 ~3 次/周)运动干预，并形成长期运动的习惯。每次的身体活动干预以超重肥胖儿童喜欢的大肌群参与的身体活动为主，逐渐达到每次 50 ~60 分钟的中高强度身体活动。

5.（多选）适用于超重肥胖儿童的膳食模式包括(　　)。

A. 低 GI 膳食　　B. 限制能量膳食　　C. 极低能量膳食　　D. 低碳水膳食

【解析】肥胖儿童的膳食宗旨就是低糖、低脂、高蛋白质以及适量补充维生素和微量元素。A 项，《儿童肥胖预防与控制指南》饮食干预中的关键推荐指出，尽可能用低血糖生成指数(GI)食物代替膳食中的高 GI 食物。B 项，限制能量平衡膳食是主要的饮食推荐类型，它是在保证儿童正常生长发育的前提下，限制膳食总能量摄入的同时保证基本营养需求的一种膳食模式。D 项，短期低碳水化合物(除膳食纤维外)饮食干预能有效改善儿童肥胖程度。

(案例三)

社区对居民进行营养教育。[2023 年全国卷真题]

1.（多选）可采取的营养教育方式包括(　　)。

A. 小组活动　　B. 营养咨询　　C. 宣传栏　　D. 讲座

【解析】营养教育基本方法和形式：讲座、小组活动、个别劝导、培训、咨询。

2.（多选）可进行营养教育的对象包括(　　)。

A. 慢性疾病患者　　B. 妇幼人群　　C. 老年人　　D. 学龄儿童

3.（单选）一般人群膳食指南适用于哪类人群？(　　)

A. 成人　　B. 所有人群

C. 六岁以上健康人群　　D. 两岁以上健康人群

【解析】一般人群膳食指南适用于两岁以上的健康人群。

4.（多选）中国居民平衡膳食模式的特点包括(　　)。

A. 动物性食物为辅　　B. 植物性食物为主

C. 少油盐糖　　D. 食物多样

【解析】《中国居民膳食指南》(2022)提出的平衡膳食八准则：食物多样，合理搭配(坚持谷类为主的平衡膳食模式)；吃动平衡，健康体重；多吃蔬果、奶类、全谷、大豆；适量吃鱼、禽、蛋、瘦肉；少盐少油，控糖限酒；规律进餐，足量饮水；会烹会选，会看标签；公筷分餐，杜绝浪费。因此答案选 ABCD。

5.（多选）延缓老年人肌肉衰减，营养教育内容强调(　　)。

A. 服用保健食品　　B. 与家人共同进餐

C. 积极户外活动　　D. 摄入足量优质蛋白质

【解析】《一般老年人膳食指南》(2022)提出：①食物品种丰富，动物性食物充足，常吃大豆制品(动物性食物富含优质蛋白质，微量营养素的吸收、利用率高，有利于减少老年人贫血，延缓肌肉衰减的发生)(D 项)；②鼓励共同进餐，保持良好食欲，享受美味食物(B

5ABD　❙　1ABD　2ABCD　3D　4ABCD　5ABCD

项);③积极户外活动,延缓肌肉衰减,保持适宜体重(C项);④定期健康体检,测评营养状况,预防营养缺乏。此外,《一般老年人膳食指南》(2022)也提出:有研究表明脂肪酸、维生素D、维生素C、维生素E、类胡萝卜素、硒等抗氧化营养素都有益于延缓肌肉衰减。

六、实际操作题

1. 某营养师拟在社区为居民进行一次有关预防缺铁性贫血的营养讲座,这些居民年龄50岁以上,多数居民的文化程度初中毕业,且大多数没有基本营养知识,也未接受过任何营养或健康教育。[江苏省2011年三级真题]

请您为他们撰写一个关于预防缺铁性贫血营养宣教讲稿的提纲。

答:(1)题目;

(2)什么是缺铁性贫血,如血红蛋白下降、红细胞减少、红细胞比积降低等;

(3)缺铁性贫血的表现,如头晕、气急等;

(4)缺铁性贫血的危害,影响生长发育、工作学习和日常生活;

(5)缺铁性贫血的判定,症状、体征及实验室检查;

(6)缺铁性贫血的营养相关原因,铁来源不好、铁吸收不佳;

(7)缺铁性贫血的营养防治,补血红素铁、通过强化食品、营养素补充剂、保健食品补充;

(8)营养防治的注意点,促进非血红素铁的吸收、减少影响吸收的因素;

(9)营养防治的误区,牛奶、鸡蛋不提供铁。

2. 有一个男性青年,特别喜欢吃皮蛋,最近出现恶心、呕吐、食欲不振、腹胀、便秘、便血、腹绞痛、眩晕、烦躁不安等症状,排除生物性食物中毒,请营养师做出怎样的诊断和营养治疗计划?[湖北省2010年5月三级真题]

答:(1)诊断:吃皮蛋造成的铅中毒,所有的症状都是铅中毒的表现。

(2)营养治疗计划:

①膳食中应包含足够量的优质蛋白质,如蛋类、瘦肉、家禽、鱼虾、黄豆和豆制品等应占1/2以上。

②在膳食调配时应选择富含维生素的食物,尤其是维生素C较为重要。适量补充维生素C,不仅可补足铅造成的维生素C耗损,减缓铅中毒症状,维生素C还可在肠道与铅结合成溶解度较低的抗坏血酸铅盐,降低铅的吸收,同时维生素C还直接或间接参与解毒过程,促进铅的排出。适量补充维生素E可以抵抗铅引起的过氧化作用,补充维生素D则可通过对钙磷的调节来影响铅的吸收和沉积。补充维生素B_1、B_2、B_6、B_{12}和叶酸等,对于改善症状和促进生理功能恢复也有一定的效果。

③适当吃些驱铅食物,很多天然食物都具有一定的防铅和驱铅功能。牛奶中所含的蛋白质可与铅结合形成不溶物,所含的钙可阻止铅的吸收。茶叶中的鞣酸可与铅形成可溶性复合物随尿排出。海带中的碘质和海藻酸能促进铅的排出。大蒜和洋葱头中的硫化物能化解铅的毒性作用。沙棘和猕猴桃中富含维生素C,可阻止铅吸收、降低铅毒性。食物中含有一些无机阴离子或酸根如碘离子、磷酸根离子、钼酸根离子等都能与铅结合,促使其从大便中排出。这些营养素富含在水果和蔬菜中,因此,铅接触人群应多食用水果蔬菜。

3. 蔬菜的合理烹调(以青菜为例)。

答:(1)蔬菜的摘洗:

①去掉蔬菜的烂叶、黄叶和不可食部。

②蔬菜采用流水冲洗，应先洗后切，并至少洗三遍。

(2)蔬菜的炒法：

①采用急火快炒，以最大程度地保留蔬菜中的营养素。

②食用油的用量不能超过10g，食盐的用量不能超过2g。

4.《中国居民膳食指南(2022)》和平衡膳食宝塔2022辅导。

答：(1)《中国居民膳食指南(2022)》的内容：

①食物多样，合理搭配。

坚持谷类为主的平衡膳食模式，每天的膳食应包括谷薯类、蔬菜水果、畜禽鱼蛋奶和豆类食物。平均每天摄入12种以上食物，每周25种以上，合理搭配。每天摄入谷类食物200~300g，其中包含全谷物和杂豆类50~150g；薯类50~100g。

②吃动平衡，健康体重。

各年龄段人群都应天天进行身体活动，保持健康体重。食不过量，保持能量平衡。减少久坐时间，每小时起来动一动。坚持日常身体活动，每周至少进行5天中等强度身体活动，累计150min以上；主动身体活动最好每天6000步。鼓励适当进行高强度有氧运动，加强抗阻运动，2~3天/周。

③多吃蔬果、奶类、全谷、大豆。

蔬菜水果、全谷物和奶制品是平衡膳食的重要组成部分。餐餐有蔬菜，保证每天摄入不少于300g的新鲜蔬菜，深色蔬菜应占1/2。天天吃水果，保证每天摄入200~350g的新鲜水果，果汁不能代替鲜果。吃各种各样的奶制品，摄入量相当于每天300mL以上液态奶。经常吃全谷物、大豆制品，适量吃坚果。

④适量吃鱼、禽、蛋、瘦肉。

鱼、禽、蛋类和瘦肉摄入要适量，平均每天120~200g。每周最好吃鱼2次或300~500g，蛋类300~350g，畜禽肉300~500g。少吃深加工肉制品。鸡蛋营养丰富，吃鸡蛋不弃蛋黄。优先选择鱼，少吃肥肉、烟熏和腌制肉制品。

⑤少盐少油，控糖限酒。

培养清淡饮食习惯，少吃高盐和油炸食品。成人每天摄入食盐不超过5g，烹调油25~30g，控制添加糖的摄入量，每天不超过50g，最好控制在25g以下。反式脂肪酸每天摄入量不超过2g。不喝或少喝含糖饮料。儿童青少年、孕妇、乳母以及慢性病患者不应饮酒。成年人如饮酒，一天饮用的酒精量不超过15g。

⑥规律进餐，足量饮水。

安排一日三餐，定时定量，不漏餐，每天吃早餐。规律进餐、饮食适度，不暴饮暴食、不偏食挑食、不过度节食。足量饮水，少量多次。在温和气候条件下，低身体活动水平成年男性每天喝水1700mL，成年女性每天喝水1500mL。推荐喝白水或茶水，少喝或不喝含糖饮料，不用饮料代替白水。

⑦会烹会选，会看标签。

在生命的各个阶段都应做好健康膳食规划。认识食物，选择新鲜的、营养素密度高的食物。学会阅读食品标签，合理选择预包装食品。学习烹饪、传承传统饮食，享受食物天然美味。在外就餐，不忘适量与平衡。

⑧公筷分餐，杜绝浪费。

选择新鲜卫生的食物，不食用野生动物。食物制备生熟分开，熟食二次加热要热透。讲究卫生，从分餐公筷做起。珍惜食物，按需备餐，提倡分餐不浪费。做可持续食物系统发展的践行者。

(2)平衡膳食宝塔(2022)内容见图3-1和表3-2：

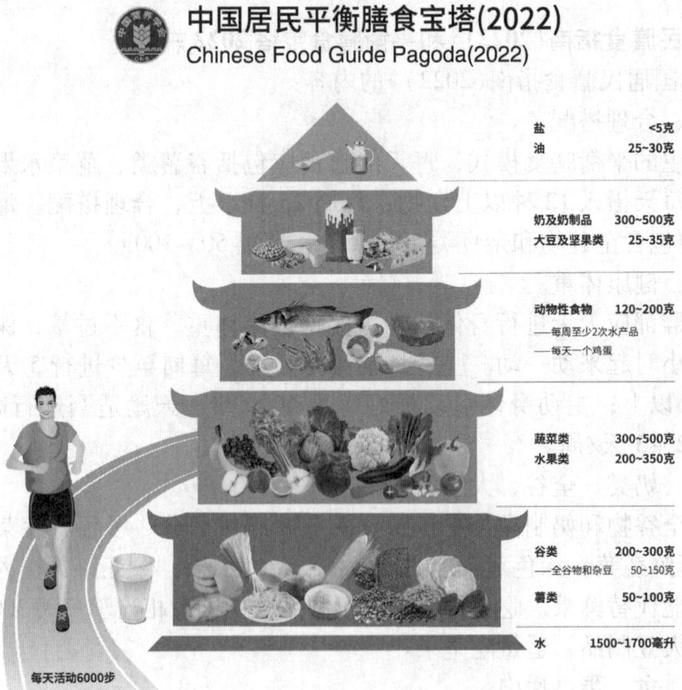

图3-1 中国居民平衡膳食宝塔

表3-2 膳食宝塔内容概述

宝塔	推荐摄入量(生重)	备注
第五层(塔尖)：盐和油脂	盐<5g 油≤25~30g	应以植物油为主，经常更换种类
第四层：奶类和豆类	奶及奶制品300~500g 大豆及坚果类25~35g	(1)奶类应是首选的补钙食物 (2)经常吃豆制品，适量吃坚果
第三层：动物性食物	120~200g	(1)优先选择鱼类和禽类，每周至少两次水产品 (2)每天一个鸡蛋，吃鸡蛋时不弃蛋黄 (3)少吃肥肉、烟熏和腌肉制品
第二层：蔬菜类和水果类	蔬菜类300~500g 水果类200~350g	(1)餐餐有蔬菜，天天吃水果 (2)多食用深色蔬菜 (3)果汁不能代替鲜果
第一层(塔底)：谷薯类	谷类200~300g 其中，全谷物50~150g 薯类50~100g 水1500~1700mL	(1)建议多吃全谷类食物 (2)适量运动，每天活动6000步左右 (3)成年男性每天饮水1700mL，成年女性每天饮水1500mL

第 4 章　膳食指导和评估

第 1 节　营养和食物需要目标设计

一、单项选择题(下列每题的 4 个选项中，只有 1 个是正确的，请将其代号填在括号内)

1. 儿童少年膳食中优质蛋白质至少应占蛋白质总量的(　　)。[2021 年全国卷真题]

A. 40%　　B. 50%　　C. 60%　　D. 70%

【解析】儿童少年是指 6 ~ 18 岁，由儿童发育到成年人的过渡阶段，蛋白质提供的能量应占膳食总能量的 12% ~ 14%，其中优质蛋白质至少应占蛋白质总量的 1/2 以上，以满足生长发育的需要。

2. (　　)为儿童必需氨基酸。[福建省 2014 年三级真题]

A. 谷氨酸　　B. 胱氨酸　　C. 酪氨酸　　D. 组氨酸

3. 青少年膳食的总原则是：充足的能量，足量的动物性食品、果蔬、谷类及(　　)。[福建省 2013 年三级真题]

A. 平衡膳食，多运动　　B. 防止肥胖

C. 适当节食　　D. 不宜控制高能量食品

4. 为学龄前儿童安排食物时，应注意粮食与(　　)一同食用。[江苏省 2011 年三级真题]

A. 蔬菜　　B. 水果　　C. 糖类　　D. 豆类

【解析】膳食中以谷类为主，同时要注意副食的安排。粮食中的蛋白质质量不够优良，其构成蛋白质的氨基酸中赖氨酸不足，大豆或其制品中赖氨酸含量比较多，因而粮食与豆制品一起吃可以提高蛋白质的营养价值。

5. 学龄前儿童膳食安排的主要特点是(　　)。[2025 年全国卷真题]

A. 能量密度高、软、少餐　　B. 能量密度低、软、多餐

C. 能量密度高、软、多餐　　D. 能量密度低、软、少餐

6. 下列关于学龄前儿童膳食碳水化合物特点的叙述，错误的是(　　)。

A. 适量的膳食纤维

B. 从以奶和奶制品为主到以谷类为主的过渡

C. 不应以含有复杂碳水化合物的谷物为主

D. 不宜用过多的糖和甜食

1B　2D　3A　4D　5C　6C

【解析】学龄前儿童应以含有复杂碳水化合物的谷物为主，如大米、面粉、红豆、绿豆等各种豆类。

7. 3岁儿童钙的RNI值是(　　)mg。

A. 600　　B. 500　　C. 400　　D. 300

8. 建议3~6岁儿童每日食用奶的量为(　　)。

A. 800mL　　B. 350~400mL　　C. 300~600mL　　D. 150~350mL

【解析】要保证学龄前儿童钙的适宜摄入水平，奶的摄入量应不低于300mL/d，但也不宜超过600mL/d。

9. 为保证儿童的摄入量，除必须使用碘强化食盐烹调食物外，还建议每周膳食至少安排(　　)次海产食品。

A. 4　　B. 3　　C. 2　　D. 1

10. 4~6岁儿童铁的RNI值是(　　)mg。

A. 13　　B. 12　　C. 11　　D. 10

11. 膳食营养目标是为了选择食物配置平衡而设计的，实际操作中，在一定的变化范围内常是被允许的，结合就餐人员的(　　)变化，可修订变化范围。

A. 胸围　　B. 摄入量　　C. 身高　　D. 体重

12. 膳食营养素参考摄入量是在(　　)的基础上发展起来的。

A. AI　　B. EAR　　C. RDAs　　D. RNI

【解析】膳食营养素参考摄入量(DRIs)是一组每日平均膳食营养素摄入量的参考值，它是在"推荐的每日膳食营养素参考摄入量(RDAs)"基础上发展起来的。

13. 学龄儿童膳食中推荐的脂肪供能比是(　　)。

A. 35%~40%　　B. 20%~25%　　C. 30%~35%　　D. 20%~30%

【解析】儿童期脂肪适宜摄入量以占总能量的20%~30%为宜。

14. 在青少年时期，摄入脂肪时应注意脂肪中饱和脂肪酸、单不饱和脂肪酸和多不饱和脂肪酸的比例为(　　)。

A. 2:1:2　　B. 1:1:1　　C. 1:2:1　　D. 1:1:2

【解析】饱和脂肪酸、单不饱和脂肪酸和多不饱和脂肪酸的比例为1:1:1。

二、多项选择题(下列每题的选项中，至少有2个是正确的，请将其代号填在括号内)

1. 为了给学龄儿童补充钙，儿童膳食中可选择(　　)。[江苏省2011年三级真题]

A. 连骨壳吃的小鱼　　B. 小虾

C. 奶类　　D. 豆类

E. 绿色蔬菜

7A　8C　9D　10D　11D　12C　13D　14B　❙　1ABCDE

【解析】奶和奶制品是钙的最好食物来源，其含钙量高，并且吸收率也高。发酵的酸奶更有利于钙的吸收。可以连骨壳吃的小鱼、小虾及一些坚果类，含钙量也较高。绿色蔬菜、豆类也是钙的主要食物来源。

2. 下列关于维生素的表述，正确的是(　　)。

A. 维生素 B_1 主要来源于非精制的粮谷类、坚果、鲜豆、瘦肉和内脏

B. 维生素 A 对学龄前儿童生长、视觉、免疫力等有重要作用

C. 维生素 B_1、B_2 和烟酸 3 种维生素常协同发挥作用，缺乏症可能混合出现

D. 维生素 B_1、B_2 和烟酸在保证儿童体内的能量代谢以促进生长发育有重要作用

E. 维生素 C 典型缺乏症和亚临床缺乏目前都很少见

【解析】典型的维生素 C 缺乏症目前已不常见，但亚临床缺乏对健康的潜在影响已受到特别的关注，如免疫能力降低，患慢性病的危险增加等。

3. 下列关于学龄前儿童饮食特点的描述，正确的是(　　)。

A. 少吃零食，饮用清淡饮料

B. 咀嚼和消化能力逐渐加强，饮食逐渐由软到硬、由半流质到接近成人食物

C. 胃容量较小，需要选择营养丰富、容量小、能量高的食物

D. 不能和成人同样饮食，以免导致消化功能紊乱，造成营养不良

E. 培养良好的饮食习惯

4. 下列食品不适合学龄前儿童进食的是(　　)。

A. 果冻　　B. 油炸食品

C. 高糖食品和饮料　　D. 刺激性食品

E. 刺多的小鱼

【解析】有些食物不适合学龄前儿童，如油煎、油炸食物，刺激性的酸辣食物，刺多的小鱼，腌制、熏制食物等。学龄前儿童还应尽量避免纯能量食物，如白糖、粉丝、凉粉、藕粉等。少吃零食，饮用清淡饮料。

5. 锌的良好来源有(　　)。

A. 海产品　　B. 花生　　C. 红色肉　　D. 动物内脏

E. 谷类胚芽

【解析】贝壳类海产品、红色肉类、动物内脏等都是锌的良好来源，干果类、谷类胚芽、麦麸、花生和花生酱也富含锌。

6. 下列关于儿童膳食中碘 RNI 的叙述，正确的是(　　)。

A. 11 ~ 13 岁儿童的碘元素的 RNI 为 150μg/d

B. 7 ~ 10 岁儿童的碘元素的 RNI 为 60μg/d

C. 12 ~ 14 岁儿童的碘元素的 RNI 为 110μg/d

D. 7 ~ 10 岁儿童的碘元素的 RNI 为 90μg/d

2ABCD　3ABCDE　4ABCDE　5ABCDE　6CDE

E. 15～18 岁儿童的碘元素的 RNI 为 120μg/d

7. 维生素 B_1的主要来源有(　　)。

A. 挂面　　B. 动物的肝脏　　C. 豆类　　D. 肉类

E. 全麦面包

【解析】维生素 B_1广泛存在天然食物中，如动物内脏的肝、心、肾，肉类、豆类和粗加工的粮谷类。

8. 下列食物含维生素 B_2较多的有(　　)。

A. 蛋类　　B. 奶类　　C. 肝脏　　D. 水果

E. 蔬菜

【解析】富含维生素 B_2的食物主要是奶类、蛋类、肝脏，谷类、蔬菜、水果含量较少。

9. 下列关于儿童膳食中维生素 C 参考摄入量的叙述，正确的是(　　)。

A. 11 岁儿童的维生素 C 的参考摄入量为 100mg/d

B. 7 岁儿童的维生素 C 的参考摄入量为 60mg/d

C. 12 岁儿童的维生素 C 的参考摄入量为 95mg/d

D. 7 岁儿童的维生素 C 的参考摄入量为 65mg/d

E. 15 岁儿童的维生素 C 的参考摄入量为 100mg/d

10. 下列关于青少年饮食特点的叙述，正确的是(　　)。

A. 需摄入充足的钙

B. 生长发育速度快，能量需要量高

C. 钙、铁的供给不容忽视

D. 生长发育速度快，对蛋白质的需要量大大增加

E. 生长发育所需能量为总能量的 20%～30%

11. 青少年选择食物的要点包括(　　)。

A. 注意铁、锌的补充

B. 多吃谷类，供给充足的能量

C. 保证蔬菜尤其是绿叶蔬菜的摄取

D. 保证优质蛋白质的摄取

E. 每天注意摄入一定量的奶类和豆类，以保证钙的充足

【解析】除上述选项外，处于青春发育期的女孩还应时常吃些海产品以增加碘的摄入。

12. 下列关于学校营养配餐原则的叙述，正确的是(　　)。

A. 如果仅提供午餐，则供给的营养素和能量应达到一天推荐摄入量的 60%

B. 保证营养平衡，膳食既能满足就餐者的需要又要防止过量

C. 食物搭配要合理

7BCDE　8ABC　9BCE　10ABCDE　11ABCDE　12BCDE

D. 各营养素的比例要适宜

E. 饮食习惯、经济条件和季节市场供应情况也要考虑

【解析】如果仅提供午餐，则供给的营养素和能量应达到一天推荐摄入量的40%。

三、判断题(下列判断正确的请打“√”，错误的打“×”)

1. 学龄前儿童单位体重的营养素和能量需要低于成年人。(　　)

【解析】学龄前儿童能量的需要除维持新陈代谢外，还要满足组织生长发育的需要，故单位体重的营养素和能量需要高于成年人。

2. 中国营养学会建议学龄前儿童蛋白质的推荐摄入量为30~35g/d。(　　)

3. 儿童生长发育所需要的脂肪酸应该小于成人。(　　)

【解析】儿童生长发育所需的能量、免疫功能的维持、脑的发育和神经髓鞘的形成都需要脂肪，尤其是必需脂肪酸。故儿童生长发育所需要的脂肪酸一般高于成人。

4. 学龄前儿童所需的能量主要来源于谷类。(　　)

【解析】学龄前儿童的膳食基本完成了从以奶和奶制品为主到以谷类为主的过渡，谷类所含有的丰富碳水化合物是其能量的主要来源。

5. 动物肝脏、动物血、瘦肉是铁的良好来源。(　　)

6. 食物中锌含量的顺序是：生蚝>墨鱼干>猪肝。(　　)

7. B族维生素常协同发挥作用，缺乏症可能混合出现。(　　)

【解析】维生素B_1、维生素B_2和烟酸在保证儿童体内的能量代谢以促进其生长发育方面有重要作用。这3种B族维生素常协同发挥作用，缺乏症可能混合出现。

8. 3~6岁儿童膳食中维生素D的RNI值为10μg。(　　)

9. 营养目标数值是一天的配餐计划和目标，要严格执行(　　)

【解析】膳食营养目标是为了选择食物配制平衡膳食而设计的。每餐严格执行各个营养素都符合标准在实际中是难以执行的。所以一定的变化范围常被允许，结合就餐人员体重变化，可修订变化范围。

10. 青少年时期是生长发育的高峰期，因此脂肪的摄入不用限制。(　　)

【解析】青少年时期是生长发育的高峰期，能量的需要也达到了高峰，因此一般不过度限制儿童青少年膳食脂肪的摄入。但脂肪摄入量过多将增加肥胖及成年后心血管疾病、高血压和某些癌症发生的危险。

11. 对学龄前儿童和青少年来说，保证适量碳水化合物摄入，不仅可以避免脂肪的过度摄入，还可以预防肥胖和心血管疾病，因此，糖和含糖饮料的摄取是十分重要的。(　　)

1× 2√ 3× 4√ 5√ 6√ 7√ 8√ 9× 10× 11×

【解析】碳水化合物很重要，但应注意避免摄入过多的食用糖，特别是含糖饮料。

12. 婴幼儿和儿童维生素A缺乏的发生率低于成人。(　　)

【解析】婴幼儿和儿童维生素A缺乏的发生率远高于成人。

13. 植物性食物只能提供维生素A原——类胡萝卜素。(　　)

14. 与动物来源的维生素A比较，植物来源的胡萝卜素效价较高。(　　)

【解析】与动物来源的维生素A比较，植物来源的胡萝卜素效价较低。

15. 精加工谷类的普及，使儿童维生素B_1的缺乏成为目前较常见的营养问题。(　　)

16. 儿童青少年紧张的学习生活，使其易发生维生素B_2缺乏症。(　　)

四、简答题

简述学校营养配餐的原则。

答：(1)保证营养平衡。

①按照《中国居民膳食指南》的要求，膳食应满足人体需要的能量、蛋白质、脂肪，以及各种矿物质和维生素。不仅品种要多样，而且数量要充足，膳食既要能满足就餐者需要又要防止过量。对于生长中的儿童和青少年，还要注意易缺营养素如钙、铁、锌等的供给。如仅提供营养午餐，则提供给学生的能量和各种营养素应达到一天推荐摄入量的40%。

②各营养素之间的比例要适宜。膳食中能量来源及其在各餐中的分配比例要合理；要保证膳食蛋白质中优质蛋白质占适宜的比例；要以植物油作为油脂的主要来源，同时还要保证碳水化合物的摄入；各矿物质之间也要配比适当。

③食物的搭配要合理。注意主食与副食、杂粮与精粮、荤与素等食物的平衡搭配。

(2)照顾饮食习惯，注意饭菜的口味。在可能的情况下，既要使膳食多样化，又能照顾就餐者的膳食习惯。注重烹调方法，做到色香味美、质地宜人、形状优雅。

(3)考虑季节和市场供应情况。主要是熟悉市场可供选择的原料，并了解其营养特点。

(4)兼顾经济条件。既要使食谱符合营养要求，又要使进餐者在经济上有承受能力，才会使食谱有实际意义。

五、案例分析题

一初中男生的午餐有鸡肉汉堡包2份，香辣鸡翅2只，可乐300mL，冰激凌一杯。

请根据上述案例回答以下问题：

(1)请分析该男生的午餐存在的主要问题是什么？

(2)请给该男生的午餐食谱提出合理化的改善建议。

答：(1)该男生的午餐食谱不合理，因为汉堡包中以炸鸡肉和沙拉酱为主，辅以少量的蔬菜，再加上香辣鸡翅是油炸的高蛋白食物，可乐和冰激凌属于高能量食品。因此，该男生的午餐存在高能量、高蛋白、低膳食纤维、低碳水化合物的缺点，油炸食品过多，不属于均衡饮食。

---

12 ×　13√　14 ×　15√　16√

(2)该男生的午餐食谱合理化的改善建议如下：汉堡包 2 份，鲜黄瓜一根或蔬菜沙拉一份，茶水一杯。

按照《学龄前儿童膳食指南》的要求，膳食应满足儿童需要的能量、蛋白质、脂肪以及各种矿物质和维生素。各营养素之间的比例要适宜，食物的搭配要合理。

六、计算题

设计一个 8 岁轻体力劳动儿童的一日食谱，请确定其能量、蛋白质、脂肪和碳水化合物的需要量。

答：(1)按照 2023 版中国居民膳食营养素参考摄入量表，查找 8 岁轻体力劳动男童的能量需要为 1600kcal，蛋白质为 40g，计算得知：

蛋白质提供的能量(kcal) = 40 × 4 = 160kcal；

蛋白质占能量的百分数 = 160 ÷ 1600 = 10%。

(2)已知脂肪为 20% ~30%(按照平均数 25% 计算)，则：

脂肪提供能量(kcal) = 1600 × 25% = 400kcal；

脂肪实际需要量(g) = 400 ÷ 9 = 44g。

(3)碳水化合物提供能量(kcal) = 1600 - 蛋白质提供的能量 - 脂肪提供的能量

= 1600 - 160 - 400 = 1040kcal；

碳水化合物实际需要量(g) = 1040 ÷ 4 = 260g。

第 2 节　食谱编制

一、单项选择题(下列每题的 4 个选项中，只有 1 个是正确的，请将其代号填在括号内)

1. 为学龄前儿童设计膳食以一日“三餐两点”制为宜，最主要原因是(　　)。[2022 年全国卷真题]

A. 肝脏总糖储存量小　　B. 胃的容量小
C. 活泼好动，容易饥饿　　D. 增加胃张力

【解析】学龄前儿童生长发育快，活泼好动，但胃容量小，容易饥饿。所以能量需要量相对比成人高，并应适当增加餐次以适应其消化能力。因此，学龄前儿童以一日三餐两点制为宜，其中，胃容量小是其根本原因。

2. 学龄儿童应注意膳食平衡，其一日中午餐热量占一日总热量的(　　)。[江苏省 2014 年三级真题]

A. 25%　　B. 30%　　C. 35%　　D. 40%

3. 老年人饮食应注意(　　)。[浙江省 2013 年三级真题]

A. 蛋白适量而质优　　B. 控制碳水化合物的摄入，应以蔗糖为主
C. 动物油可多摄入　　D. 总热能摄入不变

1B　2D　3A

4. 平衡膳食宝塔中建议每天蔬菜的摄入量是(　　)。

A. 200 ~ 300g　　B. 200 ~ 400g

C. 300 ~ 400g　　D. 300 ~ 500g

【解析】水果蔬菜是平衡膳食的重要组成部分。建议成年人每天吃蔬菜 300 ~ 500g，最好能有一半是深色蔬菜，水果 200 ~ 350g。

5. 学校营养配餐保证营养平衡不包括(　　)。[浙江省 2011 年三级真题]

A. 数量充足　　B. 品种单纯

C. 营养素间平衡　　D. 食物搭配合理

【解析】食物品种应力求多样化。

6. 每日食用 200 ~ 250g 粗制面粉或大米，可为 3 ~ 6 岁儿童提供(　　)的能量。

A. 65% ~ 70%　　B. 60% ~ 65%

C. 50% ~ 65%　　D. 50% ~ 55%

【解析】粗制面粉、大米是每日最基本的食物，每日 200 ~ 250g 可为孩子提供 50% ~ 65% 的能量，约一半的维生素 B_1 和烟酸。

7. 大豆中含有的亚油酸可以在体内合成(　　)。

A. DHA　　B. 卵磷脂　　C. 花生四烯酸　　D. EPA

【解析】大豆含有必需脂肪酸亚油酸和 α - 亚麻酸，能在体内分别合成花生四烯酸和 DHA。

8. 在贫困农村地区，可以充分利用(　　)来解决儿童的蛋白质营养问题。

A. 酸奶　　B. 大豆　　C. 小麦　　D. 牛奶

9. 3 ~ 6 岁儿童每日食用的蔬菜水果的参考摄入量为(　　)g。

A. 250 ~ 300　　B. 200 ~ 250　　C. 150 ~ 200　　D. 100 ~ 150

【解析】蔬菜和水果是维生素、矿物质和膳食纤维的主要来源，每日参考摄入量 150 ~ 200g。

10. 学龄前儿童的三餐分配以(　　)为宜。[2025 年全国卷真题]

A. 三餐一点制　　B. 三餐两点制

C. 四餐一点制　　D. 四餐两点制

【解析】儿童时期生长发育快，活泼好动，但胃的容量小，容易饥饿。所以能量需要量比成人高，并应适当增加餐次以适应学龄前期儿童的消化能力。因此，学龄前期儿童以一日“三餐两点”制为宜。

11. 生长发育期的儿童应注意选择优质蛋白质和摄入足够的(　　)来保证蛋白质能在体内被有效利用。

A. 能量　　B. 膳食纤维　　C. 水　　D. 矿物质

4D　5B　6C　7C　8B　9C　10B　11A

【解析】儿童需要的蛋白质较多，不但需要蛋白质来补充消耗，还需要用来增长和构成组织，并且应注意选择优质蛋白质和摄入足够的能量以保证蛋白质能在体内被有效利用。

12. 在中小学生的食谱中，每份午餐提供的钙不应低于(　　)mg。
A. 500　　B. 400　　C. 300　　D. 200

13. 在中小学生的食谱中，每份午餐提供的食盐含量应限制在(　　)g 以下。
A. 10　　B. 6　　C. 5　　D. 3

14. 大学食堂食谱编制时，应考虑到脂肪提供的能量占总能量的(　　)。［2024 年全国卷真题］
A. 20% ~30%　　B. 25% ~50%
C. 50% ~75%　　D. 75%

【解析】脂肪提供能量应限制在总能量的 20% ~30%，油脂以植物油为主，保证有一定量动物脂肪的摄入，但饱和脂肪不超过 1/3。

15. 学龄前儿童营养素摄取方面的主要问题是(　　)。
A. 铁、锌、维生素的缺乏　　B. 蛋白质－能量营养不良
C. 碘、硒缺乏　　D. 钙、磷、钾缺乏

【解析】学龄前儿童生长发育快，需要较多的铁、锌、维生素。

二、多项选择题(下列每题的选项中，至少有 2 个是正确的，请将其代号填在括号内)

1. 制订学生食谱，应(　　)。［浙江省 2011 年三级真题］
A. 每周食谱不重复　　B. 尽量选用含维生素 A 丰富的食物
C. 每周至少吃一次海藻类　　D. 每天吃动物内脏
E. 保证能量充足最重要

【解析】每周吃一次含铁丰富的动物内脏即可，如鸡肝、鸭肝、猪肝等补充钙、碘。

2. 生长发育期的儿童需要充足的矿物质及维生素，尤其是(　　)。
A. 维生素 A　　B. 钙　　C. 锌　　D. 铁
E. 维生素 D

3. 儿童食谱编制的原则包括(　　)。
A. 三餐分配要合理　　B. 满足儿童膳食营养需要
C. 食物的搭配要合理　　D. 各种营养素之间的比例要适宜
E. 注意制作和烹调方法

4. 下列关于幼儿园食谱编制的说法，正确的是(　　)。
A. 确定膳食制度，以三餐两点制为宜
B. 根据《中国居民膳食营养素参考摄入量》确定其营养需要目标

12B　13D　14A　15A　▌　1ABCE　2ABC　3ABCDE　4ABCDE

C. 每周的食谱应在上一周周末向儿童家长公布

D. 按周编制食谱，一周食谱应不重复

E. 每周安排一次海产食物以补充碘，安排一次动物的肝脏(约25g/人)以补充维生素A和铁

5. 下列关于学龄前儿童三餐两点制的叙述，正确的是(　　)。

A. 午后点心应该高能量，以应对下午的活动

B. 早餐、早点应该占一日能量和营养素的30%

C. 晚餐占一日能量和营养素的30%

D. 午餐加午后点心占一日能量和营养素的40%

E. 晚餐应清淡，以避免影响睡眠

【解析】午后点心应该低能量，以避免影响晚餐。

6. 大学生食物选择的特点包括(　　)。

A. 晚上能量消耗较大

B. 饮食成人化

C. 食物选择的自主性较强

D. 多在学校就餐

E. 地区差异明显

7. 大学生的饮食问题包括(　　)。

A. 经常食用风味小吃

B. 不吃早餐

C. 盲目减肥

D. 过多饮用碳酸型饮料

E. 很少食用粗粮或薯类

三、判断题(下列判断正确的请打"√"，错误的打"×")

1. 高脂食品如炸土豆片、高糖和高油的风味小吃和点心，对3~6岁的儿童来说，可以根据其个人偏好不加以限制。(　　)

【解析】对3~6岁的儿童来说，高脂食品也要限制，这个时期是形成膳食良好习惯的关键时期，应培养良好膳食习惯。

2. 大豆中含有的α-亚麻酸能在体内合成DHA。(　　)

【解析】大豆蛋白质富含赖氨酸，属优质蛋白质。大豆脂肪含有必需脂肪酸亚油酸和α-亚麻酸，能在体内分别合成花生四烯酸和DHA。

3. 学龄前儿童所食用的烹调油应该主要是动物油。(　　)

【解析】学龄前儿童烹调用油应是植物油，尤其应选用含有必需脂肪酸亚油酸和亚麻酸的油脂，如大豆油、低芥酸菜籽油等。每日人均约15g。

4. 流行病学调查表明，降低学龄前儿童食糖的消耗可以减少龋齿和肥胖发生的危险。(　　)

5BCDE　6ABCD　7ABCDE　▍1×　2√　3×　4√

5．学龄前儿童可以进食一般家庭膳食和成人膳食。(　　)

【解析】学龄前儿童咀嚼和消化能力仍低于成人，他们不能进食一般家庭膳食和成人膳食。

6．中小学生所获得的营养不仅要维持生命活动和生活劳动的需要，还要满足迅速生长发育的需要。(　　)

7．科学研究表明：食物储存温度在 10 ~ 65℃ 一般是非安全温度，不能杀灭细菌。(　　)

8．热链要求学生营养餐在食用前 3h 内烧好，全程温度要求为 90℃，送到学校不低于 80℃。(　　)

9．大学生晚上学习时间较长，能量消耗较大，应有一定的加餐。(　　)

10．大学生是能量及各种营养素的需要量相当于轻体力活动的成年人。(　　)

【解析】大学生不仅身体发育需要有足够的能量和各种营养素，而且繁重的脑力劳动和较大量的体育锻炼也需消耗大量的能源物质。其能量及各种营养素的需要量相当于中等体力活动的成年人。

11．由于大学生的学习任务较重，在餐次能量分配上应为 30%、35%、35%。(　　)

12．大学生摄入的油脂应该以植物油为主，但可以有一定量动物脂肪的摄入。(　　)

四、简答题

儿童食谱编制的原则和基本步骤有哪些？［山东省 2010 年 11 月三级真题］

答：(1)儿童食谱编制的原则：

①首先应满足儿童需要的能量、蛋白质、脂肪。

②各营养素之间的比例要适宜。

③食物的搭配要合理。注意主食与副食、杂粮与精粮、荤与素等食物的平衡搭配。

④膳食制度要合理。学龄前儿童以三餐两点制为宜。早餐、早点共 30%；午餐加午点 40% 左右；晚餐 30%。

⑤注意制作和烹调方法。学龄前儿童咀嚼和消化能力仍低于成人，他们不能进食一般家庭膳食和成人膳食。此外，家庭膳食中的过多调味品，也不宜儿童使用。

(2)膳食食谱编制步骤：

①确定儿童膳食能量和宏量营养素膳食目标(能量、蛋白质、脂肪、碳水化合物)；

②根据餐次比计算每餐营养素参考摄入量：早餐、早点占总能量的 30%；午餐加午点占总能量的 40% 左右；晚餐占总能量的 30%；

③根据碳水化合物的量确定谷类主食的数量；

④根据蛋白质的量确定动物类副食的数量(包括豆类)；

---

5 ×　6√　7√　8√　9√　10 ×　11√　12√

⑤根据计算添加蔬菜水果；

⑥确定油和食盐；

⑦设计出一日食谱及用料；

⑧食谱营养分析计算(能量、蛋白质、脂肪、碳水化合物及矿物质和维生素)：找出缺乏和过量营养素(主要是脂肪、维生素和矿物质)；

⑨食谱的调整和评价(与中国居民膳食营养素参考摄入量 RNI 或 AI 比较)。

五、案例选择题(本题案例后有与之相关的选择题，每题的备选答案中至少有一个符合题意的答案，请将正确选项代号填入括号内)

(案例一)

儿童青少年时期的主要特点是生长发育速度快、营养需求量大，合成代谢大于分解代谢，需要为儿童青少年制定适合他们需要的营养丰富、充足的食谱，才能满足他们的生长发育和日常活动的需求。在儿童食谱编制过程中，需要掌握诸多技能。包括以下问题：[2022 年全国卷真题]

1．(多选)学龄前儿童食谱设计的原则是(　　)。

A．按照儿童年龄均值，根据《中国居民膳食营养素参考摄入量》确定其营养需要目标

B．按周编制食谱，一周食谱应做到不重复

C．确定膳食制度，以三餐两点制为宜

D．食物宜粗细搭配、粗粮细做、荤素搭配，色彩搭配

【解析】ABCD 四项，均为学龄前儿童食谱设计的编制原则。

2．(多选)以下关于学龄前儿童膳食营养目标设计，描述正确的是(　　)。

A．健康个体可根据年龄和身体活动状况直接选用中国居民膳食营养素参考摄入量的 EAR 来确定营养目标

B．健康个体可根据年龄和身体活动状况直接选用中国居民膳食营养素摄入量的 AI 来确定营养目标

C．健康个体可根据年龄和身体活动状况直接选用中国居民膳食营养素摄入量的 UL 来确定营养目标

D．健康个体可根据年龄和身体活动状况直接选用中国居民膳食营养素摄入量的 RNI 来确定营养目标

【解析】AI 与 RNI 都可以用作确定个体膳食营养素摄入量的营养目标，能够满足目标人群中几乎所有个体的需要。故对于学龄前儿童，一般来说，健康个体根据对应年龄和劳动强度等，可直接选用《中国居民膳食营养素参考摄入量》中的 RNI 或 AI 来确定营养目标。

3．(单选)学龄前儿童的能量需要量为 1200 ~ 1600kcal/d，产能营养素可接受范围(AMDR)和参考摄入量为(　　)。

A．脂肪：30%E ~ 35%E，蛋白质：30 ~ 35g/d

1ABCD　2BD　3D

B. 脂肪：20%E～35%E，蛋白质：25～30g/d

C. 脂肪：20%E～30%E，蛋白质：25～30g/d

D. 脂肪：20%E～30%E，蛋白质：30～35g/d

【解析】《中国居民膳食营养素参考摄入量》推荐：4～6 岁儿童膳食脂肪的 AMDR 为 20%E～30%E，蛋白质参考推荐摄入量为 30～35g/d。

4.（多选）选择合适的食物，是制定学龄儿童食谱的关键。以下食物优先，（选两种）出现食谱中的是（　　）。

A. 火腿肠　　B. 干炸小黄鱼　　C. 京酱肉丝　　D. 白灼芥兰

【解析】干炸小黄鱼属于水产品，含有丰富的优质蛋白，而芥兰是一种含有丰富营养物质的蔬菜，这两种食物相对来说更适合学龄儿童食用。

5.（单选）3 岁儿童膳食钙的推荐摄入量为 600mg/d。从以下营养标签判断，哪一种可以声称高钙食品？（　　）

A. 食物成分表

项目	每 100g	NRV%
能量(kJ)	281	3%
蛋白质(g)	3.5	6%
脂肪(g)	3.7	2%
碳水化合物(g)	5.0	2%
钠(mg)	37.2	1.4%
钙(mg)	250	31%

B. 食物成分表

项目	每 100g	NRV%
能量(kJ)	281	3%
蛋白质(g)	3.5	6%
脂肪(g)	3.7	2%
碳水化合物(g)	5.0	2%
钠(mg)	37.2	1.4%
钙(mg)	160	20%

C. 食物成分表

项目	每 100g	NRV%
能量(kJ)	281	3%
蛋白质(g)	3.5	6%
脂肪(g)	3.7	2%

4BD　5A

续表

项目	每 100g	NRV%
碳水化合物(g)	5.0	2%
钠(mg)	37.2	1.4%
钙(mg)	200	25%

D. 食物成分表

项目	每 100g	NRV%
能量(kJ)	281	3%
蛋白质(g)	3.5	6%
脂肪(g)	3.7	2%
碳水化合物(g)	5.0	2%
钠(mg)	37.2	1.4%

【解析】钙在食物中每 100g 中≥30% NRV 可以声称高钙食品。

(案例二)

《中国居民膳食指南》是指导中国人合理膳食的工具书，请根据膳食指南，给一位临近退休男性教师设计一日食谱，他的身高 175cm，体重 72kg。[2022 年全国卷真题]

1. (单选)根据此男性的职业特点和下表提供的信息，该男性教师的体力劳动等级以及食谱中每日能量摄入量选择(　　)。

年龄	体力劳动		
	轻体力劳动	中体力劳动	重体力劳动
18 ~	2250	2600	3000
50 ~	2100	2450	2800
65 ~	2050	2350	–

A. 轻体力劳动，2050kcal　　B. 中体力劳动，2350kcal
C. 轻体力劳动，2100kcal　　D. 中体力劳动，2450kcal

【解析】男性退休年龄为 60 周岁，该男性教师临近退休，年龄区间属于 50 ~ 64 岁，且教师属于轻体力劳动水平，因此答案选 C。[注:《中国居民膳食营养素参考摄入量》(2023 版)数据有所更改，50 ~ 64 岁轻体力劳动男性每日能量摄入量为 1950kcal。]

2. (单选)在食谱编制前，除了上述信息外，还需要获得下列哪项信息？(　　)

A. 经济状况　　B. 体型　　C. 身体活动　　D. 健康状况

【解析】在食谱编制前，应了解年龄、性别、体型、生理特点、劳动强度、健康状况等基本信息。上述已经了解到了该男教师的身体活动水平、体型，所以还需了解其健康状况。

3. (单选)营养师为该教师只做了一日食谱，并计算了能量和营养素的结果以便核查，

1C　2D　3D

如下表所示，请回答：能量是否超标？如果让你调整食谱，你首先想到的是减少/增加（　　）的用量。

食谱及其提供的营养素量

名称	重量(可食部，g)	能量(kcal)	蛋白质(g)	脂肪(g)	碳水化合物(g)
粳米(标一)	100	343	7.7	0.6	77
小麦粉(特一)	340	1190	35	3.7	253.6
大白菜	166	24.9	2.3	0.2	3.5
芹菜(茎鲜)	134	26.8	1.6	0.3	4.4
油菜(鲜)	131	30.1	2.4	0.7	3.5
青椒(鲜)	123	27.1	1.2	0.2	4.9
猪肉(瘦肉)	54	77.2	11	3.3	0.8
牛奶	300	207	9.3	9.3	14.4
鸡蛋(红皮)	60	93.6	7.7	6.7	0.8
植物油	35	314.7	0	35	0
花椒	2	–	–	–	–
食盐	10	–	–	–	–
合计	–	2334.4	78.2	60	362.9

A. 否，增加食用油　　B. 否，增加瘦肉

C. 是，去掉鸡蛋　　D. 是，减少食用油

【解析】该男性教师的能量需要量为 2100kcal，该食谱总能量为 2334.4kcal，故能量已经超标。《中国居民膳食指南》(2022) 推荐成年人每天摄入烹调油 25～30g，该食谱植物油已经达到 35g，所以应减少食物油。

4.（单选）按照膳食指南食物多样建议摄入的主要食物品类数(种)，这份食谱涉及食物的种类是(　　)。

A. 9 种，满足　　B. 9 种，未满足　　C. 12 种，满足　　D. 12 种，未满足

【解析】《中国居民膳食指南》(2022) 推荐平均每天摄入 12 种以上食物，每周 25 种以上，合理搭配，本食谱中只含有 9 种食物，不满足要求。

5.（多选）根据中国居民膳食宝塔，需要对这个食谱进行优化，下列哪些说法是正确的？(　　)

A. 注意增加全谷物和薯类食物　　B. 主食采用二米饭

C. 水果每天 200～350 克　　D. 每月一次水产品

【解析】D 项，每周最好吃鱼 2 次或 300～500g。

六、案例分析题

1. 一对年轻夫妇，到营养门诊进行咨询。口述其 5 岁的儿子身体瘦弱，没有其他的不

4B　5ABC

适，想请一位公共营养师为小孩制定营养食谱。**请你结合所学的知识为小孩确定一日的营养食谱。**[辽宁省2007年11月三级真题]

答：(1)5岁小孩的膳食指导原则。

①每日饮奶。

②养成不挑食、不偏食的良好饮食习惯。

③孩子进入幼儿园时，食物的分量要增加，逐步让孩子进食一些粗粮。一部分餐次可以零食的方式提供。午睡后可食用小量有营养的食物或汤水。

(2)配餐原则。

①根据小孩的身高与体重，计算其生长发育情况，从而确定一日需要的总能量。

②可分为早餐、午餐、午点、晚餐四餐。有条件，睡前可加一些晚点。

③要保证能量的摄入量，保证蛋白质的摄入量。

(3)具体的营养食谱。

早餐：牛奶蛋花麦片粥(牛奶200mL，麦片25g，鸡蛋25g，糖15g)；

午餐：馒头(面粉30g)、土豆烧牛肉(牛肉30g，土豆30g)、西红柿蛋花汤(葱3g，鸡蛋25g，西红柿50g)；

午点：香蕉50g、强化钙饼干15g；

晚餐：软饭(大米125g)、鱼肉酿油豆腐(油豆腐30g，鱼肉25g，面粉5g，葱3g)、蒜蓉时蔬(时蔬70g)；

晚点：牛奶150g；

全日烹调用油：10g。

2. 某大学食堂有男生200人，女生180人，30~49岁男性教师30人，女性教师10人；50~60岁教师男性5人，女性3人；一日三餐在学校集体用餐，实行包伙制。

请根据上述案例回答以下问题：

(1)请问该人群的能量需要如何计算。

(2)以男性学生为标准计算并列出食物采购计划是否合适。

答：(1)能量需要量的计算：

①确定不同性别、年龄人数。

该大学食堂共428人，包括：男生200人，女生180人，大学生年龄在18~25岁；30~49岁男性教师30人，女性教师10人；50~60岁教师男性5人，女性3人。

②确定劳动强度分级。

该人群劳动强度分级，学生为中等体力劳动，教师为轻体力劳动；按中国居民膳食能量推荐摄入量(RNIs)(2023版)，各组能量的RNI值，男生为2550kcal/d，女生为2100kcal/d，30~49岁男性教师为2050kcal/d，30~49岁女性教师为1700kcal/d；50~60岁男性教师为1950kcal/d，50~60岁女性教师为1600kcal/d。

③计算。

$$(2550\times200+2100\times180+2050\times30+1700\times10+1950\times5+1600\times3)\div428=2292\text{kcal}$$

(2)食物采购计划的评价：

以男性学生为标准计算并列出食物采购计划不合适。因为在食堂就餐的人群组成复杂，每个人群的能量及营养素的需要量是不一样的；因此，不能以男性学生为标准进行计算，而应计算成折合成年男子系数和标准人日数，以标准人日数设计食谱并计算食物采购计划。

3. 上海第二军医大学对华北、华中、华南、西北、西南5大区大学生营养调查中指出，早餐占全天总能量比例：男生占22%，女生占16%。调查分析原因：①早餐通常是稀饭、馒头等食品：动物性食物及豆类食品少；②部分学生忽略早餐，不把早餐当正餐。

(1)请根据上述资料给予膳食营养评价；

(2)请提出改进建议；

(3)请提供一个符合均衡营养的早餐餐谱，并说明意义。

答：(1)膳食营养评价：

5大区大学生营养调查中指出，早餐占全天总能量比例：男生占22%，女生占16%，表明早餐能量不足，早餐能量应占全天总能量的30%。不吃早餐或早餐吃不好会在上午第二节课后出现饥饿感，导致学习行为改变(如注意力不集中，数学运算、逻辑推理能力及运动耐力下降)。

(2)建议：

①加强营养知识的教育，使大学生充分了解平衡膳食的科学知识和吃好早餐的重要性。

②增加豆制品、牛奶、鸡蛋、瘦肉等食物，补充优质蛋白。

③学校的食堂加强早餐的供应，为学生准备营养均衡可口的早餐。

④建议没有及时吃早餐的学生增加上午的间餐，以补充能量。

(3)均衡营养的早餐餐谱：

温开水300mL左右，全麦馒头50~150g，大米燕麦地瓜粥1~2小碗，茶叶蛋1个，新鲜凉拌菜半盘(熟芝麻粒、水发花生米、干豆腐、紫甘蓝、圣女果、胡萝卜、小黄瓜、彩椒、生菜、水发黑木耳)。

为大学生设计该营养餐谱的意义：

①该餐谱提供了充裕的粮谷、薯类等主食，并摄入了一定比例的粗粮，保证了能量的供应；

②该餐谱中的鸡蛋和干豆腐提供比较充裕的优质蛋白；

③提供了适量的新鲜蔬菜；

④保证了充足的水分，有利于机体代谢；

⑤保证了一定的脂肪需要，又不过于油腻；

⑥该营养餐符合大学食堂的餐饮制作条件及中国居民的饮食习惯；

⑦成本适宜，符合大学生的消费水平。

七、实际操作题

1. 营养师要为一个大学生的食堂设计一周食谱，请您设计一个编制方案，并帮助确定食物采购量。[浙江省2011年三级真题]

答：(1)编制一日食谱，以标准人来计算。

①确定能量和营养素目标；

②确定宏量营养素目标；

③根据餐次比计算各餐营养素摄入量；

④根据碳水化合物的需要量确定主食的量；

⑤去除主食提供的蛋白质量后，根据应由副食提供的蛋白质量计算副食的数量；

⑥去除主食、副食提供的脂肪量后，确定油的数量；

⑦确定蔬菜水果量；

⑧确定盐的数量；

⑨设计出一日食谱；

⑩对食谱进行营养计算与分析；

对食谱进行评价与调整，与 DRIs 进行比较，并进行调整。

(2)用餐人数的确定。

①确定不同性别、年龄及不同生理状况人数；

②确定活动强度分级及人数；

③计算不同人群的折合标准系数；

④将全部人数折合为总标准人。

(3)确定购买量及一周食谱。

①根据食谱计算食物的市品重量，根据用餐人数，计算食物采购量；

②通过食物交换，编制一周食谱。

2. 以 5 岁男童为例设计早餐食谱，并计算出早餐能量、蛋白质、脂肪、碳水化合物的膳食目标量。

答：(1)计算全天能量、蛋白质、脂肪、碳水化合物的目标量。

①确定全日能量需要：

根据儿童性别、年龄查《中国居民膳食营养素参考摄入量》，5 岁男童能量的参考摄入量为 1400kcal。

②确定宏量营养素需要：

膳食中蛋白质需要：根据儿童性别、年龄查《中国居民膳食营养素参考摄入量》表，5 岁男童蛋白质的参考摄入量为蛋白质 30g，供能比为 9%。

膳食中脂肪需要(g) = 全日能量参考摄入量(kcal) × 脂肪占总能量比重(20% ~ 30%) ÷ 脂肪的产能系数 9(kcal/g) = 全日能量参考摄入量 × 30% ÷ 9 = 1400 × 30% ÷ 9 = 47g。

膳食中碳水化合物参考摄入量(g) = 全日能量参考摄入量(kcal) × 碳水化合物占总能量比重(61%) ÷ 碳水化合物的产能系数 4(kcal/g) = 全日能量参考摄入量 × 61% ÷ 4 = 1400 × 61% ÷ 4 = 213.5g。

(2)计算早餐的能量、脂肪、碳水化合物的目标量。

学龄前儿童餐次比以早餐、早点占总能量的 30% 计算。

能量 = 全日能量参考摄入量 × 30% = 1400 × 30% = 420kcal；

蛋白质参考摄入量 = 全日蛋白质参考摄入量 × 30% = 30 × 30% = 9g；

脂肪参考摄入量 = 全日脂肪参考摄入量 × 30% = 47 × 30% = 14.1g；

碳水化合物参考摄入量 = 全日碳水化合物参考摄入量 × 30% = 213.5 × 30% = 64.05g。

(3)设计早餐食谱。

早餐食谱如下表所示。

表 4－1　早餐食谱

食物名称	可食部用量(g)	市品(g)
小米粥	小米 20	小米 20
面包	面包 40	面包 40
菠菜炒蛋	菠菜 50	菠菜 56
	鸡蛋 30	鸡蛋 34
	植物油 5mL	植物油 5mL

第 3 节　食谱营养评价和调整

一、单项选择题(下列每题的 4 个选项中，只有 1 个是正确的，请将其代号填在括号内)

1. 对于胃排空的叙述，下列哪一项是错误的？(　　)[湖南省 2016 年三级真题]

A. 食物进入胃后 5 分钟即有部分排空

B. 混合食物由胃完全排空需 4 ~6 小时

C. 蛋白质食物比糖和脂肪食物排空慢

D. 胃内食物的量与胃排空的速率有关

【解析】胃排空速度与食物性状和化学组成有关，糖类 > 蛋白质 > 脂肪。

2. 进行食谱营养评价时，应参照(　　)核算该食谱提供的能量和各种营养素的数量。[江苏省 2011 年三级真题]

A. DRIs　　B. 食物成分表

C. RDAs　　D. 中国居民膳食指南

3. 大米和大豆混合食用，哪两种氨基酸发挥了互补作用？(　　)[河北省 2008 年 9 月三级真题]

A. 亮氨酸和赖氨酸　　B. 赖氨酸和色氨酸

C. 蛋氨酸和赖氨酸　　D. 赖氨酸和苯丙氨酸

【解析】玉米、面粉、小米、大米蛋白质中赖氨酸含量较低，蛋氨酸相对较高；而大豆中的蛋白质恰恰相反，混合食用时赖氨酸和蛋氨酸两者可相互补充。

4. 对于食谱调整来说，(　　)的修改和调整是一个常见的问题。

A. 食物来源　　B. 能量摄入量　　C. 餐次比例　　D. 营养素摄入量

【解析】对于食谱调整来说，餐次比例的修改和调整是一个常见的问题。设计中常因为凑足“营养素”的摄入量，而忽视了餐次比例的合理性。

5. 在儿童的食谱制定中，(　　)常常是最容易产生的问题。[2023、2024 年全国卷真题]

A. 蛋白质和能量过高　　B. 能量和糖过高

1C　2B　3C　4C　5C

C. 蛋白质和脂肪过高　　D. 能量和脂肪过高

【解析】在儿童食谱中，蛋白质和脂肪摄入量过高常常是最容易产生的问题，因此，公共营养师应该掌握其尺度和调整方法。

6. 水果和瓜果类蔬菜的蛋白质含量一般在(　　)g/100g。

A. 2.5~3.0　　B. 0.2~0.5　　C. 1.3~2.0　　D. 0.2~1.3

7. 叶菜和根类蔬菜的蛋白质含量多在(　　)g/100g之间。

A. 1.5~3.0　　B. 0.2~0.5　　C. 1.3~2.0　　D. 0.2~1.3

8. 鲜蘑菇和液态奶的蛋白质含量多在(　　)g/100g之间。

A. 2.5~3.0　　B. 0.2~0.5　　C. 1.3~2.0　　D. 0.2~1.3

9. 为保证儿童蛋白质的摄入数量和质量，其中优质蛋白质应占膳食蛋白质总量的(　　)以上。

A. 50%　　B. 20%　　C. 40%　　D. 30%

10. 蛋白质氨基酸模式与人体蛋白质氨基酸模式较接近的是(　　)。

A. 虫草　　B. 植物　　C. 藻类　　D. 动物

【解析】动物蛋白质中的蛋、奶、肉、鱼等以及大豆蛋白质的氨基酸模式与人体蛋白质氨基酸模式较接近。

11. 如果食物供应以玉米、面粉为主，在配餐中添加(　　)可以提高食物的蛋白质生物价。

A. 玉米　　B. 赤小豆　　C. 芝麻　　D. 大豆

【解析】玉米、面粉、小米、大米蛋白质中赖氨酸含量较低，蛋氨酸相对较高；而大豆中的蛋白质恰恰相反，混合食用时赖氨酸和蛋氨酸两者可相互补充。

12. 某食物蛋白质的第一限制氨基酸与参考蛋白质中同种必需氨基酸的比值乘以(　　)，即为该种蛋白质的氨基酸分。

A. 200　　B. 50　　C. 150　　D. 100

13. (　　)反映了烹调过程中，食物总质量的变化。

A. 重量损失因子(WLF)　　B. 重量保留常数(WRC)

C. 重量损失系数(WLI)　　D. 重量保留因子(WRF)

【解析】重量保留因子(WRF)反映了烹调过程中，食物总质量的变化(水分、蛋白、碳水化合物、脂肪等)。一般计算公式为：WRF% = 烹调后食物的质量(g) ÷ 烹调前食物的质量(g) × 100%。

14. (　　)反映了烹调过程中食物中维生素、矿物质等营养素含量的变化情况。

A. 营养素损失比(VRR)　　B. 营养素损失系数(VRI)

6D　7C　8A　9A　10D　11D　12D　13D　14C

C. 营养素保留因子(VRF)　　D. 营养素损失常数(VFC)

15. 一个 18 ~29 岁轻体力成年男子所食用的脂肪量应在(　　)g/d 左右。

A. 77　　B. 60　　C. 35　　D. 25

【解析】根据《中国居民膳食营养素参考摄入量》(2023 版)，18 ~29 岁男子轻体力活动者能量参考摄入量标准为 2150kcal，脂肪供能占总能量的 20% ~30%，按中间值 25% 计算，为 2150 ×25% =537. 5kcal，则需要脂肪量(g) =537. 5 ÷9 =59. 7≈60g。

16. 对食谱进行调整，是指根据(　　)调整。[2023、2024 年全国卷真题]

A. 食谱的设计目标　　B. 食谱的价格问题

C. 食谱的口味　　D. 食谱评价中发现的营养问题

二、多项选择题(下列每题的选项中，至少有 2 个是正确的，请将其代号填在括号内)

1. 进行食谱营养评价的目的，正确的有(　　)。[2021 年全国卷真题]

A. 分析食谱中的食物来源　　B. 检查该食谱能否满足营养需要

C. 对食谱进行调整和纠正　　D. 发现是否有某些营养素的缺乏

E. 同其他食谱进行比较

【解析】对食谱进行营养评价是一个分析、调整和更合理化的过程。评价该食谱能否满足其营养需求，并发现某些营养素的缺乏，以便及时进行调整和纠正是其主要目的。

2. 对设计的食谱进行营养评价的目的是(　　)。[2022 年全国卷真题]

A. 发现是否有某些营养素的供给不足　　B. 对食谱进行调整和纠正

C. 分析评价食物卫生状况　　D. 检查该食谱能否满足营养需要

【解析】对食谱进行营养评价是一个分析、调整和更合理化的过程。评价该食谱能否满足其营养需求，并发现某些营养素的缺乏，以便及时进行调整和纠正是其主要目的。

3. 促进钙吸收的因素有(　　)。[江苏省 2012 年三级真题]

A. 维生素 D　　B. 乳糖　　C. 膳食纤维　　D. 色氨酸

E. 脂肪

【解析】维生素 D、乳糖膳食蛋白质供应充足，有利于钙的吸收，适宜的钙、磷比值可促进钙吸收。赖氨酸、精氨酸、色氨酸等均可增加钙的吸收。影响钙吸收的阻碍因素包括膳食成分中的植酸、草酸、脂肪酸、膳食纤维，以及碱性药物。

4. 下列食物中脂肪含量较低的是(　　)。

A. 坚果　　B. 水果　　C. 淀粉　　D. 菌藻类

E. 谷类

【解析】低脂肪的食物有很多，如淀粉、谷类、水果、蔬菜、菌藻类食物脂肪的含量几乎没有或比较低。

5. 评价蛋白质的营养价值主要取决于(　　)。

15B　16D　▍　1BCD　2ABD　3ABD　4BCDE　5AD

A. 所含氨基酸的数量　　B. 所含蛋白质的种类
C. 所含蛋白质的数量　　D. 所含氨基酸的种类
E. 其所在的食物种类

6. 下列属于食谱的综合评价内容的是(　　)。
A. 三餐能量摄入的分配
B. 食谱的能量和营养素计算
C. 三种产能营养素的供能比例和优质蛋白质的比例
D. 食物的种类和比例
E. 烹饪方法是否合适

7. 烹饪方法需要注意的有(　　)。
A. 料酒的用量　　B. 盐的用量　　C. 油的用量　　D. 糖的用量
E. 熏制

【解析】烹饪方法可以调整油、盐、糖的用量，也可以对味道和风味进行调整。

8. 下列关于食用油的熔点和消化率的说法正确的有(　　)。
A. 不饱和脂肪和长链脂肪含量高的脂肪熔点越高，越不容易消化
B. 熔点低于体温的脂肪消化率可达97%~98%
C. 不饱和脂肪和短链脂肪含量高的脂肪熔点越低，越不容易消化
D. 熔点高于体温的脂肪消化率达90%左右
E. 动物脂肪的熔点要比植物脂肪的熔点高

【解析】不饱和脂肪和短链脂肪含量高的脂肪熔点越低，越容易消化。

三、判断题(下列判断正确的请打"√"，错误的打"×")

1. 烹饪中最好选用发烟温度高、煎炸过程中烟点变化缓慢的油脂。(　　)[浙江省2016年三级真题]

【解析】油脂的烟点越高，烟点变化越小代表油的质量越好。

2. 重量保留率不能反映烹饪过程中食物总质量的变化。(　　)[江苏省2016年三级真题]

【解析】重量保留率也称为重量变化因子，反映了烹调过程中食物重量的变化。

3. 对食谱的三餐能量配比进行调整，最简单的方法是午餐和晚餐不变，适当增加早餐食物量，一方面提高早餐能量，也提高全天能量数值。(　　)

4. 蛋白质含量低的食物一般是能量较高、水分和膳食纤维含量较低的食物。(　　)

【解析】蛋白质含量低的食物一般是能量较低、水分、膳食纤维含量较高的食物。

5. 淀粉是蛋白含量低的食品。(　　)

【解析】蛋白质含量低的食物有蔬菜、海带、纯淀粉类、水果类食物等。

6ABCDE　7ABCDE　8BDE　┃　1√　2×　3√　4×　5√

6. 动物性食物以畜肉类的脂肪含量最丰富，且多为不饱和脂肪酸。(　　)

【解析】动物性食物以畜肉类的脂肪含量最丰富，且多为饱和脂肪酸。

7. 科学界一致认为成人每天不要超过 300mg 的胆固醇摄入量。(　　)

8. 蛋白质互补是指两种或两种以上食物蛋白质混合食用，其中所含有的必需氨基酸取长补短，相互补充，达到较好的比例，从而提高蛋白质利用率。(　　)

9. 植物蛋白质中赖氨酸含量较高，营养价值也相对较高。(　　)

【解析】植物蛋白质中，赖氨酸、蛋氨酸、苏氨酸和色氨酸含量相对较低，所以营养价值也相对较低。

10. 玉米、面粉和大豆混合食用，蛋白质的生物价会降低。(　　)

【解析】玉米、面粉和大豆混合食用，蛋白质互补，生物价会提高。

11. 动、植物性食物混合食用比单纯植物混合要好。(　　)

12. 一般食物从生到熟都有一个变化，一方面是质量变化，另一方面是营养素种类的变化。(　　)

【解析】一般食物从生到熟都有一个变化，一方面是质量变化，另一方面是营养素含量的变化。

13. 一般食物重量保留因子表示为 WRF，营养素的保留率表示为 ARF。(　　)

【解析】一般食物重量保留因子表示为 WRF，营养素的保留因子表示为 VRF。

14. 食堂进行食谱设计时，应以某个个体所需要的推荐摄入量作为标准，进行食谱的编制。(　　)

【解析】食堂在进行食谱设计时不能以某个个体所需要的推荐摄入量作为标准，而应根据就餐人群的组成折算成标准人，根据一个标准人所需要的推荐摄入量进行能量和营养素的计算，然后进行食谱的编制。

四、简答题

1. 简述食谱的综合评价内容。

答：(1)食谱的能量和营养素计算。食谱能量和营养素计算是食谱评价的最基本方法，计算完成后应与参考摄入量或营养目标比较，检查是否达到要求。首先是能量是否达到目标要求。

(2)食物种类和比例。另外最常用的评价是食物品种和数量是否足够，食谱中所含五大类食物是否齐全，是否做到了食物种类多样化，各类食物的量是否充足。

(3)三种产能营养素(蛋白质、脂肪、碳水化合物)的供能比例是否适宜，动物脂肪是否过量。

(4)蛋白质来源分布或优质蛋白质占总蛋白质的比例是否恰当，其他主要微量营养素来

---

6 ×　7√　8√　9 ×　10 ×　11√　12 ×　13 ×　14 ×

源如何。

(5)三餐能量摄入分配是否合理，早餐是否保证了能量和蛋白质的供应。

(6)烹饪方法是否合适，营养损失和数量损失率较少甚至最少为好。

2. 简述烹饪与营养素损失的相关知识。

答：一般食物从生到熟都有一个变化，一方面是质量变化，另一方面是营养素含量的变化。

(1)重量保留率：食品在烹调加工过程中，质量会发生一定的变化。这一因素与加工烹调的方式共同影响食物中营养素含量的变化。重量保留因子(WRF)反映了烹调过程中，食物总质量的变化(水分、蛋白、碳水化合物、脂肪等)。一般计算公式为：

WFR% = 烹调后食物的质量(g)/烹调前食物的质量(g) ×100%。

(2)营养素损失率：营养素保留因子(VRF)直接反映了烹调过程对于食物中维生素、矿物质等营养素含量的变化情况。它有两种计算方法：AR(表观保留率)和TR(真实保留率)。

AR% =(烹调后食物中某种维生素含量/食物原料中该维生素含量)(干重)×100%；

TR% =[烹调食物中某维生素含量×烹调后食品含量(g)]/[食物原料中某维生素含量×烹调前食品含量(g)]×100%。

五、案例选择题(本题案例后有与之相关的选择题，每题的备选答案中至少有一个符合题意的答案，请将正确选项代号填入括号内)

(案例)

西北地区某学生食堂在给学生提供的套餐中有二米粥、烧牛肉、玉米面窝头、蔬菜等，合理的搭配大大提高了学生膳食的营养质量。

1. 上述案例中利用了(　　)。

A. 氮平衡原理　　B. 氨基酸平衡原理

C. 蛋白质互补原理　　D. 营养均衡原理

【解析】因为面粉中赖氨酸较低，和牛肉一起食用可以提高食物的蛋白质生物价。

2. 这个原理遵循的原则是(　　)。

A. 食物的生物学种属越远越好　　B. 动物性食物之间混合食用较好

C. 搭配的种类越多越好　　D. 食用时间越近越好

【解析】因为这样可以充分发挥食物蛋白质互补作用。

六、案例分析题

1. 周冬梅，女，25岁，经济条件一般，平素身体健康状况良好。2011年11月产下一子，正常产，现已两个月。产后母乳喂养婴儿，孩子发育基本正常。因正值寒冬，产后一直很少出门。近日周冬梅频繁出现腰酸腿痛、肌肉痉挛等症状。膳食回顾：怀孕和哺乳期间主食以小米粥、面饼、馒头、面条为主，副食为鸡蛋、土豆、白菜、粉条等，种类较少，吃一定量的水果。怀孕期间及生产后基本没有摄入乳类和水产品，很少吃肉、禽类和豆类

1C　2ACD

食物。也没有补充膳食补充剂和强化食品。未提供人体营养检测的数据资料。**请根据上述营养调查的资料做初步的营养评价，并做出营养指导。**

答：根据膳食调查的情况和周冬梅的症状，该乳母非常可能是因为膳食中钙摄入严重不足而导致的腰酸腿痛和肌肉痉挛等症状。如果乳母膳食中钙摄入量不足，为了维持乳汁钙含量的稳定，则机体动用母亲体内的钙，如此一来，乳母则可能因骨钙缺乏而患骨质软化症，出现腰酸腿痛、肌肉痉挛等症状。为保证乳汁中钙含量的稳定及母体的骨健康，乳母应增加钙摄入量。《中国居民膳食营养素参考摄入量》建议，乳母膳食钙适宜摄入量为每日1000mg。奶类是膳食钙最好的来源。乳母每日若能饮用牛奶500mL，则可从中得到约600mg优质钙。如果周冬梅的经济条件或者客观条件不具备每日摄入奶类食品，建议适当多摄入连骨带壳的小鱼、小虾，或者大豆及其制品，以及深绿色蔬菜等含钙丰富的食物。比如每天喝一定量的豆腐汤，或者用骨头煮汤配以适量的水发黄豆和青菜等，既可补充乳母自身所需要及分泌乳汁所需要的钙，又可以多摄入汤水而使乳汁分泌量充裕、营养丰富。如果膳食补钙短期内难以纠正缺钙症状，可在营养师或者医生的指导下适当补充钙制剂。为了增加钙的吸收、利用，乳母同时应注意补充维生素D或在中午阳光较好的时候多做户外活动。

2. 王某，女，28岁，身高165cm，体重55kg，中体力劳动，每日需热量2100kcal。通过24小时回顾法获得其一日的膳食如表4－2所示，请对王某的膳食结构作出评价。

表4－2 王某一日食谱

进餐时间	食物名称	原料名称	原料重量（可食部）
早餐	鸡蛋灌饼1个 牛奶1包	小麦粉	75g
		鸡蛋	50g
		豆油	5g
		牛奶	250mL
午餐	米饭半碗 冬瓜炖排骨1份 炒豆角1份 苹果1个	稻米	75g
		猪小排	100g
		冬瓜	150g
		豆角	100g
		豆油	18g
		苹果	200g
晚餐	馒头1个 红烧肉1份 番茄炒豆腐1份 桃子1个	小麦粉	50g
		猪肉（肥瘦）	80g
		番茄	100g
		豆腐	200g
		豆油	18g
		桃	200g

（1）计算各类食物的摄入量并进行评价。

表 4－3 各类食物摄入量

营养素	油脂类	奶类及奶制品	豆类及豆制品	畜禽肉类	鱼虾类	蛋类	蔬菜	水果	谷类
实际摄入量									

(2)膳食热能来源的评价。

表 4－4 膳食热量来源

	蛋白质	脂肪	碳水化合物
合理的热能来源分配比例(%)			
膳食的热能来源比例(%)			

(3)计算三餐供热比并进行评价。

表 4－5 三餐热能比

	早餐	午餐	晚餐
占总摄入量蛋白质的比例(%)			

(4)膳食蛋白质的来源计算及评价。

表 4－6 膳食蛋白质来源

	谷类	豆类	动物类	其他
占总摄入量蛋白质的比例(%)				

(提示:优质蛋白质摄入量应占总蛋白质摄入量的 30%～50%)

答:(1)计算各类食物的摄入量。

油脂类＝早餐豆油(g)＋午餐豆油(g)＋晚餐豆油(g)＝5(g)＋18(g)＋18(g)＝41(g);

奶类及奶制品＝早餐牛奶(mL)＋午餐牛奶(mL)＋晚餐牛奶(mL)＝250(mL);

豆类及豆制品＝早餐豆类及豆制品(g)＋午餐豆类及豆制品(g)＋晚餐豆类及豆制品(g)＝豆腐(g)＝200(g);

畜禽肉类＝猪小排(g)＋猪肉(肥瘦)(g)＝100(g)＋80(g)＝180(g);

鱼虾类＝0(g);

蛋类＝鸡蛋(g)＝50(g);

蔬菜＝冬瓜(g)＋豆角(g)＋番茄(g)＝100(g)＋150(g)＋100(g)＝350g;

水果＝苹果(g)＋桃(g)＝200(g)＋200(g)＝400(g);

谷类＝早餐小麦粉(g)＋午餐稻米(g)＋晚餐小麦粉(g)＝75(g)＋75(g)＋50(g)＝200(g);

各类食物摄入量具体如表 4－7 所示。

表 4－7 各类食物摄入量

营养素	油脂类	奶类及奶制品	豆类及豆制品	畜禽肉类	鱼虾类	蛋类	蔬菜	水果	谷类
实际摄入量	41	250mL	200g	180g	0	50g	350g	400g	200g

评价：食物达到了多样化，膳食结构基本合理。

但也存在不足，油脂类摄入过多；猪肉的食用量应适当减少，增加海产品的摄入；此外，谷类摄入量偏少。

(2)膳食热能来源的评价。

表4-8　膳食热量来源

	蛋白质	脂肪	碳水化合物
合理的热能来源分配比例(%)	10%~15%	20%~30%	55%~60%
膳食的热能来源比例(%)	14%	46%	40%

评价：三大营养素供能比例不适宜，脂肪的供能比较多，碳水化合物供能较少，所以应该适当增加一些粮谷类的摄入，减少脂类的摄入量。

该膳食提供的能量为2312kcal，高于2100kcal的需要量，所以其摄入的能量应适当地减少，适当减少脂类的功能比。

(3)三餐供热比计算及评价。

表4-9　三餐热能比

	早餐	午餐	晚餐
占总摄入量蛋白质的比例(%)	26%	31%	43%

评价：三餐供能中午餐供能所占比例稍低，而晚餐供能所占比例有些偏高，应该适当调整。

(4)膳食蛋白质的来源计算及评价。

表4-10　膳食蛋白质来源

	谷类	豆类	动物类	其他
占总摄入量蛋白质的比例(%)	24%	20%	49%	7%

评价：优质蛋白摄入比例为69%，人体利用率比较高。

3. 已知一5岁男孩一日食谱如表4-11所示。

表4-11　5岁男童一日食谱

餐次	食物(g)
早餐	面包50
加餐	牛奶200mL、饼干10
午餐	米饭(粳米75)、番茄炒大头菜(番茄50、大头菜75)、红烧鸡翅50、植物油10mL
加餐	苹果80、面包50
晚餐	馒头(特一粉80)、炒芸豆丝(芸豆100)、氽丸子菠菜汤(瘦猪肉50、菠菜50)、植物油13mL

请你对该食谱进行能量比例分析并提出修改意见。

答：(1)各种食物营养成分的计算：食谱营养成分如表4-12所示。

表 4 -12　食谱营养成分计算表

餐别	名称	食部(g)	市品(g)	能量(kcal)	蛋白(g)	脂肪(g)	碳水化合物(g)
早餐、加餐	牛奶(牛乳)	200	200	108	6	6.4	6.8
	饼干	10	10	43.3	0.9	1.3	7.1
	面包	50	50	156	4.2	2.5	29.1
	合计	-	-	307.3	11.1	10.2	43
午餐、加餐	粳米(标二)	75	75	261	6	0.5	58.3
	大头菜	75	87	16.5	1.1	0.2	2.7
	番茄	50	52	9.5	0.5	0.1	1.8
	苹果	80	105	41.6	0.2	0.2	9.8
	鸡翅	50	72	97	8.7	5.9	2.3
	植物油	10	10	89.9	0	10	0
	面包	50	50	156	4.2	2.5	29.1
	合计	-	-	671.5	20.7	10.2	43
晚餐	小麦粉(特一)	80	80	280	8.2	0.9	59.7
	芸豆	100	104.2	25	0.8	0.1	53
	菠菜	50	56.2	12	1.3	0.2	1.4
	瘦猪肉	50	50	71.5	10.2	3.1	0.8
	植物油	13	13	116.9	0	13	0
	合计	-	-	505.4	20.5	17.3	67
合计	-	-	-	1484.2	52.3	46.9	214.2

(2)三餐食物的供能比例分析。

由表 4 -12 可知该食谱可提供能量 1484.2kcal，其中：

早餐、加餐提供能量占总能量比例 = 307.3 ÷ 1484.2 × 100% = 20.7%；

午餐、加餐提供能量占总能量比例 = 671.5 ÷ 1484.2 × 100% = 45.2%；

晚餐提供能量占总能量比例 = 505.4 ÷ 1484.2 × 100% = 34.1%。

(3)食谱餐次能量比例评价。

由表 4 -12 计算可知三餐能量距离目标值 1600kcal 有一些差距，能量比值分别为：20.7%、45.2%、34.1%，早餐所占全天能量比例较少，不足 30%；若去掉加餐，实际早餐可能更少。学龄前儿童上午活动量较大，为了保证学龄前儿童在整个上午的学习过程中能够保持旺盛的精力和体力，早餐、早点所提供的能量应占全日总能量的 30%。

(4)食谱修改和调整。

对食谱的三餐能量配比进行调整，最简单的方法是午餐和晚餐不变，适当增加早餐食物量，一方面提高早餐能量，也提高全天能量数值，如表 4 -13 和表 4 -14 所示。

表4-13　食谱调整

餐次	食物(g)
早餐	面包50、鸡蛋50、拌黄瓜丝(黄瓜75)
加餐	牛奶200mL、饼干10
午餐	米饭(粳米75)、番茄炒大头菜(番茄50、大头菜75)、红烧鸡翅50、植物油10mL
加餐	橘子100、面包40
晚餐	馒头(特一粉75)、炒芸豆丝(芸豆100)、氽丸子菠菜汤(瘦猪肉30、菠菜50)、植物油13mL

表4-14　食谱修改后三餐能量和比例

餐别	能量(kcal)	蛋白质(g)	脂肪(g)	碳水化合物(g)
早餐、加餐	474.6	21.1	17.3	60
午餐、加餐	640.3	19.8	18.9	98.1
晚餐	487.9	20	17.2	63.5
合计	1602.8	59.9	53.4	221.6
餐别	能量(%)	蛋白质(%)	脂肪(%)	碳水化合物(%)
早餐、加餐	29.6	33.6	32.4	27.1
午餐、加餐	39.9	33.1	35.4	44.3
晚餐	30.4	33.4	32.2	28.7
供能比	100	14.9	30	55.1

由表4-14可知，早餐、加餐的能量占总能量的29.6%，全天总能量达1600kcal，符合营养要求。

4. 已知一12岁男生一日食谱如表4-15所示。

表4-15　12岁男生一日食谱

餐次	食物名称	用量(g)
早餐	面包	面粉150
	火腿	25
	牛奶	250
	苹果	100
午餐	青椒肉丝	青椒100
		瘦猪肉45
		植物油6
	熏干芹菜	熏干30
		芹菜100
		植物油5
	馒头	面粉150

续表

餐次	食物名称	用量(g)
晚餐	西红柿炒鸡蛋	西红柿 125
		鸡蛋 60
		植物油 5
	韭菜豆腐汤	韭菜 25
		南豆腐 30
		植物油 3
	米饭	大米 125

请对该食谱进行评价。

答：(1)食物结构分析。

首先按类别将食谱中食物归类排序，并列出每种食物的数量，看食物种类是否齐全，表 4－15 中所列食物包含五大类食物，如表 4－16 所示。与宝塔比较分析是否适宜。

表 4－16　食谱中食物种类及质量

食物类别	原料及质量	总计
谷类、薯类	面粉 150g、面粉 150g、大米 125g	425g
禽畜肉及鱼类	火腿 25g、瘦猪肉 45g	70g
豆类及其制品(按大豆折算)	熏干 30g、南豆腐 30g	60g
奶类	牛奶 250g	250g
蛋类	鸡蛋 60g	60g
蔬菜、水果	苹果 100g、青椒 100g、芹菜 100g、西红柿 125g、韭菜 25g	450g
纯能量食物	植物油 19g	19g

(2)计算食谱的营养素含量。

从食物成分表中查出每 100g 食物所含营养素的量，算出每种食物所含营养素的量，计算公式为：

食物中某营养素含量 = Σ[食物量(g) × 可食部分比例 × 100g 食物中营养素含量 ÷ 100]。

以计算 150g 面粉中所含营养素为例，从食物成分表中查出小麦粉 100g 食部为 100%，含能量 344kcal，蛋白质 11.2g，脂肪 1.5g，碳水化合物 73.6g，钙 31mg，铁 3.5mg，维生素 B_1 为 0.28mg，维生素 B_2 为 0.08mg，故 150g 面粉可提供：

能量(kcal) = 344 × 150 ÷ 100 = 516kcal；

蛋白质(g) = 11.2 × 150 ÷ 100 = 16.8g；

脂肪(g) = 1.5 × 150 ÷ 100 = 2.25g；

碳水化合物(g) = 73.6 × 150 ÷ 100 = 110.4g；

钙(mg) = 31 × 150 ÷ 100 = 46.5mg；

铁(mg) = 3.5 × 150 ÷ 100 = 5.25mg；

维生素 B_1(mg) = 0.28 × 150 ÷ 100 = 0.42mg；

维生素 B_2(mg) = 0.08 × 150 ÷ 100 = 0.12mg；

其他食物计算方法和过程与此类似。计算出所有食物分别提供的营养素含量，累计相加，就得到该食谱提供的能量和营养素。如此食谱可提供：能量 2181.1kcal，蛋白质 82.2g，脂肪 50.6g，钙 579.9mg，铁 20.6mg，维生素 A 为 353.6μgRAE，维生素 B_1 为 0.9mg，维生素 C 为 120.3mg。

(3)评价营养素含量。

将计算结果与中国营养学会制定的《中国居民膳食营养素参考摄入量》中同年龄、同性别人群的水平比较。进行评价，如表 4－17 所示。

表 4－17　膳食营养素参考摄入量评价表

指标	能量(kcal)	蛋白质(g)	脂肪(%)	维生素 A(μgRAE)	维生素 B_1(mg)	维生素 C(mg)	钙(mg)	铁(mg)	锌(mg)
摄入量	2181.1	82.2	20.9	353.6	1.7	120.3	379.9	20.6	12.2
RNI	2300	70	20～30	780	1.4	95	1000	16	8.5
占比(%)	95	117	–	45	121	126	38	129	143

参考 12 岁男生每日膳食营养素参考摄入量中 RNI 或 AI 数值，该食谱提供的能量、蛋白质、维生素 B_1、维生素 C、铁、锌基本符合要求，钙、维生素 A 不足。参考 UL 数值检查是否过量。钙不足可以增加奶制品及豆制品的摄入；维生素 A 不足可通过每周补充 1～2 次动物肝脏来弥补。

(4)分析能量的来源。

根据蛋白质、脂肪、碳水化合物的能量折算系数，分别计算出蛋白质、脂肪、碳水化合物三种营养素提供的能量及占总能量的比例。

蛋白质提供能量占总能量比例＝82.2×4÷2181＝15.1%；

脂肪提供能量占总能量比例＝50.6×9÷2181＝20.9%；

碳水化合物提供能量占总能量比例＝100%－15.1%－20.9%＝64%。

青少年蛋白质、脂肪、碳水化合物适宜的供能比分别为 10%～15%、20%～30%、50%～65%。该食谱的蛋白质、碳水化合物、脂肪的摄入比例比较合适。

(5)分析蛋白质的来源。

将来自动物性食物及豆类食物的蛋白质累计相加，结果为 35.2g，食谱中总蛋白质含量为 82.2g，可以算得：

动物性及豆类蛋白质占总蛋白质比例＝35.2÷82.2＝42.8%；

优质蛋白质占总蛋白质的比例超过 1/3，接近一半，可认为优质蛋白质的供应量比较适宜。

(6)计算三餐能量分布。

将早、中、晚三餐的所有食物提供的能量分别按餐次累计相加，得到每餐摄入的能量，然后除以全天摄入的总能量得到每餐提供能量占全天总能量的比例：

早餐：785.5÷2181＝36%；

午餐：761.1÷2181＝34.9%；

晚餐：634.4÷2181＝29.1%。

三餐能量分配比中，早餐能量较高，中餐能量稍低，可适当减少早餐能量。

(7)评价烹饪方法。

烹饪方法可以调整油、盐、糖的用量，也可以对味道和风味进行调整。这里应避免油炸等方法。注意营养素损失因子不同。

总的看来，该食谱食物种类较齐全，考虑了优质蛋白质的供应，三餐能量分配合理，但存在部分营养素数量不足，只要稍做调整就是设计比较科学合理的营养食谱。

5. 某女性，54 岁，身高 160cm，体重 76kg，血压正常，血甘油三酯正常，血胆固醇正常，目前从事轻体力劳动。下面是她一天的食谱。

早餐：面包、牛奶、鸡蛋、巧克力。

午餐：红烧肉、糖醋藕、凉拌黄瓜、大米饭。

晚餐：炸带鱼、豆腐豆苗汤、花卷。

(1)计算该女性的 BMI 值并评价其营养状况。

(2)在不考虑定量分析的前提下，指出食谱不合理之处。

(3)作为一个公共营养师，请为其制定膳食改善原则。

答：(1)BMI = 体重(kg) ÷ [身高(m)]^2 = 76 ÷ 1.60^2 = 29.7，营养状况为肥胖(BMI≥28)。

(2)食谱不合理之处有四：

①摄入了肥腻、高糖食物；

②缺少粗杂粮；

③缺少水果；

④蔬菜摄入量少。

(3)膳食改善原则：

①减少食物摄入量，限制总热能的摄入，但要保证能够从事正常活动。一般成人 1000kcal 左右，最低不能低于 800kcal；

②限制脂肪摄入量；

③限制碳水化合物摄入量，尤其是含单糖双糖较多的食物；

④供给优质的蛋白质。蛋白质:脂肪:碳水化合物应为 25%:10%:65%；

⑤保证维生素、矿物质的摄入；

⑥供给充足的膳食纤维。

七、计算题

1. 北京某商场的职员全部为中等体力活动水平的人群，其中男 30 人(RNI 为 2600kcal)，女 40 人(RNI 为 2100kcal)，粳米和蛋白质的人均摄入量分别为 270g/(人·日)和 70g/(人·日)，求该人群的标准人粳米和蛋白质的摄入量。

答：(1)计算折合系数。

因为标准人的消耗能量为 2250kcal，则：

女性折合系数 = 2100 ÷ 2250 = 0.93；

男性折合系数 = 2600 ÷ 2250 = 1.16。

(2)计算混合系数(折合标准人系数)。

混合系数 = 各类人的折合系数 × 人日数之和 ÷ 总人日 = (1.16 × 30 + 0.93 × 40) ÷ (30 +

40) = 1.03。

(3)计算折合标准人的食物和营养素的摄入量。

粳米标准人摄入量(g) = 270 ÷ 1.03 = 262g;

蛋白质标准人摄入量(g) = 70 ÷ 1.03 = 68g。

2. 某大型企业总经理(中等体力劳动)女性 45 岁，身高 165cm，体重 68kg，体检发现，空腹血糖 6.5mol/L，餐后 2h 血糖 11mol/L，血压和血脂水平正常，并无明显不适症状。拟采用单纯饮食控制预防发展为糖尿病。请回答:

(1)按标准每日应提供多少能量?

(2)换算为总交换份应为多少份?

(3)将总交换份分配到三餐中各为多少份? 如何分配?

答:(1)每日能量需要量的计算。

①该女性的标准体重(kg) = 身高(cm) - 105 = 165 - 105 = 60kg。

②该女性 BMI = 体重(kg) ÷ [身高(m)]^2 = 68 ÷ 1.65^2 = 25，已知 BMI 值在 18.5 ~ 23.9 为正常，大于或等于 24 为超重，大于或等于 28 为肥胖，故该女性属于超重。

③每天应提供能量(kcal) = 能量供给标准 × 标准体重 = 60 × 30 = 1800kcal。

(2)因每一个交换份提供 80 ~ 90kcal，故换算为总交换份应为：1800 ÷ 85 = 21 份。

(3)一日三餐按 30%、35%、35%分配能量，早、中、晚各餐应占的交换份数为:

早餐 21 × 30% = 6 份；午餐 21 × 35% = 8 份；晚餐 21 × 35% = 7 份。

其中：早餐谷类 3 份，豆乳类 2 份，蔬菜 0.5 份；油脂 0.5 份；午餐谷类 4 份，瘦肉类 2 份，蔬菜水果 1 份，油脂 1 份；晚餐谷类 3 份，乳类 1.5 份，蔬菜水果 2 份，油脂 0.5 份。

第5章　食品营养评价

第1节　食品营养标签制作

一、**单项选择题**(下列每题的4个选项中，只有1个是正确的，请将其代号填在括号内)

1．下列哪项法规对预包装食品的相关术语、基本要求等进行了规定。(　　)[湖北省2016年三级真题]

A．《食品卫生法》　　B．《预包装食品通则》

C．《食品包装使用规范》　　D．《预包装食品标签通则》

【解析】《预包装食品标签通则》规定了用预包装食品的术语、相关法规、基本要求、强制标示内容和非强制标示内容。

2．低能量食品的标准？(　　)。[2021年全国卷真题]

A．能量≤170kJ/100g固体、≤80kJ/100mL液体，且其中脂肪提供的能量≤总能量的50%

B．热量只有10~20千卡/100克的水平

C．能量≤17kJ/100g(固体)或100mL(液体)且其中脂肪提供的能量≤总能量的50%

D．食品每单位释放热量在40卡以下

【解析】低能量：能量≤170kJ/100g固体、≤80kJ/100mL液体且其中脂肪提供的能量≤总能量的50%；无能量：能量≤17kJ/100g(固体)或100mL(液体)且其中脂肪提供的能量≤总能量的50%。

3．关于GB 28050营养标签，描述有误的是(　　)。[2021年全国卷真题]

A．是预包装食品营养标签通则

B．用于预包装食品营养标签上营养信息的描述和说明

C．适用于保健食品及预包装特殊膳食用食品的营养标签标示

D．向消费者提供食品营养信息和特性的说明

【解析】《预包装食品营养标签通则》(GB 28050－2011)规定了直接提供给消费者食用的预包装食品营养标签的基本要求、强制标示内容、可选择性标示内容及免除强制标示营养标签的预包装食品种类。《预包装食品营养标签通则》适用于预包装食品营养标签上营养信息的描述和说明，不适用于保健食品及预包装特殊膳食用食品标签上营养标签的标示。

4．某种食品能量与参考食品相比较，减少(　　)能量，可以标注“减少能量”的声称？[2022年全国卷真题]

1D　2A　3C　4B

A. 20%　　B. 25%　　C. 30%　　D. 50%

【解析】比较声称是指与消费者熟知的同类食品的营养成分含量或能量值进行比较以后的声称。它包括“减少”“少于”“增加”“加”“大于”等的声称。某种食品的能量与同类食品相比，减少25%，则可标注出“减少能量”的声称。

5. 就食品营养标签制作来说，产品营养分析最终目标是获得(　　)。[2022年全国卷真题]

A. 可以用于标示的食物营养成分的基础数据

B. 评价食物好坏的依据

C. 食品卫生标准的数据

D. 食品强化指标的数据

【解析】产品分析是一门研究和评定食品品质及其变化的学科，具有较强的技术性和实用性。就食品营养标签制作而言，产品分析的最终目标是获得可以用于标示的食物营养成分基础数据。

6. 关于食品营养标签下列说法不正确的是(　　)。[河北省2016年三级真题]

A. 一般由营养成分标示和附加营养信息两部分组成

B. 营养成分标示项目可以涉及能量及所有营养成分含量

C. 营养成分标示有绝对数值和相对数值两种表示

D. 中国食品营养素参考值(NRVs)适合所有正常人群

【解析】D项，中国食品营养素参考值(NRVs)大致可以满足正常成人的营养需要，但不适用于4岁以下儿童。

7. 牛奶及其制品给老年人提供的矿物质营养素主要是(　　)。[江苏省2014年三级真题]

A. 钙　　B. 锌　　C. 碘　　D. 铁

8. 下列哪些蛋白可作为参考蛋白？(　　)[浙江省2012年三级真题]

A. 醇溶蛋白　　B. 牛肉蛋白　　C. 鸡蛋蛋白　　D. 鸡肉蛋白

【解析】参考蛋一般选择与人体氨基酸模式最接近的蛋白质。如鸡蛋蛋白质氨基酸模式与人体的最接近，因而常常被选作参考蛋白质。

9. 下列描述哪项是正确的？(　　)[浙江省2011年三级真题]

A. 为统一标示格式和方便消费者，所有营养成分数值的间隔应该一致

B. 维生素E的间隔为0.1

C. 能量的间隔为0.1

D. 食品营养成分的数值常常需要经过修饰后再标在标签上

【解析】食品营养成分的数值常常需要经过修饰后再标在标签上，其数值间隔不一定都要保持一致。

5A　6D　7A　8C　9D

10. 如果要在固体食物标签上标为“低能量食物”，则其能量的含量应(　　)。[辽宁省2009年11月三级真题]

A. ≤80kJ/100g　B. ≤150kJ/100g　C. ≤170kJ/100g　D. ≤200kJ/100g

【解析】“低能量食物”要求固体食物能量含量≤170kJ/100g，液体食物能量含量≤80kJ/100g。

11. 食物营养标签营养成分表中蛋白质的含量标示应(　　)。[辽宁省2009年11月三级真题]

A. 保留整数　B. 保留1位小数

C. 保留2位小数　D. 都可以，根据蛋白质的含量而定

12. 谷类中氨基酸的含量较低的是(　　)。

A. 赖氨酸　B. 蛋氨酸　C. 亮氨酸　D. 色氨酸

13. 面筋中含量丰富的物质是(　　)。

A. 木质素　B. 淀粉　C. 蛋白质　D. 纤维

【解析】面筋中不仅蛋白质含量丰富而且更是小麦粉具有独特性质的根源。

14. 高筋小麦粉中蛋白质含量(干基)为(　　)。

A. ≥13.2%　B. ≥10.5%　C. ≥12.2%　D. ≥11.2%

【解析】高筋小麦粉蛋白质含量(干基)≥12.2%，低筋小麦粉蛋白质含量(干基)≤10.0%。

15. 食物能量的计算公式为(　　)。

A. 能量(kcal)=4×蛋白质(g)+4×碳水化合物(g)+9×脂肪(g)+3×有机酸(g)+7×乙醇(酒精)(g)+2×膳食纤维(g)

B. 能量(kcal)=4×蛋白质(g)+4×碳水化合物(g)+9×脂肪(g)+3×有机酸(g)+7×乙醇(酒精)(g)+4×膳食纤维(g)

C. 能量(kcal)=4×蛋白质(g)+4×碳水化合物(g)+9×脂肪(g)+4×有机酸(g)+6×乙醇(酒精)(g)+2×膳食纤维(g)

D. 能量(kcal)=4×蛋白质(g)+4×碳水化合物(g)+10×脂肪(g)+3×有机酸(g)+7×乙醇(酒精)(g)+0×膳食纤维(g)

16. 通过测定食物中单个脂肪酸并折算(　　)的总和可获得总脂肪的含量。

A. 甘油酸酯　B. 脂肪酸

C. 脂肪酸甘油三酯　D. 不饱和脂肪酸

【解析】通过测定食物中单个脂肪酸并折算脂肪酸甘油三酯的总和来获得的脂肪含量，称为总脂肪。

17. 营养素使用每(　　)食品或每份食用量的食品中某一种营养素的质量来标示。

10C　11B　12A　13C　14C　15A　16C　17D

A. 1000g 或 1000mL　　B. 10g 或 10mL
C. g 或 mL　　D. 100g 或 100mL

【解析】营养素使用每 100g(或 100mL)食品或每份食用量的食品中某一种营养素的质量来标示。

18. 指定修约间隔为 1，表示需要将数值修约到(　　)。
A. 百数位　　B. 小数点后一位
C. 个数位　　D. 小数点后二位

【解析】指定修约间隔为 1，或指明将数值修约到“个”数位。

19. 牛奶中乳糖含量一般为(　　)g/100g。[2024 年全国卷真题]
A. 5.5 ~6.5　　B. 2.5 ~3.5　　C. 4.5 ~5.5　　D. 3.5 ~4.5

【解析】根据《中国食物成分表》，牛奶中的营养成分的大致含量为：蛋白质和脂肪为 2.5 ~3.5g/100g，碳水化合物(即乳糖)为 4.5 ~5.5g/100g，维生素 B_2 为 0.10 ~0.20mg/100g，胆固醇含量根据脱脂与否变异较大，为 10 ~50mg/100g，钙为 110mg/100g，磷为 70mg/100g。

20. 标准差计算公式下列正确的是(　　)。

A. $S = \sqrt{\dfrac{\sum X_i^2 - (\sum X_i)^2/n}{n-1}}$　　B. $S = \sqrt{\dfrac{\sum X_i^2 - (\sum X_i)^2/n}{n}}$

C. $S = \sqrt{\dfrac{\sum X_i - (\sum X_i)^2/(n-1)}{n}}$　　D. $S = \sqrt{\dfrac{\sum X_i - (\sum X_i)^2/(n-1)}{n-1}}$

21. S 为 n 次检测结果的标准差，表示(　　)的离散性。
A. 梯度　　B. 总和　　C. 均值　　D. 差值

22. 在进行数据修约时，$t_{0.05(v)}$ 表示的含义为(　　)。
A. 由 t 界值表查到自由度为 v -1，概率界限为 0.05 的 $t_{0.5}$ 值
B. 由 t 界值表查到自由度为 v，概率界限为 0.05 的 t 值
C. 由 t 界值表查到自由度为 v，概率界限为 0.05 的 $t_{0.5}$ 值
D. 由 t 界值表查到自由度为 v -1，概率界限为 0.05 的 t 值

23. 自由度(v)和样品个数(n)的关系正确的是(　　)。
A. v = n/10　　B. v = n　　C. v = n -1　　D. v = n +1

24. 我国国家标准规定：全脂乳中脂肪含量应大于(　　)。
A. 3.5%　　B. 2.9%　　C. 3.3%　　D. 3.1%

【解析】标准规定的产品合格指标为：全脂乳脂肪含量≥3.1%，蛋白质≥2.9%，非脂乳固体≥8.1%。

18C　19C　20A　21C　22B　23C　24D

25. 我国国家标准规定：全脂乳中蛋白质含量应大于(　　)。

A. 3.5%　　B. 2.9%　　C. 3.3%　　D. 3.1%

【解析】标准规定的产品合格指标为：全脂乳脂肪含量≥3.1%，蛋白质≥2.9%，非脂乳固体≥8.1%。

26. 我国国家标准规定：全脂乳中非脂乳固体含量应大于(　　)。

A. 8.9%　　B. 7.5%　　C. 8.1%　　D. 8.0%

【解析】标准规定的产品合格指标为：全脂乳脂肪含量≥3.1%，蛋白质≥2.9%，非脂乳固体≥8.1%。

27. 某种液态食品是低能量食品，则其能量值(　　)。

A. ≤100kJ(23.9kcal)/100mL　　B. ≤40kJ(9.6kcal)/100mL

C. ≤80kJ(20kcal)/100mL　　D. ≤60kJ(14.4kcal)/100mL

28. 某种固体食品是低能量食品，则其能量值(　　)。

A. ≤170kJ(40kcal)/100g　　B. ≤100kJ(23.9kcal)/100g

C. ≤150kJ(35.9kcal)/100g　　D. ≤120kJ(28.7kcal)/100g

29. 某食品中，来自蛋白质的能量满足≤总能量的(　　)，则可声称该食品“低蛋白”。

A. 10%　　B. 5%　　C. 3%　　D. 1%

30. 用于计算营养标签标示值的数据，至少有(　　)次送检结果才比较稳定。

A. 50~60　　B. 20~30　　C. 6~12　　D. 5~10

【解析】用于计算营养标签标示值的数据，至少有6~12次不同批次送检结果才比较稳定并有说服力。

31. 计算营养素含量占营养素参考值(NRV)的百分比时，计算公式正确的是(　　)。

A. $\text{某营养素\% NRV}=\dfrac{(\text{食品中某营养素含量}/100)\times\text{单位重量}}{\text{该营养素 NRV}}\times 100\%$

B. $\text{该营养素\% NRV}=\dfrac{\text{食品中某营养素含量}\times\text{单位重量}}{\text{该营养素 NRV}}\times 100\%$

C. $\text{某营养素\% NRV}=\dfrac{(\text{食品中某营养含量}/10)\times\text{单位重量}}{\text{该营养素 NRV}}\times 100\%$

D. $\text{某营养素\% NRV}=\dfrac{\text{食品中某营养素含量}\times 10\times\text{单位重量}}{\text{该营养素 NRV}}\times 100\%$

32. 某固态食品中，其脂肪含量满足(　　)g/100g，则可声称该食品“低脂肪”。

A. ≤10　　B. ≤5　　C. ≤3　　D. ≤1

【解析】低脂肪是指：固体：≤3g/100g，液体：≤1.5g/100mL。

25B　26C　27C　28A　29B　30C　31B　32C

二、多项选择题（下列每题的选项中，至少有 2 个是正确的，请将其代号填在括号内）

1. 以下关于营养声称，哪些是正确的？（　）［2021 年全国卷真题］

A. 低蛋白质的声称需要满足：来自蛋白质的能量≤总能量的 5%

B. 低能量的声称需要满足：能量≤80kJ/100mL 液体

C. 低脂肪的声称需要满足：脂肪≤3g/100g 固体；≤1.5g/100mL 液体

D. 低胆固醇的声称需要满足：胆固醇≤20mg/100g 固体；≤10mg/100mL 液体

【解析】营养声称是对食品营养特性的描述和声明，如能量水平、蛋白质水平等，它是基于营养成分表中的含量数值达到我国规定的一些要求后，用消费者更加明白的言语，对营养成分的含量水平进行通俗化的描述，特点是直观、简单、易懂，有助于消费者的快速选择。使用营养含量声称，必须满足所给出的能量或任一营养成分的含量要求，并符合其限制性条件。ABCD 四项，均符合低蛋白质、低能量、低脂肪、低胆固醇的含量要求。

2. 食品营养标签的内容包括（　　）。［2021 年全国卷真题］

A. 健康声称　　B. 营养成分表　　C. 功能声称　　D. 营养声称

【解析】食品营养标签属于食品标签的一部分，是向消费者提供食物营养特性的一种描述，包括营养成分表、营养声称和营养成分功能声称。

3. 关于食品名称的叙述正确的有（　　）。［江苏省 2011 年三级真题］

A. 食品名称是清晰地反映食品真实属性的专用名称

B. 不允许标示"奇异名称""音译名称"以及"地区俚语名称"

C. 应使用不使消费者误解或混淆的常用名称或通俗名称

D. "橙汁饮料"中的"橙汁"和"饮料"应使用同一字号

E. 为避免消费者误解或混淆食品中的真实属性、物理状态或制作方法，可以在食品名称前或食品名称后附加相应的词或短语，如复原乳

4. 食品的营养价值包括（　　）。［浙江省 2011 年三级真题］

A. 营养素的种类是否齐全　　B. 营养素的数量是否足够

C. 营养素之间的比例是否合理　　D. 营养素是否容易被人体消化吸收

E. 营养素是否容易被人体利用

【解析】食物的营养价值是指食物中所含的能量和营养素满足人体需要的程度。这个概念范畴，包括了营养素的种类是否齐全，营养素的数量和比例是否合理，是否易于被人体消化吸收和利用等几个方面的评价。

5. 确定营养成分检验项目的原则包括（　　）。［江苏省 2011 年三级真题］

A. 原料特有的营养成分　　B. 实验室的检验能力

C. 特殊添加或强化的成分　　D. 国标或相关法规规定必检的营养成分

E. 消费者的嗜好

6. 营养声称的基本使用原则包括（　　）。［江苏省 2011 年三级真题］

1ABCD　2BCD　3ACDE　4ABCDE　5ACD　6ABCE

A. 营养声称可以标在营养成分表下端、上端

B. 营养声称可以标在标签的任意醒目位置

C. 含量声称和比较声称的使用必须满足一定的条件

D. 含量声称和比较声称只能选用一种

E. 营养成分功能声称应标示在营养成分表的下端

7. 下列对《食物成分表 2002》中食物编码规则叙述正确的有(　　)。[江苏省 2011 年三级真题]

A. 长度为六位

B. 编码的第三位是食物的特征编码

C. 编码的第三位是食物的亚类编码

D. 编码的前二位是食物的类别编码

E. 编码的后三位是食物在亚类中的排列序号

8. 在食品标签上标示食品营养成分应根据(　　)。[辽宁省 2009 年 11 月三级真题]

A. 食品营养成分的检测结果

B. 食品营养成分检查结果的可信限

C. 相关食品卫生标准对产品营养质量要求

D. 引用其他企业相关产品的营养成分标示量

E. 标示大概值

9. 下列叙述正确的是(　　)。[浙江省 2011 年三级真题]

A. 比较声称是描述食物中能量或营养素含量水平的声称

B. 营养素功能声称是对食品原料营养特性的声称

C. 健康声称是指食物或食物成分与人体健康关系的建议、暗示或说明

D. 营养声称是指某营养素可以维持人体正常生长、发育和生理功能作用的声称

E. 营养声称的应用是有条件的

【解析】A 项，含量声称即描述食物中能量或营养素含量水平的声称。BD 两项，营养素功能声称指某营养素可以维持人体正常生长、发育和生理功能作用的声称。属性声称即对食品原料营养特性的声称。

10. 食品营养标签格式应当符合下列要求(　　)。[浙江省 2011 年三级真题]

A. 营养成分标示内容应当以一个“方框表”形式表示

B. 营养成分标示内容必须标示于包装的醒目位置

C. 营养标签的字体和颜色要求清晰，但营养声称的字体不得大于产品的一般名称和商标

D. 如有外包装(或大包装)，可以只在向消费者交货的外包装(或大包装)上标示营养标签，但内包装物(或容器)上必须标明每份净含量

7ACDE　8ABC　9CE　10ABCDE

E．应按规定顺序标示，当标示的营养成分较多时，能量和核心营养素的标示应当醒目

11．食品标签及说明书的净含量和沥干物（固形物）含量的叙述正确的有（　　）。[浙江省 2011 年三级真题]

A．净含量的标示应由净含量、数字和法定计量单位组成

B．液态食品用体积表示，单位为 L（升）、mL（毫升）

C．固态食品用质量表示，用 g（克）、kg（千克）

D．半固态或黏性食品用质量或体积表示

E．净含量和沥干物（固形物）含量是强制标示内容

12．食品产品的分析主要包括（　　）。

A．食品添加剂分析　　B．感官分析和评价

C．营养成分分析　　D．卫生学检验

E．重金属和污染物的分析

【解析】食品产品的分析主要包括感官分析和评价、卫生学检验（微生物和污染物）、营养成分分析、功效成分分析、添加剂分析等几方面。

13．饼干的感官指标检查包括（　　）。

A．是否有霉变　　B．色泽　　C．滋味　　D．气味

E．是否生虫或有其他外来污染物

【解析】饼干的感官指标检查包括确认产品具有正常的色泽、气味和滋味，不得有酸败、发霉等异味，食品内外不得有霉变、生虫及其他外来污染物。

14．饼干的理化指标检查包括（　　）。

A．致病菌　　B．酸价　　C．砷　　D．过氧化值

E．大肠杆菌

【解析】饼干的理化指标检查包括酸价、过氧化值、水分、砷、铅，以及菌落总数、大肠杆菌、霉菌和致病菌。

15．食品中蛋白质含量可通过（　　）来确定。

A．食物中各氨基酸含量的总和　　B．总氨量 × 氮折算系数

C．总氮量 × 氨折算系数　　D．总氮量 × 氮折算系数

E．食物中各必需氨基酸含量的总和

【解析】蛋白质是含氮的有机化合物，以氨基酸为基本单位组成。食品中蛋白质含量可通过“总氮量”乘以“氮折算系数”或食品中各氨基酸含量的总和来确定。

16．粗脂肪的成分包括（　　）。

A．固醇　　B．甘油三酯　　C．磷脂　　D．灰分

E．色素

11ABCDE　12ABCD　13ABCDE　14ABCDE　15AD　16ABCE

【解析】粗脂肪指食品中一大类不溶于水而溶于有机溶剂(乙醚或石油醚)的化合物的总称。除了甘油三酯外，还包括磷脂、固醇、色素等。

17. 食品中的碳水化合物是指(　　)的总称。

A. 糖精　　B. 糖　　C. 多糖　　D. 寡糖

E. 果胶

18. 食品中的碳水化合物含量可由(　　)计算获得。

A. 减法：食物总质量分别减去蛋白质、维生素、水分和灰分

B. 加法：淀粉和糖的总和即为碳水化合物

C. 减法：食物总质量分别减去蛋白质、脂肪、水分和灰分

D. 加法：淀粉和低聚糖的总和即为碳水化合物

E. 减法：食物总质量分别减去蛋白质、矿物质、水分和灰分

19. 液态奶重点关注的营养成分有(　　)。

A. 寡糖　　B. 蛋白质和氨基酸

C. 乳糖　　D. 脂肪和脂肪酸

E. 膳食纤维

【解析】液态奶重点关注的营养成分应为蛋白质和氨基酸、脂肪和脂肪酸、乳糖、维生素 B_2、钙、磷、胆固醇，如果添加其他营养素，一般为维生素 A 和维生素 D。

20. 灭菌乳的质量检验项目包括(　　)。

A. 硝酸盐　　B. 蛋白质和脂肪　　C. 酸度和杂质　　D. 非脂乳固体

E. 微生物

【解析】灭菌乳的质量检验项目包括：脂肪、蛋白质、非脂乳固体、酸度、杂质度、硝酸盐、亚硝酸盐、黄曲霉毒素 M1、微生物、食品添加剂与营养强化剂。

21. 下列声称属于营养素功能声称的是(　　)。

A. 人参皂苷有助于延缓衰老

B. 钙是骨骼和牙齿的主要成分，并维持骨骼密度

C. 大豆蛋白对心血管疾病预防有益

D. 蛋白质有助于组织的形成和增长

E. 锌是儿童生长发育必需的元素

【解析】AC 两项，大豆蛋白对心血管疾病预防有益和人参皂苷有助于延缓衰老属于健康声称。

22. 现行版预包装食品标签通则规定的强制标示内容有(　　)。

A. 生产日期和保质期　　B. 食品名称

C. 经销商的名称和地址　　D. 净含量

17BCD　18BC　19BCD　20ABCDE　21BDE　22ABCDE

E. 产品标准号和质量等级

【解析】强制标示的内容有：食品名称，配料清单，配料的定量标示，净含量和沥干物(固形物)含量，生产者、经销者的名称、地址和联系方式，生产日期(或包装日期)和保质期，储藏说明，产品标准号，质量(品质)等级等内容。

23. 现行版预包装食品标签通则规定的非强制标示内容有(　　)。

A. 生产日期　B. 批号　C. 保质期　D. 食用方法

E. 营养成分

【解析】非强制标示的内容有：批号、食用方法、营养成分。

24. 在我国现行的食品标准中，与食品标签密切相关的标准有(　　)。

A. 预包装特殊膳食食用食品标签通则(GB 13432)

B. 食品营养强化剂使用卫生标准(GB 14880)

C. 饮料酒标签标准(GB 10344)

D. 预包装食品标签通则(GB 7718)

E. 食品添加剂卫生标准(GB 2760－1996)

25. 与食品标签相关的特殊类别的食品标准有(　　)。

A. 食品安全国家标准婴儿配方食品(GB 10765－2021)

B. 保健(功能)食品通用标准(GB 16740－2014)

C. 饮料酒标签标准(GB 10344－2016)

D. 预包装食品标签通则(GB 7718)

E. 食品添加剂卫生标准(GB 2760－2018)

三、判断题(下列判断正确的请打“√”，错误的打“×”)

1. 在中国减少疾病危险的声称属于保健食品管理。(　　)[辽宁省 2016 年三级真题]

【解析】减少疾病危险的声称属于营养声称，营养声称和健康声称包含在附加信息里，而营养成分标示和附加营养信息组成了食品营养标签。

2. 用于计算营养标签标示值的数据，5 次左右的送检结果就比较稳定。(　　)[江苏省 2011 年三级真题]

【解析】用于计算营养标签标示值的数据，至少有 6～12 次不同批次送检结果才比较稳定并有说服力。

3. 食品分析的任务是根据国家、行业或企业制定的技术标准，运用化学、物理或仪器等分析手段，对食品工业生产的原料、辅料、中间过程和终产品进行检测分析，从而对产品的品质、营养和卫生等方面做出评价。(　　)

4. 就食品营养标签制作而言，产品分析的最终目标是获得可以用于标示的食物营养成分基础数据。(　　)

23BDE　24ABD　25ABCE　▌　1×　2×　3√　4√

5. 植物油中脂肪酸的分布因油的来源不同而有所差异，一般豆油中多不饱和脂肪酸比例较低。(　　)

【解析】一般豆油中多不饱和脂肪酸比例较高。

6. 采用氢化加工的方法对脂肪酸进行改造往往会造成植物油的饱和度下降，且反式脂肪酸含量增高。(　　)

【解析】采用氢化加工的方法对脂肪酸进行改造往往会造成植物油的饱和度上升，且反式脂肪酸含量增高。

7. 一般来说，生产企业自身产品标准要高于国家标准。(　　)

8. 就营养成分分析来说，分析方法因食品基质的不同而有不同选择，首选国家标准方法。(　　)

9. 食物的能量是指食品中的供能物质在人体代谢中消耗的能量。(　　)

【解析】食物的能量是指食品中的供能物质在人体代谢中产生的能量。

10. 食品中蛋白质含量可通过“总氮量”乘以“氮折算系数”或食品中各氨基酸含量的总和来确定。(　　)

11. 检测方法的不同使得营养标签上脂肪含量的标识也应不同。(　　)

【解析】由于检测方法的不同，脂肪可用粗脂肪或总脂肪表示，在营养标签上均可标示为“脂肪”。

12. 粗脂肪是指食品中一大类不溶于水而溶于有机溶剂(乙醚或石油醚)的化合物的总称。(　　)

13. 膳食纤维是植物的不可食部分，不能被人体小肠消化吸收，对人体无益处。(　　)

【解析】膳食纤维是植物的可食部分，不能被人体小肠消化吸收，对人体有健康意义。

14. 营养成分的标示是指对食品中各种营养素的名称、含量和功能所做出的描述。(　　)

【解析】营养成分的标示是指对食品中各种营养素的名称和含量所做出的描述。

15. 营养素使用每100g(或100mL)食品或每份食用量的食品中某一种营养素的质量来标示。(　　)

16. 食物营养成分的检测数值，常常需要经过修饰后再标在标签上。(　　)

17. 对于有小数位数的数值，其有效位数是指从最左侧一位的非零数字向右数得到的位数。(　　)

5× 6× 7√ 8√ 9× 10√ 11× 12√ 13× 14× 15√ 16√ 17√

18. 对没有小数位且以若干个零结尾的数值，其有效位数是指从非零数字最左一位向右数得到的位数减去无效零(即仅为定位用的零)的个数。(　　)

19. 在计算纯牛奶能量时，可用乳糖含量代替碳水化合物计算。(　　)

【解析】纯牛奶中碳水化合物 90% 以上来自乳糖，因此在计算牛奶能量时，可用乳糖含量代替碳水化合物计算。

20. 食品的营养声称主要针对食品中营养成分含量，传递了营养素含量的多寡或者特点；而健康声称则声明了营养素的功能作用。(　　)

21. 食品标签上营养素含量若标注有“来源”“含有”“提供”等词语的声称属于含量声称。(　　)

【解析】含量声称即描述食物中能量或营养素含量水平的声称，包括“来源”“含有”“提供”“高”“富含”“低”“不含”“无”或“零”等的声称。

22. 比较声称是对两种或两种以上食物的营养素含量或能量值进行比较的声称。(　　)

【解析】比较声称即对两种或两种以上食物的营养素含量或能量值进行比较的声称，包括“减少”“少于”“增加”“加”“大于”等的声称。

23. 属性声称是对食品原料营养特性的声称，如“强化”“多维”“脱脂”“瘦”等声称。(　　)

24. 食品保质期的标示可以以年或月为单位表述，如果食品的保质期与储藏条件有关，应标示食品的特定储藏条件。(　　)

【解析】食品保质期的标示应以月为单位表述。

四、简答题

1. 写出液态奶的营养标签制作的步骤。[浙江省 2011 年三级真题]

答：液态奶的营养标签制作步骤如下：

(1) 了解产品分析计划。

(2) 确定检验项目。

根据液态奶产品的原料和添加的辅料，确定产品的营养特点。普通液态奶的检测项目可选择能量、蛋白质、脂肪、碳水化合物(乳糖)、胆固醇、钙、维生素 B_2，也可以不定期地增加脂肪酸、氨基酸、维生素 A 等内容。

(3) 送检样品。

按照分析计划中的采样方案，采集原料乳或产品，送到本企业实验室或合同实验室进行分析检测，并记录检测结果和相关信息。

(4) 整理检验数据。

对样品检验单的数据进行整理，找出异常值，查出导致异常值的原因。用于计算营养

18√　19√　20√　21√　22√　23√　24 ×

标签标示值的数据，至少有6~12次不同批次送检结果才比较稳定并有说服力。并且在不断送检的过程中，所有的检测数据要全部纳入本企业产品营养成分数据库中，以便观察产品质量的变化或调整标签数据。

(5)数据修约。

对所有的检测结果计算均值和标准差，以及单侧95%的可信限，按照数据修约的要求，将均值和单侧95%可信限的数值进行修约。

(6)与国家产品质量标准比较。

(7)确定营养成分表标示值。

在预先设计的营养成分表中写入营养成分数据。这些数据是按照程序5的方法计算后的均数，并经过与标准核对后适当的调整。调整的原则是：不违背国家标准，不高于检测数据可信上限或低于可信下限。以保证货架期内产品质量，同时给监督检查留出一定余地。

(8)分析结果存档。

2. 以方便面为例，简述食品分析计划的制订过程。

答：简述食品分析计划的制订过程为：

(1)工作准备。

了解分析的目的和目标，查询产品配方和原料档案，选择合适的产品标准和营养成分分析检测标准，确定要检查的项目和方法。根据原料，预算产品营养成分。

(2)工作程序。

①根据方便面卫生标准，决定感官和理化指标。

②确定营养成分检测项目。

③确定送检样品和数量。

④落实实验室。

⑤撰写分析计划和实施方案。分析计划包括：产品名称、分析目的、产品数量和批次、采样地点、分析实验室的资质、采用的分析方法、经费核算和完成时间。

3. 在制定液体奶营养标签的过程中，如何确定营养成分标示值的数据。

答：确定液态奶营养成分标示值的数据方法如下：

(1)对所有液态奶送检样品的检测结果计算均值和标准差，以及单侧95%的可信限。并按照数据修约的要求，将均值和单侧95%可信限的数值进行修约。计算公式如下：

$$\overline{X} = \sum X_i / n$$

$$S = \sqrt{\frac{\sum X_i^2 - \left(\sum X_i\right)^2 / n}{n - 1}}$$

$$单侧95\%可信上限 = \overline{X} + t_{0.05(v)} \times S$$

$$单侧95\%可信下限 = \overline{X} - t_{0.05(v)} \times S$$

式中 n——检测结果的总个数(或次数)；

X_i——第i个检测结果，其中i在(1~n)范围内；

X——n个检测结果的均值；

S——n 次检测结果的标准差，表示均值的离散性，S 越大表示检测结果的变异程度越大；

$t_{0.05(v)}$——由 t 界值表查到的自由度为 v、概率界限为 0.05 的 t 值，$v=n-1$。

(2)与国家产品质量标准比较。

(3)在符合标准的情况下，根据液态奶的包装大小和设计安排，在预先设计的营养成分表中写入营养成分数据。这些数据是计算后的均数，并经过与标准核对后适当的调整。调整的原则是：不违背国家标准，不高于检测数据可信上限或低于可信下限，以保证货架期内产品质量，同时给监督检查留出一定余地。

4. 在制作饼干营养标签的过程中，如何确定其检测项目？以儿童为食用人群的饼干，可以强化哪些营养素？

答：(1)在制作饼干营养标签的过程中确定其检测项目的方法：

根据饼干产品的原料和添加的辅料，确定产品的营养特点。一般来说，饼干的营养检测项目根据强化营养素和销售目标而确定。可包括能量、蛋白质和氨基酸、脂肪和脂肪酸、碳水化合物、膳食纤维、多种维生素(如维生素 B_1、维生素 B_2、维生素 B_6、烟酸、叶酸、胡萝卜素、泛酸)、各种矿物质(如钙、铁、锌、锰、钠、钾、碘)。

(2)以儿童为食用人群的饼干，可以强化维生素、锌、铁等。

五、案例选择题(本题案例后有与之相关的选择题，每题的备选答案中至少有一个符合题意的答案，请将正确选项代号填入括号内)

(案例)

读懂预包装食品的营养标签，可以帮助我们优选食物，进行合理搭配和制作食谱，根据下列食品标签的图表，回答问题：

产品类型：酥性饼干。

配料：小麦粉、白砂糖、起酥油、鲜鸡蛋、人造奶油、蛋黄粉、植脂末、食用盐、碳酸钙、碳酸氢钠、磷酸二氢钙、β－胡萝卜素；

致敏物质：含有麸质的谷物、乳制品、蛋类及其制品、大豆制品；此生产线也加工含有芝麻、花生制品的食品。

表 1　成分表

项目	每 100 克	NRV%
能量	2115kJ	25%
蛋白质	8.4g	14%
脂肪	23.4g	39%
—反式脂肪	0g	
碳水化合物	65.1g	22%
钠	307mg	15%
钙	190mg	24%

1. (多选)根据以上信息可知此饼干(　　)。

A. 含有大量食品添加剂　　B. 主要原料为小麦粉

C. 起酥油含有大量的反式脂肪酸　　D. 强化了钙

【解析】从给出的信息可知，该饼干使用了4种食品添加剂，故A项表述错误。从成分表可知反式脂肪为0g，故C项表述错误。

2. (单选)对于食品添加剂，下列说法正确的是(　　)。

A. 食品添加剂不应该在此类食品中使用

B. 碳酸钙是食品强化剂不是添加剂

C. 根据相关规定许可按要求添加，属于安全的

D. 不含添加剂可发放心食用

【解析】当饼干中添加了添加剂时，需遵守《食品安全国家标准——食品添加剂使用标准》(GB 2760－2014)。该饼干使用的食品添加剂是安全的。

3. (多选)下列说法正确的是(　　)。

A. 一天进食400g此类饼干，能量能够满足人体需要

B. 该饼干的脂肪供能比较高

C. 该饼干的碳水化合物的含量是22%

D. 反式脂肪酸标示为0g，意味着该饼干中不存在反式脂肪酸

【解析】C项，NRV即营养素参考值。NRV%＝食品中某营养素含量/该营养素的营养素参考值×100%。因此22%指的是营养素参考值，不是含量。D项，营养声称中：无或不含反式脂肪酸，是≤0.3g/100g(固体)或100ml液体。AB两项正确。

4. (单选)哪个营养声称可标注在表1中？(　　)

A. 高钙或者富含钙　　B. 含有钙

C. 富含钠　　D. 减少钠

【解析】矿物质(不包括钠)的营养声称见下表。

×来源，或含有×	每100g中≥15%NRV 每100mL中≥7.5%NRV或每420kJ中≥5%NRV	含有"多种矿物质"指3种和(或)3种以上矿物质含量符合"含有"的声称要求
高，或富含×	每100g中≥30%NRV 每100mL中≥15%NRV或每420kJ中≥10%NRV	富含"多种矿物质"指3种和(或)3种以上矿物质含量符合"富含"的声称要求

该饼干成分表中钙为24%NRV(每100g)，故符合"×来源，或含有×"。

5. (多选)食品标签除营养相关信息外，还有食品安全信息，针对表1，下列说法正确的是(　　)。

A. 对芝麻或花生过敏的人谨慎选择该食品

B. 对麸质过敏的人，慎重选择该食品

C. 配料表中无大豆类，大豆过敏的人可以放心食用

1BD　2C　3AB　4B　5ABD

D. 该饼干中几乎不含膳食纤维

六、实际操作题

饼干标签说明书的制作。

答：饼干标签说明书的制作如下：

(1)准备工作：

准备预包装食品标签通则(GB 7718)、食物分析成分数据、配料表。

(2)工作程序：

①分析资料。仔细分析和阅读相关的法规、标准。

②分析报告。仔细分析饼干的原料配方和产品营养或功能分析报告，思考和提炼产品推广的思路。

③撰写产品名称。

【食品名称】是清晰地反映食品真实属性的专用名称。在 GB 7718 中规定，当国家标准或行业标准中已规定了某食品的一个或几个名称时，应选用其中的一个或等效的名称。无国家标准或行业标准规定的名称时，应使用不使消费者误解或混淆的常用名称或通俗名称。可以标示"新创名称""奇特名称""音译名称""牌号名称""地区俚语名称"或"商标名称"，但应在所示名称的邻近部位，使用同一字号标示食品真实属性的专用名称。当食品真实属性的专用名称因字号不同易使人误解食品属性时，也应使用同一字号标示食品真实属性的专用名称。为避免消费者误解或混淆食品的真实属性、物理状态或制作方法，可以在食品名称前或食品名称后附加相应的词或短语。如，本例中汉语拼音为"××bing gan"。

④撰写配料表。

【配料】各种配料应按制造或加工食品时加入量的递减顺序一一排列；加入量不超过2%的配料可以不按递减顺序排列。如果某种配料是由两种或两种以上的其他配料构成的复合配料，应在配料清单中标示复合配料的名称，再在其后加括号，按加入量的递减顺序标示复合配料的原始配料。当某种复合配料已有国家标准或行业标准，其加入量小于食品总量的25%时，不需要标示复合配料的原始配料，但在最终产品中起工艺作用的食品添加剂应一一标示。在食品制造或加工过程中，加入的水应在配料清单中标示。在加工过程中已挥发的水或其他挥发性配料不需要标示。制造、加工食品时使用的加工助剂，不需要在配料清单中标示。如果在食品标签或食品说明书上特别强调添加了某种或数种有价值、有特性的配料，应标示所强调配料的添加量。同样，如果在食品的标签上特别强调某种或数种配料的含量较低时，应标示所强调配料在成品中的含量。食品名称中提及某种配料而未在标签上特别强调，不需要标示某种配料在成品中的含量。添加量很少，仅作为香料用的配料而未在标签上特别强调，也不需要标示香料在成品中的含量。

⑤根据包装和工艺确定净含量。

【净含量和沥干物(固形物)含量】净含量的标示应由净含量、数字和法定计量单位组成。应依据法定计量单位，按以下方式标示包装物(容器)中食品的净含量：

a. 液态食品。用体积表示：L(升)、mL(毫升)。

b. 固态食品。用质量表示：g(克)、kg(千克)。

c. 半固态或黏性食品。用质量或体积表示。

⑥编写食用方法。

【食用方法】对于某些有具体食用方法的食品应该注明。如有必要，可以标示容器的开启方法、食用方法、每日(每餐)食用量、烹调方法、复水再制方法等对消费者有帮助的说明。

⑦列出成分表。

【营养成分表】即制作好的营养标签的表格。营养成分的名称、表达单位、计算方式、数据修约、标签格式都要符合相关的标准和规定。

⑧按照相关要求列出执行标准和产品批准文号。

【执行标准】国内生产并在国内销售的预包装食品(不包括进口预包装食品)应标示企业执行的国家标准、行业标准、地方标准或经备案的企业标准的代号和顺序号。

【批准文号】标注企业获得的食品卫生许可证的文号。

⑨其他内容。

【贮藏】需要注明具体温度的，如置阴凉处(不超过20℃)。适宜的储藏方式可以延长安全的食用时间。如果不标明，某些消费者容易在打开产品后放置时间过长，再次食用后造成食物中毒。

【保质期】应以月为单位表述。如果食品的保质期与储藏条件有关，应标示食品的特定储藏条件。

【生产日期】常放于瓶口、盒底等，便于印制。

【生产企业】

企业名称：应标示食品的制造、包装或经销单位经依法登记注册的名称和地址。

电话号码：须标明区号。

注册地址：应与《食品卫生许可证》中的注册地址一致。

网址：如无网址，此项可不保留。

其他项目，如生产地址、邮政编码和传真号码应如实标明。

食品说明书基本内容

×××饼干说明书

饼干是以××、××、××为主要原料，采取×××工艺，符合××标准，具有××作用，适用于××××人群等。

【食品名称】××饼干(汉语拼音)

【配料】小麦粉、植物油、白砂糖、葡萄糖、全脂奶粉(添加量3.3%)、碳酸钙、食用香精、鸡蛋粉、淀粉、膨松剂、维生素(烟酰胺、维生素A、维生素B_1、维生素B_2、叶酸、维生素D)、氧化锌、乙二胺四乙酸铁钠

【主要营养成分】

营养成分表

营养素	每100g平均含量
能量	1970kJ
蛋白质	8.0g

续表

营养成分表	
营养素	每 100g 平均含量
钙	290mg
铁	4.0mg
锌	4.5mg
维生素 A	833IU
维生素 D	3.2μg
维生素 B_1	0.4mg
维生素 B_2	0.4mg
烟酸(烟酰胺)	4.0mg
维生素 B_6	0.4mg
叶酸	58μg

【规格】200g
【保存方法】避免日晒，置阴凉干燥处，开封后请尽早食用
【生产日期】见打印编码
【标签认可号】
【产品标准号】
【生产企业】
企业名称：×××××饼干有限公司(S)
生产地址：中国××市××路××号
邮政编码：××××××
服务热线：××××××

第 2 节 食品营养价值分析

一、单项选择题(下列每题的 4 个选项中，只有 1 个是正确的，请将其代号填在括号内)

1．蛋白质真消化率排除了哪个因素的影响？(　　)［2021 年全国卷真题］

A．内源性粪代谢氮　　B．食物氮

C．摄入蛋白质的量　　D．蛋白质的吸收率

【解析】蛋白质真消化率 =［食物氮 -(粪氮 - 粪代谢氮)］/食物氮 ×100%，与蛋白质的吸收率无关。

2．以下关于食物分量的描述，不正确的是(　　)。［2021 年全国卷真题］

A．食物分量指标准化的一份食物可食部分的数量

B．确定食物分量应首先确定代表性食物分量

1D　2D

C. 确定食物分量可以用于膳食指南的

D. 确定谷类食物分量，可选择面包作为代表性食物

【解析】确定谷类食物分量，可选择馒头、米饭作为代表性食物。

3. 蛋白质表观消化率与蛋白质真消化率相比(　　)。[2021 年全国卷真题]

A. 表观消化率大于真消化率　　B. 表观消化率小于真消化率

C. 表观消化率等于真消化率　　D. 计算真消化率时不包括粪代谢氮

【解析】ABC 三项，蛋白质表观消化率 = (食物氮 - 粪氮)/食物氮 × 100%，蛋白质真消化率 = [食物氮 - (粪氮 - 粪代谢氮)]/食物氮 × 100%。表观消化率比真消化率低，对蛋白质营养价值的估计偏低，因此有较大的安全系数。D 项，表观消化率和真消化率的差别在于表观消化率不计粪代谢率，操作更简便，而真消化率更准确。因此答案选 B。

4. 食物血糖生成指数(GI)越低，则表示(　　)。[2021 年全国卷真题]

A. 餐后血糖应答水平百分比值越大　　B. 餐后血糖升高相对缓和

C. 餐后血糖骤然升高　　D. 葡萄糖在体内扩散速度急剧

【解析】血糖生成指数(GI)越低，表明在胃肠内停留时间长，释放缓慢，葡萄糖进入血液后峰值低，下降速度慢，血糖浓度波动小。

5. 低 GI 值食物指的是当 GI 值在(　　)。[2021 年全国卷真题]

A. 55 以下　　B. 55 ~ 65　　C. 65 ~ 75　　D. 75 ~ 85

【解析】当血糖生成指数(GI)在 55 以下时，该食物为低 GI 食物；当 GI 在 55 ~ 70 之间时，为中 GI 食物；当 GI 在 70 以上时，该食物为高 GI 食物。

6. 表示食物蛋白质的供给量与能量供给量平衡的是(　　)。[2021 年全国卷真题]

A. INQ = 1　　B. INQ > 0.5　　C. INQ < 1　　D. INQ > 1

【解析】营养质量指数(INQ) = 1，表示被评价食物提供的营养素的能力与提供能量的能力相当，两者满足人体需要的程度相同，即表示食物提供的营养素与能量含量达到平衡。

7. 能量密度正确的是(　　)。[2022 年全国卷真题]

A. 能量密度 = 一定量食物提供的能量值/能量推荐摄入量

B. 能量密度 = 一种食物提供的能量值/当日能量摄入量

C. 能量密度 = 一定量食物提供的能量值/当日能量摄入量

D. 能量密度 = 一种食物提供的能量值/能量推荐摄入量

【解析】能量密度指一定量食物提供的能量值与能量推荐摄入量的比值，是了解不同食物能量高低、对人体满足程度的一个简单分析指标。

8. 有关食物利用率的说法，表述不正确的是(　　)。[2022 年全国卷真题]

A. 食物利用率的人体试验中，常常将婴儿和幼儿作为观察对象

B. 食物利用率主要代表了微量营养素的水平

3B　4B　5A　6A　7A　8B

C. 食物利用率的评价需采用人体和动物实验的方法
D. 食物利用率主要代表了宏量营养素的水平

【解析】食物利用率主要代表了对体重起作用的能量和宏量营养素（如蛋白质、脂肪、碳水化合物）的水平，常被用作新食物资源、婴幼儿食品的评价方法。

9. 下列水果中，血糖指数较低的水果是（　　）。［2022 年全国卷真题］
A. 香蕉　　B. 西瓜　　C. 猕猴桃　　D. 柚子

【解析】香蕉的 GI 值为 52，西瓜的 GI 值为 72，猕猴桃的 GI 值为 52，柚子的 GI 值为 25。故柚子的 GI 最低。

10. 超重和肥胖者应选用食物的 INQ（　　）。［江苏省 2016 年三级真题］
A. >1　　B. <1　　C. $=1$　　D. $=0$

【解析】INQ 即营养质量指数，大于 1 时，表示该食物提供营养素的能力大于提供能量的能力，为“营养质量合格食物”，特别适合体重超重和肥胖者选择。

11. 评价食物蛋白质营养价值时，作为参考蛋白的是（　　）。［山东省 2014 年三级真题］
A. 牛乳蛋白质　　B. 鸡蛋蛋白质　　C. 大豆蛋白质　　D. 大米蛋白质

12. 豆类含有较多的（　　），因此可与谷类蛋白质产生互补作用。［浙江省 2014 年三级真题］
A. 蛋白质　　B. 必需氨基酸　　C. 赖氨酸　　D. 苏氨酸

13. 维生素 A 含量丰富的食物是（　　）。［福建省 2012 年三级真题］
A. 鸡肝　　B. 猪肉　　C. 玉米　　D. 山药

14. 进行蛋白质互补作用评价时，可计算食物的（　　）。［浙江省 2011 年三级真题］
A. 氨基酸评分　　B. 蛋白质数量　　C. 熔点　　D. 价格

15. 构成蛋白质的氨基酸有（　　）。［河北省 2008 年 9 月三级真题］
A. 10 种　　B. 15 种　　C. 20 种　　D. 25 种

【解析】人体和食物蛋白质中包含 20 余种氨基酸，其中只有一部分氨基酸可在人体内自行合成，称为非必需氨基酸；另一部分氨基酸不能在体内合成或合成速度不够快，必须从膳食中摄入，这些氨基酸称为必需氨基酸。人体内的必需氨基酸共 9 种。

16. 能量密度的公式正确的是（　　）。

A. $能量密度=\frac{一定量食物提供的能量值}{当日能量摄入量}$

B. $能量密度=\frac{一种食物提供的能量值}{能量推荐摄入量}$

9D　10A　11B　12C　13A　14A　15C　16C

C. $能量密度 = \frac{一定量食物提供的能量值}{能量推荐摄入量}$

D. $能量密度 = \frac{一种食物提供的能量值}{当日能量摄入量}$

17. 关于 INQ 的计算，下列正确的是(　　)。

A. $INQ = \frac{营养素密度}{能量密度}$

B. $INQ = \frac{营养素密度}{能量密度} \times 10$

C. $INQ = \frac{能量密度}{营养素密度}$

D. $INQ = \frac{营养素密度}{能量密度} \times 100$

18. 对于 1 岁以下的婴儿，(　　)的氨基酸成分仍是氨基酸评分的标准。

A. 牛肉　　B. 牛乳　　C. 鸡蛋　　D. 人乳

19. 食物氨基酸直接比较法是根据蛋白质中必需氨基酸的含量，以含量最少的(　　)为 1 计算出其他氨基酸的相应比值，以此来判断食物的氨基酸比例是否适合人体需要。

A. 苏氨酸　　B. 赖氨酸　　C. 色氨酸　　D. 蛋氨酸

20. 下列食物的蛋白质必需氨基酸总量最高且氨基酸比值最合理的是(　　)。

A. 全鸡蛋　　B. 牛奶　　C. 大豆　　D. 牛肉

【解析】动物性蛋白质必需氨基酸总量高于或接近模式含量，氨基酸比值也接近模式，其中以全鸡蛋蛋白质更为理想。大豆、面粉、大米的赖氨酸无论绝对值和相对值均低于模式，所以质量稍差。

21. 蛋白质真消化率计算公式正确的是(　　)。

A. $蛋白质真消化率(\%) = \frac{食入氮}{氮吸收量} = \frac{食入氮 - 粪氮 + 粪代谢氮}{食入氮} \times 100\%$

B. $蛋白质真消化率(\%) = \frac{氮吸收量}{食入氮} = \frac{食入氮 - 粪氮 - 粪代谢氮}{食入氮} \times 100\%$

C. $蛋白质真消化率(\%) = \frac{食入氮}{氮吸收量} = \frac{食入氮 - 粪氮 - 粪代谢氮}{食入氮} \times 100\%$

D. $蛋白质真消化率(\%) = \frac{氮吸收量}{食入氮} = \frac{食入氮 - 粪氮 + 粪代谢氮}{食入氮} \times 100\%$

22. 经消化率校正后的氨基酸评分(PDCAAS)计算公式正确的是(　　)。

A. PDCAAS = AAS × 氮吸收量

B. PDCAAS = AAS × n%

C. PDCAAS = AAS × 表观消化率(AD)

D. PDCAAS = AAS × 真消化率(TD)

23. 蛋白质的功效比值是指在严格规定的条件下，动物平均每摄取(　　)g 蛋白质时所增加的体重克数。

A. 1　　B. 10　　C. 50　　D. 100

17A　18D　19C　20A　21D　22D　23A

24. 如果用动物试验评价待测蛋白质，已知每摄取 1g 蛋白质，动物所能增加的体重是 0.3g。使用的蛋白质评价方法是(　　)。

A. 蛋白质消化率　　B. 蛋白质功效比值
C. 蛋白质净利用率　　D. 蛋白质生物价

25. 蛋白质生物价是用以表示蛋白质消化吸收后被机体利用的程度，最高值为(　　)。

A. 1.0　　B. 10　　C. 100　　D. 1000

【解析】蛋白质的生物价是用以表示蛋白质消化吸收后被机体利用的程度。生物价越高表示蛋白质的机体利用率越高，即蛋白质的营养价值越高，最高值为 100。

26. 能够全面反映食物蛋白质的实际利用程度的是(　　)。[2025 年全国卷真题]

A. 蛋白质功效比值　　B. 氮平衡指数
C. 蛋白质净利用率　　D. 蛋白质生物价

【解析】蛋白质净利用率(NPU)是指将蛋白质生物学价值与消化率结合起来评定蛋白质营养价值的方法。由于 NPU 考虑了被测食物蛋白质消化和利用两个方面，所以更全面地反映了被测食物蛋白质的实际利用程度。

27. 根据 WHO/FAO 对血糖生成指数的定义，食物 GI 是指人体进食含(　　)g 碳水化合物的待测食物后血糖应答曲线下的面积(AUC)与食用含等量碳水化合物标准参考物后血糖 AUC 之比。

A. 1　　B. 10　　C. 50　　D. 100

28. 食物血糖生成指数 GI 的计算公式是(　　)。

A. $GI = \dfrac{\text{含 50g 碳水化合物试验食物餐后 2h 血糖应答曲线下面积}}{\text{100g 碳水化合物标准参考餐后 2h 血糖应答曲线下面积}} \times 100\%$

B. $GI = \dfrac{\text{含 50g 碳水化合物试验食物餐后 24h 血糖应答曲线下面积}}{\text{等量碳水化合物标准参考物餐后 24h 血糖应答曲线下面积}} \times 100\%$

C. $GI = \dfrac{\text{含 50g 碳水化合物试验食物餐后 2h 血糖应答曲线下面积}}{\text{等量碳水化合物标准参考物餐后 2h 血糖应答曲线下面积}} \times 100\%$

D. $GI = \dfrac{\text{含 50g 碳水化合物试验食物餐后 24h 血糖应答曲线下面积}}{\text{100g 碳水化合物标准参考餐后 24h 血糖应答曲线下面积}} \times 100\%$

29. 下列关于碳水化合物的计算正确的是(　　)。

A. 碳水化合物 = 100 −(蛋白质 + 脂肪)
B. 碳水化合物 = 100 −(蛋白质 + 脂肪 + 水分)
C. 碳水化合物 = 100 −(蛋白质 + 脂肪 + 水分 + 灰分)
D. 碳水化合物 = 100 −(蛋白质 + 脂肪 + 水分 + 灰分 + 总膳食纤维)

30. 胶体和 β − 葡聚糖含量的增多对 GI 值的影响是(　　)。

A. 使之升高　　B. 使之降低

24B　25C　26C　27C　28C　29D　30B

C. 先升高，后降低　　　　D. 无变化

【解析】胶体和β-葡聚糖是黏性纤维，含量升高后使GI值降低。

31. 蛋白质和脂肪含量的降低对GI值的影响是(　　)。[2024年全国卷真题]

A. 使之升高　　　　B. 使之降低

C. 先升高，后降低　　　　D. 无变化

【解析】食物GI是指人体进食含50g可利用碳水化合物的待测食物后血糖应答曲线下的面积与食用含等量碳水化合物标准参考物后血糖应答曲线下面积之比。碳水化合物是指可利用碳水化合物。可利用碳水化合物=100-(蛋白质+脂肪+水分+灰分+总膳食纤维)。因此蛋白质和脂肪含量的降低，则可利用碳水化合物升高，故GI升高。

32. 食物血糖生成指数GI体现的是食物碳水化合物的(　　)对血糖的影响。

A. 摄取方式　　B. 质量　　C. 种类　　D. 数量

33. 食物血糖负荷GL体现了食物碳水化合物的(　　)对血糖的影响。

A. 摄取方式　　B. 质量　　C. 种类　　D. 数量

34. 脂肪又称甘油三酯，是由(　　)结合而成。

A. 二分子甘油酸和一分子脂肪酸　　　　B. 一分子脂肪酸和三分子甘油

C. 一分子甘油酸和二分子脂肪酸　　　　D. 一分子甘油和三分子脂肪酸

35. 如果测定50克某食物中的含氮量为1.9，则该食物中含蛋白质为(　　)。

A. 3.8%　　B. 11.88%　　C. 12.56%　　D. 23.75%

【解析】1g氮=6.25g蛋白质，故该食物蛋白质的含量(g)=1.9×6.25÷50×100%=23.75%。

36. 蛋白质的真消化率为(　　)。

A. [I-(F-Fk)-(U-Uk)]/[I-(F-Fk)]×100%

B. [I-(F-Fk)]/I×100%

C. [I-(F-Fk)-(U-Uk)]/[I-(U-Uk)]×100%

D. [I-(U-Uk)]/I×100%

【解析】蛋白质真消化率(%)= $\frac{\text{摄入氮}-(\text{粪氮}-\text{粪代谢氮})}{\text{摄入氮}}\times 100\%$；其中，I——摄入氮；U——尿氮；F——粪氮；Fk——粪代谢氮。

37. 下列不属于必需氨基酸的有(　　)。

A. 异亮氨酸　　B. 苏氨酸　　C. 谷氨酸　　D. 蛋氨酸

【解析】必需氨基酸包括异亮氨酸、亮氨酸、赖氨酸、蛋氨酸、苯丙氨酸、苏氨酸、色氨酸、缬氨酸和组氨酸9种。而谷氨酸属于非必需氨基酸。

38. 脂肪酸碳链为12个碳原子的脂肪酸是(　　)。

31A　32B　33D　34D　35D　36B　37C　38B

A. 短链脂肪酸 B. 中链脂肪酸 C. 长链脂肪酸 D. 类脂肪酸

【解析】中链脂肪酸为含8~12碳的脂肪酸；短链脂肪酸为含2~6碳的脂肪酸；长链脂肪酸为含14碳以上的脂肪酸。

39. 营养素密度的公式正确的是(　　)。

A. $营养素密度=\frac{一类食物提供的营养素含量}{相应营养素当日摄入量}$

B. $营养素密度=\frac{一类食物提供的营养素含量}{相应营养素推荐摄入量}$

C. $营养素密度=\frac{一定量食物提供的营养素含量}{相应营养素推荐摄入量}$

D. $营养素密度=\frac{一定量食物提供的营养素含量}{相应营养素当日摄入量}$

二、多项选择题(下列每题的选项中，至少有2个是正确的，请将其代号填在括号内)

1. 人体必需脂肪酸为(　　)。[辽宁省2012年三级真题]

A. 花生四烯酸 B. α－亚麻酸 C. 亚油酸 D. EPA
E. 油酸

【解析】必需脂肪酸是指机体生命活动必不可少，但机体自身又不能合成，必须由食物供给的多不饱和脂肪酸(PUFA)。必需脂肪酸主要包括两种，一种是ω－3系列的α－亚麻酸，一种是ω－6系列的亚油酸。

2. GI较低表明(　　)。[江苏省2011年三级真题]

A. 碳水化合物吸收慢 B. 碳水化合物吸收快
C. 进食该食物后血糖易升高 D. 进食该食物后血糖不易升高
E. 食物碳水化合物的营养价值较低

【解析】GI即食物血糖生成指数，是指人体进食含50g碳水化合物的待测食物后血糖应答曲线下的面积(AUC)与食用含等量碳水化合物标准参考物后血糖AUC之比。消化吸收快的碳水化合物餐后血糖应答迅速，血糖升高幅度大，餐后2h的血糖动态曲线下面积大，GI值高；相反地，消化分解慢的碳水化合物，向血液中释放葡萄糖的速度缓慢，血糖上升较慢，因此具有较低的GI值。

3. 有关氨基酸评分的正确描述包括(　　)。[辽宁省2009年11月三级真题]

A. 氨基酸评分又称为蛋白质化学评分
B. 比值最高的为第一限制氨基酸
C. 比值最低的为第一限制氨基酸
D. 第一限制氨基酸的评分即为食物的氨基酸评分
E. 可用于混合食物蛋白质评价

【解析】氨基酸评分法也称为蛋白质化学评分，是用被测食物蛋白质的必需氨基酸与推

39C　Ⅱ　1BC　2AD　3ACDE

荐的理想模式或参考蛋白的氨基酸模式进行比较，计算出比值，比值最低者为第一限制氨基酸。由于限制氨基酸的存在，使食物蛋白质的利用受到限制，所以第一限制氨基酸的评分值即为该食物蛋白质的氨基酸评分。氨基酸评分法不仅适用于单一食物蛋白质的评价，还可用于混合食物蛋白质的评价，使用这种方法能够很直观地对食物蛋白质进行质量评价。

4. 膳食中优质蛋白质包括(　　)。[辽宁省2009年11月三级真题]

A. 粮谷类蛋白质　B. 植物性蛋白质　C. 蔬菜类蛋白质　D. 豆类蛋白质

E. 动物蛋白质

【解析】优质蛋白质又称优质蛋白、高生物价蛋白质，是指氨基酸组成与人体必需氨基酸需要量模式较接近，所含必需氨基酸利用率高的蛋白质。如鱼、瘦肉、牛奶、蛋类、豆类及豆制品。动物蛋白质中鱼类蛋白质最好，植物蛋白质中大豆蛋白质最好。

5. INQ > 1 表示该食物(　　)。[江苏省2011年三级真题]

A. 提供营养素的能力大于提供能量的能力

B. 属于营养质量合格食物

C. 特别适合于消瘦和低体重的人群

D. 提供营养素的能力小于提供能量的能力

E. 特别适合体重超重和肥胖者选择食用

【解析】INQ，即营养质量指数，是指在了解食物能量值的同时，把食物中的营养素与其提供的能量结合在一起，以判断食物能量和营养素之间的供求关系。INQ评价标准：①INQ > 1，表示该食物提供营养素的能力大于提供能量的能力，为“营养质量合格食物”，特别适合体重超重和肥胖者选择；②INQ < 1，表示该食物提供营养素的能力小于提供热能的能力；③INQ = 1，表示食物提供营养素的能力与提供热能的能力相当。

6. 下列关于食物利用率的叙述，正确的是(　　)。

A. 食物利用率的人体试验中，常常将婴儿和幼儿作为观察对象

B. 食物利用率主要代表了微量营养素的水平

C. 食物利用率的评价需采用人体和动物实验的方法

D. 食物利用率主要代表了宏量营养素的水平

E. 食物利用率常被用作新食物资源、婴幼儿食品的评价方法

7. 下列氨基酸属于必需氨基酸的是(　　)。

A. 天门冬氨酸　B. 亮氨酸　C. 组氨酸　D. 苯丙氨酸

E. 缬氨酸

【解析】人体内的必需氨基酸共9种，分别是亮氨酸、异亮氨酸、赖氨酸、蛋氨酸、苯丙氨酸、苏氨酸、色氨酸、缬氨酸和组氨酸。

8. 蛋白质营养评价的方法包括(　　)。

A. 蛋白质生物价　B. 氨基酸评分模式

4DE　5ABE　6ACDE　7BCDE　8ABCDE

C. 蛋白质功效比值　　　　　　　　D. 氨基酸评分
E. 蛋白质净利用率

【解析】不同蛋白质由于化学组成、形状的差别，消化率和生物利用也有所不同，所以要评价一种食物蛋白质质量的优劣，首先要了解和测定蛋白质的含量、氨基酸的组成，然后通过氨基酸评分模式、氨基酸评分(AAS)、经消化率校正后的氨基酸评分(PDCAAS)、蛋白质功效比值、蛋白质生物价、蛋白质净利用率等方法完成对氨基酸数量和比例以及蛋白质的营养价值评价。

9. 下列关于氨基酸模式的叙述，正确的是(　　)。
A. 如果评价一种食物蛋白质是否满足某年龄段人群的需要，应采用 1985 年氨基酸模式
B. 氨基酸模式最早被提出是在 1946 年由 Block 和 Mitchell 建议将鸡蛋中的氨基酸组成作为标准，用于评价蛋白质的质量
C. 1985 年，FAO/WHO/UNU 专家组提出了婴儿、学龄前儿童、学龄儿童和成人的氨基酸模式
D. 1973 年，FAO/WHO 联合专家委员会提出以人体氨基酸需要量为基础的氨基酸评分模式
E. 如果比较不同食物的营养价值，可采用 1973 年氨基酸模式

10. 下列关于氨基酸评分的叙述，正确的是(　　)。
A. 适用于混合食物的蛋白质的评价
B. 明确哪种氨基酸是限制氨基酸
C. 适用于单一食物蛋白质的评价
D. 可以评价食物蛋白质的营养价值
E. 只能找出限制氨基酸，不能找出其他氨基酸的不足

【解析】氨基酸评分可以明确哪种氨基酸是限制氨基酸，也可以发现其他氨基酸的不足，对于食物的营养价值分析是非常有帮助的。目前 AAS 是广为应用的一种食物蛋白质营养价值评价方法，不仅适用于单一食物蛋白质的评价，还可用于混合食物蛋白质的评价，使用这种方法能够很直观地对食物蛋白质进行质量评价。

11. 氨基酸评分法的计算公式是(　　)。

A. $AAS=\dfrac{\text{食物蛋白质每克氮中氨基酸含量(mg)}}{\text{理想模式中每克蛋白质中氨基酸含量(mg)}}$

B. $AAS=\dfrac{\text{食物蛋白质每克氮中氨基酸含量(mg)}}{\text{理想模式中每克氮中氨基酸含量(mg)}}$

C. $AAS=\dfrac{\text{食物蛋白质每克氮中氨基酸含量(mg)}}{\text{理想模式中每克氮中氨基酸含量(g)}}$

D. $AAS=\dfrac{\text{食物蛋白质每克蛋白质中氨基酸含量(mg)}}{\text{理想模式中每克氮中氨基酸含量(mg)}}$

9ABCDE　10ABCD　11BE

E. $AAS=\frac{食物蛋白质每克蛋白质氨基酸含量(mg)}{理想模式中每克蛋白质中氨基酸含量(mg)}$

12. 蛋白质消化率的评价方法主要包括(　　)。

A. 蛋白质主观消化率
B. 蛋白质最大消化率
C. 蛋白质表观消化率
D. 蛋白质真消化率
E. 蛋白质最低消化率

【解析】蛋白质消化率的评价方法主要包括蛋白质真消化率(TD)、表观消化率(AD)。其差别在于表观消化率不计粪代谢氮，操作更简便，而真消化率更精确。

13. 常用的评价蛋白质利用率的方法有(　　)。

A. 相对蛋白质值
B. 蛋白质功效比值
C. 蛋白质净利用率
D. 蛋白质生物价
E. 净蛋白质比值

【解析】常用的评价蛋白质利用率的方法有：①蛋白质功效比值(PER)；②蛋白质生物价(BV)；③蛋白质净利用率(NPU)；④其他：相对蛋白质值(RPV)、净蛋白质比值(NPV)、氮平衡指数(NBI)等。

14. 蛋白质净利用率的计算公式是(　　)。

A. $蛋白质净利用率\%=\frac{氮储留量}{氮吸收量}\times\frac{氮吸收量}{食物氮-100}$

B. 蛋白质净利用率% = 生物价 × 消化率

C. $蛋白质净利用率\%=\frac{氮储留量}{氮吸收量}\times\frac{氮吸收量}{食物氮}$

D. 蛋白质净利用率% = 净蛋白质比值 × 蛋白质含量

E. $蛋白质净利用率=\frac{氮储留量}{食物氮}\times 100\%$

15. 按照化学组成分类，蛋白质可分为(　　)。

A. 组合蛋白质值　B. 纤维类蛋白质　C. 单纯蛋白质　D. 结合蛋白质
E. 球状蛋白质

【解析】按照化学组成蛋白质可分为单纯蛋白(如清蛋白、球蛋白、谷蛋白、组蛋白、硬蛋白等)、结合蛋白(如核蛋白、糖蛋白、脂蛋白等)。

16. 按照形状分类，蛋白质可分为(　　)。

A. 组合蛋白质值　B. 纤维类蛋白质　C. 单纯蛋白质　D. 结合蛋白质
E. 球状蛋白质

【解析】按照形状蛋白质可分为纤维类蛋白(如胶原蛋白)、球状蛋白(如大部分酶、激素)等。

12CD　13ABCDE　14BCE　15CD　16BE

17. 按照蛋白质的营养价值高低可将蛋白质分为(　　)。
A. 非完全蛋白质　B. 半完全蛋白质　C. 完全蛋白质　D. 完整蛋白质
E. 不完全蛋白质

【解析】如果食物蛋白质所含氨基酸种类齐全、数量充足且比例适当，可以维持成人健康和儿童发育，营养学上称为完全蛋白，蛋类、肉类多为完全蛋白；如果所含氨基酸种类齐全、但有的数量不全或比例不当，可以维持生命、但不能促进生长发育，则称为半完全蛋白，如植物蛋白；如果所含氨基酸种类不全，既不能维持生命又不能促进生长发育，则称不完全蛋白，如胶原蛋白。

18. 碳水化合物的消化吸收会影响(　　)生理现象。
A. 便秘　B. 脑垂体分泌　C. 大肠发酵　D. 胰岛素调控
E. 血糖

【解析】不同碳水化合物因代谢途径不同发挥着不同的生理作用，如碳水化合物的消化吸收与血糖、胰岛素调控，大肠发酵和肠道健康等相关。

19. 在测定食物血糖生成指数 GI 时，通常标准参照物选择(　　)。
A. 白面包　B. 果糖　C. 淀粉　D. 葡萄糖
E. 全麦面包

20. 下列关于 GI 划分标准的叙述，正确的是(　　)。
A. 55 ~70 为中 GI 食物　B. GI >100 为高 GI 食物
C. 55 < GI < 100 为中 GI 食物　D. GI >70 为高 GI 食物
E. GI < 55 为低 GI 食物

21. 影响 GI 的因素有(　　)。
A. 咀嚼强度　B. 食物烹调加工方式
C. 胰岛素反应强度　D. 胃排空率
E. 小肠中淀粉酶的含量

【解析】影响 GI 的因素很多，包括食物烹调加工方式、食物其他成分的含量等物化因素以及胃排空率、胰岛素反应强度、咀嚼程度、小肠中淀粉酶的含量等生理性因素。

22. 下列食物加工方式中能使 GI 值升高的有(　　)。
A. 晒干　B. 冷冻压榨　C. 糊化　D. 压出水分
E. 膨化

【解析】冷冻压榨使 GI 值降低。

23. 下列成分属于 α－淀粉酶限制因子的是(　　)。
A. 植酸盐　B. 皂苷　C. 凝集素　D. 黄酮
E. 硫氰化物

17BCE　18CDE　19AD　20ADE　21ABCDE　22ACDE　23AC

24. 下列关于 GL 值划分标准的叙述，正确的是(　　)。

A. $20 < GL < 25$ 为中 GL 食物　　B. $GL > 20$ 为高 GL 食物

C. 11 ~ 19 为中 GL 食物　　D. $GL > 25$ 为高 GL 食物

E. $GL < 10$ 为低 GL 食物

25. 下列关于必需脂肪酸的叙述，正确的是(　　)。

A. 动物肉中瘦肉的必需脂肪酸含量比肥肉中高

B. 必需脂肪酸是指那些被机体需要，却不能在体内合成，必须由膳食提供的一类脂肪酸

C. 植物油必需脂肪酸的含量较高

D. 亚油酸是必需脂肪酸之一

E. 禽类的必需脂肪酸含量高于畜类

26. n－3 系列不饱和脂肪酸包括(　　)。

A. 二十碳五烯酸　　B. α－亚麻酸　　C. 二十碳四烯酸　　D. 十八碳四烯酸

E. 二十二碳六烯酸

【解析】n－3 系列主要包括：α－亚麻酸、十八碳四烯酸、二十碳四烯酸、二十碳五烯酸(EPA)、二十二碳六烯酸(DHA)。

27. n－6 系列不饱和脂肪酸包括(　　)。

A. 花生四烯酸　　B. 亚油酸　　C. 二十碳三烯酸　　D. γ－亚麻酸

E. 二十二碳五烯酸

【解析】n－6 系列主要包括：亚油酸、γ－亚麻酸、二十碳三烯酸、花生四烯酸(AA)、二十二碳四烯酸、二十二碳五烯酸。

28. 评价食物脂肪或者油脂的优劣，除其风味和必需脂肪酸含量外，其他一些成分也值得关注，如(　　)。

A. 维生素 E　　B. 胆固醇　　C. 植物固醇　　D. 反式脂肪酸

E. 色素

【解析】评价食物脂肪或者油脂的优劣，除其风味、提供必需脂肪酸外，所含的其他一些成分也值得关注，如胆固醇、植物固醇、反式脂肪酸、维生素 E 的含量等。

29. 有关反式脂肪酸的说法，下列正确的是(　　)。

A. 反式脂肪酸的键角大于顺式脂肪酸

B. 食物中的反式脂肪酸主要来自人造奶油和起酥油

C. 一些反刍动物可将不饱和脂肪酸在瘤胃中氢化产生反式脂肪酸

D. 反式脂肪酸的熔点高于顺式脂肪酸

E. 反式脂肪酸的键角小于顺式脂肪酸

24BCE　25ABCDE　26ABCDE　27ABCDE　28ABCD　29BCDE

30. 下列关于INQ评价标准的叙述，正确的是(　　)。

A. INQ >1，表示食物提供营养素的能力大于提供能量的能力，特别适合体重超重和肥胖者选择

B. INQ =1，表示食物提供营养素的能力与提供热能的能力相当，二者满足人体需要的程度相等，为"营养质量合格食物"

C. INQ <1 的食物为"营养价值低的食物"，若长期食用，会发生该营养素不足或供能过剩的危险

D. INQ <1，表示食物提供营养素的能力小于提供能量的能力

E. INQ >1 的食物为"营养质量合格的食物"

三、判断题(下列判断正确的请打"√"，错误的打"×")

1. 食物GI反映了碳水化合物与血糖的关系，是评价碳水化合物生理效应的直观指标。(　　)[浙江省2011年三级真题]

【解析】食物GI是指人体进食含50g碳水化合物的待测食物后血糖应答曲线下的面积(AUC)与食用含等量碳水化合物标准参考物后血糖AUC之比。通常标准参考物选择葡萄糖或白面包。

2. 对营养需求不同的人群，同一种食物可以有不同的能量(或营养素)密度值。(　　)

3. 长期食用低能量和能量密度低的食物，容易造成人体体重过重或肥胖。(　　)

【解析】长期食用低能量和能量密度低的食物，会影响儿童生长发育；长期食用高能量和能量密度高的食物，则容易造成人体体重过重或肥胖。

4. 食物利用率是指食物进入体内后被机体消化、吸收和利用的程度，常用于整体食物或混合膳食的营养评价。(　　)

5. 在一定时间内，群体消耗食物少而平均增重大时，说明这个食物利用率低，反之则高。(　　)

【解析】在一定时间内，群体消耗食物少而平均增重大时，说明食物利用率高，反之则低。

6. 用凯氏定氮法测定食物中的蛋白质含量时，需要折算系数乘以氮含量。不同种类的食物折算系数是相同的，均为6.25。(　　)

【解析】一般来讲，食物蛋白质含量的测定可通过凯氏定氮法测定氮含量，然后根据蛋白质的来源和性质乘以相应的折算系数。对于大多数动物性食物(如鸡蛋、肉类)折算系数为6.25，谷类食物、豆类食物、坚果等则折算系数相对较低，全小麦粉为5.83、大米为5.95、大豆为5.71、乳制品为5.38、坚果为5.46。

7. 一种食物的蛋白质质量可因消费者的年龄段不同而不同，满足儿童氨基酸模式的膳

30ABCDE　‖　1√　2√　3×　4√　5×　6×　7×

食和蛋白质同样可以很好地满足成年人的需要，反之亦然。(　　)

【解析】一种食物的蛋白质质量可因消费者的年龄段不同而不同，满足儿童氨基酸模式的膳食和蛋白质同样可以很好地满足成年人的需要，反之则不然，有可能高估蛋白质需要量而低估蛋白质质量。

8. 食物氨基酸直接比较法是将食物蛋白质的必需氨基酸含量及比值与人体必需氨基酸需要模式进行直接比较，对该食物蛋白质进行评价，判断食物中氨基酸含量和比值是否接近人体氨基酸模式的一种方法。(　　)

9. 食物蛋白质的氨基酸评分法，是指某种食物的第一限制氨基酸的评分除以该食物的单位质量。(　　)

【解析】食物蛋白质的氨基酸评分，是用被测食物蛋白质的必需氨基酸与推荐的理想模式或参考蛋白的氨基酸模式进行比较。

10. 氨基酸评分法在考虑到食物蛋白质消化率的基础上，对食物蛋白质的质量进行了评价。(　　)

【解析】氨基酸评分方法简单，缺点是没有考虑食物蛋白质的消化率。

11. 蛋白质消化率反映了蛋白质在消化道内被分解的程度，同时反映了消化后氨基酸和肽被吸收的程度。(　　)

12. 表观消化率和真消化率的差别在于真消化率不计粪代谢率，操作简便。(　　)

【解析】表观消化率和真消化率的差别在于表观消化率不计粪代谢率，操作更简便，而真消化率更准确。

13. 一般来说，植物性食物的蛋白质消化率高于动物性食品。(　　)

【解析】一般来说，动物性食物的蛋白质消化率高于植物性食品。

14. 胱氨酸可由苯丙氨酸转变，酪氨酸可由蛋氨酸转变，所以考虑食物必需氨基酸时，将芳香族氨基酸、含硫氨基酸分别合并计算。(　　)

【解析】由于胱氨酸可由蛋氨酸转变，酪氨酸可由苯丙氨酸转变，当膳食中胱氨酸与酪氨酸充裕时可节约30%蛋氨酸和50%苯丙氨酸，所以考虑食物必需氨基酸组成时，将芳香族氨基酸(苯丙氨酸+酪氨酸)、含硫氨基酸(蛋氨酸+胱氨酸)分别分析并合并计算。

15. 经消化率校正后的氨基酸评分(PDCAAS)可以对所有人群的食物蛋白质进行评价。(　　)

【解析】PDCAAS可以取代蛋白质功效比值(PER)对除了孕妇和婴儿以外所有人群的食物蛋白质进行评价。

16. 将两种或两种以上的食物蛋白质混合食用，使其中所含的必需氨基酸取长补短，相互补充，使混合后的蛋白质生物学价值大大提高，这种效果称为蛋白质的互补作

8√　9×　10×　11√　12×　13×　14×　15×　16√

用。(　　)

17. 食物 GI 越低越好。(　　)

【解析】食物 GI 不是越低越好，应根据生理需要而定。不同人群可选择不同 GI 的食物。

18. 同其他营养成分分析评价方法不同，食物 GI 的测定是在大量人体试食试验基础上完成的，因此 GI 更能反映人体的真实状况。(　　)

19. 同一种食物的 GI 值是相同的，无论国家、地域和受试者个体的差异如何。(　　)

【解析】因为受到试验者个体差异的影响，不同国家、地区 GI 值有一定差异。

20. 混合食物可通过单一食物的 GI 和配比来预测一餐(混合食物)的 GI。(　　)

21. 支链淀粉含量的增多会使 GI 值降低。(　　)

【解析】支链淀粉含量的增多，会使 GI 值升高，因为容易消化。

22. 果糖和半乳糖有利于 GI 值的降低。(　　)

23. 长期摄入低血糖生成指数的食物，对心血管疾病、体重控制、调节血脂都有积极的作用。(　　)

24. 在动物肉中畜类的必需脂肪酸含量高于禽类。(　　)

【解析】植物油中必需脂肪酸的含量较高，在动物肉中禽类的必需脂肪酸含量高于畜类，内脏的含量高于肌肉，瘦肉又比肥肉中的含量高。

25. 不饱和脂肪酸按 n 或 ω 编号系统可分为 n－3、n－6、n－7、n－9 四个系列，其中 n－3、n－6 系列具有重要的生物学意义。(　　)

26. 脂肪的消化吸收主要在肝脏，在脂肪酶的作用下分解为脂肪酸和甘油。(　　)

【解析】脂肪的消化吸收主要在小肠。

27. 熔点低于体温的脂肪消化率要低于熔点高于体温的脂肪消化率。(　　)

【解析】熔点低于体温的脂肪消化率为 97% ~98%，高于体温的脂肪消化率为 90% 左右。

28. 不饱和脂肪和短链脂肪含量高的脂肪熔点越低，容易消化。(　　)

29. 60 岁以上老年人饱和脂肪酸、单不饱和脂肪酸和多不饱和脂肪酸提供的能量应分别占总能量的 6% ~8%、10% 和 8% ~10%。(　　)

30. 2 岁以下以及 60 岁以上人群 n－6 和 n－3 比例为(4 ~6):1，其他年龄组为 4:1。(　　)

【解析】2 岁以下及 60 岁以上人群 n－6 和 n－3 比例为 4:1，其他年龄组为(4 ~6):1。

---

17 ×　18√　19 ×　20√　21 ×　22√　23√　24 ×　25√　26 ×　27 ×　28√　29√　30 ×

31. 大豆油中富含亚油酸，单不饱和、多不饱和脂肪酸含量丰富，是非常好的多不饱和脂肪酸来源。(　　)

32. 猪油中饱和脂肪酸比例较高，多不饱和脂肪酸和必需脂肪酸含量较低，因此建议少吃猪油。(　　)

33. 不饱和脂肪酸中的双键大多数是顺式结构。(　　)

34. 油脂加工过程中的氢化反应会使多不饱和脂肪酸增多而单不饱和脂肪酸减少。(　　)

【解析】油脂加工过程中的氢化反应会使多不饱和脂肪酸减少而单不饱和脂肪酸增多。

35. 氢化过程会使脂肪酸的一部分顺式双键变成反式结构。(　　)

36. 顺式脂肪酸在室温下一般为固态，反式一般为液态。(　　)

【解析】顺式脂肪酸在室温下一般为液态，而反式一般为固态。

四、简答题

1. 简述营养质量指数的计算方法和评价标准。

答：营养质量指数是一种结合能量和营养素对食物进行综合评价的方法，它能直观、综合地反映食物能量和营养素需求的情况。

(1)INQ 的计算。

INQ 的计算首先在求出能量密度之后，同理求出某一个所关心的营养素密度，两者相除，得到 INQ 数值，是评价食物营养的简明指标。

$$营养素密度=\frac{一定量食物提供的营养素含量}{相应营养素推荐摄入量}$$

$$食物营养质量指数(INQ)=\frac{营养素密度}{能量密度}$$

(2)INQ 评价标准。

INQ =1，表示食物提供营养素的能力与提供热能的能力相当，二者满足人体需要的程度相等，为“营养质量合格食物”。

INQ <1，表示该食物提供营养素的能力小于提供热能的能力，长期食用此食物，会发生该营养素不足或热能过剩的危险，为“营养价值低食物”。

INQ >1，表示该食物提供营养素的能力大于提供热能的能力，为“营养质量合格食物”，特别适合体重超重和肥胖者选择。

注意事项：INQ 最大的特点就是根据不同人群的营养需求来分别计算。同一个食物，对一组正常人群可能是合格的，而对肥胖人群可能是不合格的，因此要做到因人而异。

2. 食物血糖生成指数的意义和评估方法是什么？

答：食物血糖生成指数(GI)反映了人体在食用一定数量的食物以后血糖的变化特征，

31√　32√　33√　34×　35√　36×

并同进食等量葡萄糖相比血糖变化的幅度大小。根据 WHO/FAO 对血糖生成指数的定义，食物 GI 是指人体进食含 50g 可利用碳水化合物的待测食物后血糖应答曲线下的面积与食用含等量碳水化合物标准参考物后血糖应答曲线下面积之比。

(1)食物血糖生成指数的意义：

对血糖生成指数的研究，最早主要是研究其即时效应，即对血糖的控制，随后更多的研究发现，长期摄入低血糖生成指数的食物，对心血管疾病、体重控制、调节血脂等诸多方面都有积极意义。

许多项研究结果证明，用食物的血糖生成指数对 2 型糖尿病人进行教育，与传统的食物交换份法相比，两种方法对血糖的控制作用相似。可使大部分人减少降糖药的用量或停药，并且由于食物的血糖生成指数的简单易懂和易接受性，更受到糖尿病患者的欢迎。许多研究显示，长期食用低血糖生成指数的食物可降低血脂和减少心脏病的发病率等，对肥胖和体重控制也有明显作用，随后有很多研究者将其引入运动员膳食，证明给运动员吃低血糖生成指数的食品，由于能量的缓慢释放，可提高其运动耐力和持久力。甚至有研究结果显示。摄入低血糖生成指数的食品对阻止癌症的发展有益，如肠癌、乳腺癌等。无论如何，用食物的血糖生成指数来评价一种食物，仍是一个有价值的指标。

(2)食物血糖生成指数的评估方法：

同其他营养成分分析评价方法不同，食物 GI 的测定是在大量人体试食试验基础上完成的，因此 GI 更能反映人体的真实状况，但也因为受到试验者个体差异的影响，不同国家、地区 GI 值有一定差异，但无论如何食物 GI 的大致趋势一致，根据食物 GI 值可以判断食物对血糖影响的差异。

GI 大于 70 的为高 GI 食物；GI 在 55 ~ 70 的为中 GI 食物；GI 小于 55 的为低 GI 食物。

五、案例分析题

1. 几种常见食物的蛋白质评价数据如表 5 – 1 所示，请分析以下数据解释 AAS 和 PDCAAS、消化率的关系和意义。

表 5 – 1　几种常见食物蛋白质 AAS 和 PDCAAS

食物蛋白质	真消化率	AAS	PDAAS
酪蛋白	99	1. 19	1. 00
鸡蛋	100	1. 19	1. 00
牛肉	98	0. 94	0. 92
大豆	90	0. 45	0. 405
大豆分离蛋白	98	0. 94	0. 92
向日葵籽蛋白	94	0. 39	0. 37
小麦麦麸	96	0. 26	0. 25
花生粉	94	0. 55	0. 52
全麦	91	0. 44	0. 4
燕麦片	91	0. 63	0. 57

答：(1)氨基酸评分(AAS)是根据公式计算被检测蛋白质每种必需氨基酸的评分值。

计算公式为：AAS = 被测食物蛋白质每克氮(或蛋白质)中氨基酸含量(mg) ÷ 理想模式中每克氮(或蛋白质)中氨基酸含量(mg)。

找出最低的必需氨基酸(第一限制氨基酸)的评分值，即为食物蛋白质的氨基酸评分。

(2)经消化率校正后的氨基酸评分(PDCAAS)是考虑到实际蛋白质的消化情况。

计算公式为：PDCAAS = AAS × TD。

(3)传统的氨基酸评分(AAS)和经消化率校正后的氨基酸评分(PDCAAS)在评价蛋白质营养价值各有优势。

①前者比较简单，只要有食物蛋白质氨基酸资料，即可通过与理想或参考氨基酸模式进行比较计算氨基酸评分，对蛋白质营养价值做出评价；但缺点是它没有考虑食物蛋白质的消化率。

②后者通过校正更好地评价了蛋白质营养价值，但它同时需要食物蛋白质的消化率资料。这种方法可以取代蛋白质功效比值(PER)，对除了孕妇和婴儿以外所有人群的食物蛋白质进行评价。

2. 分析表 5－2 中食物的 GI 数值，指出哪个是中 GI 的食物，判断根据是什么?

答：荞麦面条是中 GI 食物。判断根据如表 5－3 所示：

表 5－2

食物	GI 值
通心粉	45.0
荞麦面条	59.3
白面包	87.9

表 5－3

GI 值范围	评价
大于 70	高 GI 食物
55 ~ 70	中 GI 食物
小于 55	低 GI 食物

六、计算题

1. 张华，男，14 岁，其营养素的需要量见表 5－4。超市中某面包的营养标签如表 5－5。[河南省 2010 年 5 月三级真题]

表 5－4　张华的营养素推荐摄入量

营养成分	推荐摄入量
能量(kcal)	2300
蛋白质(g)	70
脂肪(g)	70
碳水化合物(g)	350
膳食纤维(g)	25

续表

营养成分	推荐摄入量
胆固醇(mg)	<300
维生素 A(μgRE)	780
钙(mg)	1000
铁(mg)	16
钠(g)	<6

表 5－5　面包营养标签

营养成分	含量(/100g)	NRV%
能量(kJ)	1153	14
蛋白质(g)	9.1	15
脂肪(g)	5.9	10
碳水化合物(g)	43.9	15
膳食纤维(g)	4.3	17
胆固醇(mg)	9	3
维生素 A(μgRE)	37	5
钙(mg)	72	9
铁(mg)	0.7	5
钠(mg)	470	24

(1)请计算该食品三大营养物质的供能比，填入下表，并进行评价。

表 5－6　三大营养物质的供能比

	蛋白质	脂肪	碳水化合物
推荐的成人膳食热量来源比例(%)			
面包的热能来源比例(%)			

(2)根据张华的营养需要，请计算该面包中碳水化合物、维生素 A、铁的营养质量指数，并进行营养评价。

(3)如张华的早餐为该面包 100g，牛奶 250g(每 100g 可食部含碳水化合物 3.4g)。面包和牛奶的 GI 值分别为 56 和 18，请计算该早餐的食物血糖负荷 GL，并进行评价。

答：(1)该食品三大营养物质的供能比见下表。

表 5－7　三大营养物质的供能比

	蛋白质	脂肪	碳水化合物
推荐的成人膳食热量来源比例(%)	10～15	20～30	55～65
面包的热能来源比例(%)	14	20	66

评价：该面包中蛋白质、脂肪、碳水化合物三大产能营养素供能比例基本合适，脂肪供能偏少，碳水化合物偏多，蛋白质供能适宜。

(2)该面包中碳水化合物、维生素A、铁的营养质量指数和营养评价如下:

$$能量密度=\frac{一定量食物提供的能量值}{能量推荐摄入量};$$

该面包的能量密度 =(1153 ÷4.184)/2300 =0.12。

$$营养素密度=\frac{一定量食物提供的营养素含量}{相应营养素推荐摄入量};$$

$$该面包中的碳水化合物的营养密度=\frac{43.9g}{350g}=0.125;$$

$$维生素A的营养素密度=\frac{37\mu gRE}{780\mu gRE}=0.047;$$

$$铁的营养素密度=\frac{0.7mg}{16mg}=0.044。$$

$$营养质量指数(INQ)=\frac{营养素密度}{能量密度};$$

该面包中碳水化合物的营养质量指数 =0.125/0.12 =1.04;

维生素A的营养质量指数 =0.047/0.12 =0.39;

铁的营养质量指数 =0.044/0.12 =0.37。

据计算结果:碳水化合物的INQ >1,对于碳水化合物来说该面包是营养合格食品;维生素A和铁的INQ <1,对于铁和维生素A来说,该面包是营养不合格食品。张华若长期食用该面包会造成铁和维生素A缺乏而能量过剩,应注意从其他食物中补充。

(3)该早餐的食物血糖负荷GL和评价如下:

①张华的早餐中,面包提供的碳水化合物为100g ×43.9% =43.9g。

②牛奶提供的碳水化合物为250g ×3.4% =8.5g;

混合食物的GI =43.9/(43.9 +8.5) ×56 +8.5/(43.9 +8.5) ×18 =49.8;

混合食物的GL = GI ×摄入食物中可利用的碳水化合物的量(g) ÷100 =49.8 ×(43.9 +8.5) ÷100 =26.1。

③该混合食物GL =26.1 >20说明血糖负荷偏高。

2. 已知食物成分表中鸡蛋和大豆蛋白质含量分别为12.7g/100g、35.0g/100g。鸡蛋的真消化率是97%,大豆的真消化率是78%,蛋白质必需氨基酸含量如表5 –8所示。

表5 –8 鸡蛋、大豆必需氨基酸含量(mg/100g)

必需氨基酸	鸡蛋氨基酸含量(mg/100g)	大豆氨基酸含量(mg/100g)
异亮氨酸	619	1853
亮氨酸	1030	2819
赖氨酸	837	2237
蛋氨酸 + 胱氨酸	598	902
苯丙氨酸 + 酪氨酸	1096	3013
苏氨酸	568	1435
色氨酸	219	455

续表

必需氨基酸	鸡蛋氨基酸含量(mg/100g)	大豆氨基酸含量(mg/100g)
缬氨酸	688	1726
总计		

以鸡蛋和大豆为例，试对其进行蛋白质营养评价(AAS和PDCAAS方法)。

答：(1)比较鸡蛋和大豆蛋白质含量。

查找食物成分表中鸡蛋和大豆蛋白质含量分别为12.7g/100g和35.0g/100g，大豆单位质量的蛋白质含量高于鸡蛋。

(2)确定必需氨基酸含量。

通过查食物成分表“食物氨基酸的含量”，找出大豆和鸡蛋的必需氨基酸含量：将单位每百克食物中氨基酸毫克数(mg/100g)换算为每克蛋白质中氨基酸毫克数(mg/g蛋白质)。换算公式为：氨基酸含量(mg/g蛋白质)=氨基酸含量(mg/100g)÷蛋白质含量(g/100g)。换算结果如表5-9所示。

表5-9　鸡蛋、大豆必需氨基酸含量

必需氨基酸	鸡蛋氨基酸含量		大豆氨基酸含量	
	mg/100g	mg/g蛋白质	mg/100g	mg/g蛋白质
异亮氨酸	619	49	1853	53
亮氨酸	1030	81	2819	81
赖氨酸	837	66	2237	64
蛋氨酸+胱氨酸	598	47	902	26
苯丙氨酸+酪氨酸	1096	86	3013	86
苏氨酸	568	45	1435	41
色氨酸	219	17	455	13
缬氨酸	688	54	1726	49
总计		445		413

(3)计算氨基酸评分。

①计算。以理想模式或参考蛋白质氨基酸模式为标准，本题以FAO/WHO在1973年提出的人体氨基酸模式作为评分标准，按照下面公式计算鸡蛋和大豆9种必需氨基酸的评分值：

AAS=被测食物蛋白质每克氮(或蛋白质)中氨基酸含量(mg)÷理想模式中每克氮(或蛋白质)中氨基酸含量(mg)。

②找出限制氨基酸。根据计算结果找出评分值最低的必需氨基酸，此氨基酸评分就是该食物蛋白质的氨基酸评分。

可以看到，鸡蛋中异亮氨酸含量是49mg/g蛋白质，异亮氨酸AAS为49÷40=1.23，同理计算其他氨基酸评分，结果如表5-10所示。

表 5-10

必需氨基酸	FAO/WHO 人体氨基酸模式(1973) mg/g 蛋白质	鸡蛋		大豆	
		氨基酸含量 mg/g 蛋白质	AAS	氨基酸含量 mg/g 蛋白质	AAS
异亮氨酸	40	49	1.23	53	1.32
亮氨酸	70	81	1.16	81	1.16
赖氨酸	55	66	1.20	64	1.16
蛋氨酸+胱氨酸	35	47	1.34	26	0.74
苯丙氨酸+酪氨酸	60	86	1.43	86	1.43
苏氨酸	40	45	1.13	41	1.03
色氨酸	10	17	1.70	13	1.30
缬氨酸	50	54	1.08	49	0.98
总计	360	445		413	

结果表明鸡蛋蛋白质中9种必需氨基酸评分均高于人体氨基酸模式，其中以缬氨酸AAS评分最低，为1.08，表明鸡蛋的AAS为1.08。大豆蛋白质中含硫氨基酸的AAS最低，为0.74，说明含硫氨基酸是第一限制氨基酸。

(4)经消化率校正后的氨基酸评分。

PDCAAS = AAS × 真消化率；

鸡蛋的真消化率是97%，大豆的真消化率是78%，则：

鸡蛋和大豆的PDCAAS分别为1.05和0.58。

(5)评价。

鸡蛋含有较高的蛋白质，必需氨基酸模式与理想的人体氨基酸模式接近，蛋白质质量高且消化利用率较高，是很好的蛋白质来源。相比之下，大豆蛋白质的含量和必需氨基酸的比例更高，但含硫氨基酸相对较低，使之蛋白质质量低于鸡蛋，建议和其他蛋白质配合食用，以提高利用率。

3. 某糖尿病患者其一份早餐如下：一杯牛奶200mL、一根油条30g、一个花卷50g。试从血糖生成指数和血糖负荷角度对其早餐进行评价。

每种食物的相关数据如下表5-11所示：

表5-11　所食食物的相关数据

	GI值	碳水化合物含量(g/100g)	膳食纤维含量(g/100g)
牛奶	27.6	3.4	-
油条	74.9	51.0	0.9
花卷	88.1	45.6	1.5

答：(1)查食物成分表中每种食物的碳水化合物和膳食纤维含量，计算可利用碳水化合物含量。如表5-12所示。

表 5-12　食物中可利用碳水化合物的含量(g/100g)

	碳水化合物含量(g/100g)	膳食纤维含量(g/100g)	可利用碳水化合物含量(g/100g)
牛奶	3.4	-	3.4
油条	51.0	0.9	50.1
花卷	45.6	1.5	44.1

(2)计算混合膳食提供的碳水化合物量。

碳水化合物量 = 食物重量 × 可利用碳水化合物含量，则：

牛奶：200 × 3.4 ÷ 100 = 6.8g；

油条：30 × 50.1 ÷ 100 = 15.03g；

花卷：50 × 44.1 ÷ 100 = 22.05g。

(3)计算混合膳食提供的碳水化合物总量。

碳水化合物总量(g) = 6.8 + 15.03 + 22.05 = 43.88g。

(4)各食物提供的碳水化合物质量百分比。

牛奶：6.8 ÷ 43.88 × 100% = 15.50%；

油条：15.03 ÷ 43.88 × 100% = 34.25%；

花卷：22.05 ÷ 43.88 × 100% = 50.25%。

(5)计算每种食物的 GI 值对一餐总 GI 值的贡献。

牛奶：15.50% × 27.6 = 4.3；

油条：34.25% × 74.9 = 25.7；

花卷：50.25% × 88.1 = 44.3。

(6)计算总 GI 值。

总 GI 值 = 4.3 + 25.7 + 44.3 = 74.3。

(7)计算 GL 值。

GL 值 = 74.3 × 43.88 ÷ 100 = 32.60。

(8)评价：

总 GI 值为 74.3，高于 70，属于高 GI 食物，GL 值 = 32，属高 GL 食物，说明此膳食糖尿病病人食用量过多。

第 3 节　食品营养资料编辑

一、单项选择题(下列每题的 4 个选项中，只有 1 个是正确的，请将其代号填在括号内)

1. 调查问卷是市场调查的基本工具，设计调查问卷要注意以下几点？(　　)[2021 年全国卷真题]

A. 调查问卷的设计要与调查主题密切相关，重点突出

B. 调查问卷中的问题要容易让调查对象接受，避免出现调查对象不愿回答，或令调查对象难堪的问题

1D

C. 调查问卷中的问题次序要条理清楚、顺理成章、符合逻辑顺序，调查问卷的内容要简明，尽量使用简单、直接、无偏见的词汇

D. 以上答案都对

【解析】ABC 三项，均是调查问卷的设计要点和注意事项，调查问卷的设计直接提高调查问卷有效性。

2. 营养声称是指一个食物(　　)。[江苏省 2011 年三级真题]

A. 营养特性的说明　　B. 与其他食物比较的声称

C. 可口状态的声称　　D. 食物原料营养特性的声称

3. 纸制宣传品的缺点不包括(　　)。

A. 不容易复制　　B. 缺乏动感　　C. 携带不便　　D. 缺少新鲜感

4. 幻灯片的局限性和不足之处不包括(　　)。

A. 重点突出　　B. 信息量小　　C. 传播面较小　　D. 不宜独立使用

5. 性别、学历、满意程度等资料属于(　　)。

A. 计量资料　　B. 计数资料　　C. 实验资料　　D. 统计资料

6. 身高、体重、血压等资料属于(　　)。

A. 计量资料　　B. 计数资料　　C. 实验资料　　D. 统计资料

二、多项选择题(下列每题的选项中，至少有 2 个是正确的，请将其代号填在括号内)

1. 下列叙述正确的是(　　)。[江苏省 2011 年三级真题]

A. 调查数据的种类按统计学可以分为计数资料和计量资料

B. 市场调查报告的格式包括标题、目录、概述、正文、结论与建议、附件，不得增减

C. 市场调查报告的标题必须直接点明调查观点

D. 正文是市场调查分析报告的主体部分

E. 附件是对正文报告的补充或更详尽的说明

2. 一般来讲，产品宣传资料应着重注意以下几点(　　)。[江苏省 2011 年三级真题]

A. 设计和制作与国际惯例一致　　B. 树立牢固的形象意识

C. 宣传资料实用性　　D. 标榜自己

E. 符合产品特点

3. 关于产品目标消费群体说法正确的有(　　)。[江苏省 2011 年三级真题]

A. 目标消费群体往往不等于目标购买群体

B. 在总体目标客户群体中，有最高消费潜力的那部分消费者称为辐射人群

C. 与企业战略目标有分歧，但能为产品创造重要销售机会的消费者称为辐射人群

D. 在总体目标客户群体中，有最高消费潜力的那部分消费者称为首要关注对象

2A　3A　4A　5B　6A　**|**　1ADE　2ABCE　3ADE

E．产品目标消费群体的定位是产品宣传效果的决定性因素

4．宣传资料的种类很多，按其常用载体的形式可分为(　　)。

A．光盘　　B．印刷品　　C．录像带　　D．活体广告

E．幻灯片

【解析】宣传资料的种类很多，按其常用载体的形式可分为印刷品、幻灯片、录像带和光盘四大类。

5．录像带的缺点包括(　　)。

A．真实性较差　　B．制作成本高　　C．文字资料少　　D．使用受限

E．艺术性较强，需由专业人员构思、制作

6．在编写产品宣传资料时，应注意的方面包括(　　)。

A．美观大方　　B．目的明确　　C．形式新颖　　D．针对性强

E．创意独特

7．市场需求调查的作用有(　　)。

A．增强企业竞争力和生存能力　　B．为市场预测提供客观且具体的资料依据

C．有助于吸收国内外先进技术和经验　　D．为企业管理部门提供决策依据

E．加速产品的更新换代，提高产品质量

8．有关设计调查问卷的说法，下列正确的是(　　)。

A．问卷在实地调查以前，应初选一些调查对象进行测试，以利于问题的发现、修改和补充

B．首先应明确调查的目的和要求

C．简单的问题应放置在问卷的最后

D．问题的设计和选择应围绕调查目的

E．问卷设计出来后，不需要获得相关方面的认可，即可实施

【解析】在问卷设计过程中，首先要把握调查的目的和要求；简单的问题应放置在问卷的前面；在问卷用于实地调查以前，先初选一些调查对象进行测试，根据发现的问题进行修改、补充、完善。

9．设计调查表时，要注意的方面包括(　　)。

A．调查表中的问题一般将敏感的问题放在最后，封闭式的问题列在开放式的问题之后

B．调查表要与调查主题密切相关，重点突出，避免可有可无的问题

C．调查表中的问题应条理清楚，符合逻辑顺序

D．调查表中的问题要容易让被调查者接受

E．尽量使用简单、直接、无偏见的词汇，保证被调查者在较短的时间内完成调查表

【解析】封闭式问题在前，开放式问题在后。

4ABCE　5BCDE　6ABCDE　7ABCDE　8ABD　9BCDE

10. 调查数据的种类按统计学可分为( )。[2024 年全国卷真题]

A. 计数资料　　B. 实验资料　　C. 计量资料　　D. 统计资料

【解析】调查数据的种类按统计学可以分为两类：计数资料(定性)与计量资料(定量)。

11. 数据输入和分析的软件包括( )。

A. SmartDraw　　B. SPSS　　C. Word　　D. SAS

E. EpiData

【解析】数据输入和分析的软件包括 EpiData、SPSS、SAS、FoxBase 等。

12. 撰写市场调查报告的基本要求包括( )。

A. 文字精练、用语准确

B. 客观、真实、准确地反映调查成果

C. 报告完整，结论明确

D. 报告内容应简明扼要、重点突出

E. 报告后附必要的表格或附图，以方便阅读和理解

【解析】撰写市场调查报告时，要力求条理清楚、言简意赅、易读好懂，应满足以下几方面的基本要求：①客观、真实、准确地反映调查成果；②报告内容简明扼要，重点突出；③文字精练，用语中肯；④结论和建议应表达清晰，可归纳为要点；⑤报告后附必要的表格、附件和附图，以便阅读和使用；⑥报告完整，印刷清楚美观。

13. 有关调查报告的概述部分，说法正确的有( )。[2024 年全国卷真题]

A. 概述部分是整个调查报告的主体

B. 概述部分应简要说明调查目的

C. 概述部分应简要介绍调查对象和调查内容

D. 概述部分应简要介绍调查研究的方法

【解析】概述主要阐述课题的基本情况，它按照市场调查课题的顺序将问题展开，并阐述对调查的原始资料进行选择、评价、作出结论、提出建议的原则等。主要包括三方面内容：第一，简要说明调查目的(B 项)，即简要地说明调查的由来和委托调查的原因；第二，简要介绍调查对象和调查内容(C 项)，包括调查时间、地点、对象、范围、要点及所要解答的问题；第三，简要介绍调查研究的方法(D 项)，这样有助于使人确信调查结果的可靠性，还要说明选用方法的原因。A 项，正文是市场调查分析报告的主体部分。

14. 相对而言，纸制宣传品的优点包括( )。[2024 年全国卷真题]

A. 成本低廉　　B. 容易阅读　　C. 容易传播　　D. 形象具体

【解析】纸制(印刷)宣传品的优点主要体现在：①编制容易，成本低廉，制作周期短，发行快；②阅读容易，使用面广；③复制容易，便于借鉴；④传播容易，不受场所的限制；⑤形象具体；⑥灵活多样。

10AC　11BDE　12ABCDE　13BCD　14ABCD

三、判断题(下列判断正确的请打“√”，错误的打“×”)

1. 产品目标消费群体的定位是产品宣传效果的决定性因素。(　　)[浙江省 2011 年三级真题]

【解析】产品目标消费群体的定位是产品宣传效果的决定性因素。只有确定目标消费群体，才能确定产品传播的目标受众，提高品牌在目标群体中的认知。

2. 调查资料范围的确定要面面俱到、具体、条理清晰，但要避免把与调查目的无关的内容列入其中。(　　)[浙江省 2011 年三级真题]

【解析】调查资料范围的确定要全面、具体、条理清晰、简练，但也要避免面面俱到，内容过多，过于烦琐，使消费者不容易接受或产生厌倦感，避免把与调查目的无关的内容列入其中。

3. 市场调查报告的标题必须直接点明调查观点。(　　)[浙江省 2011 年三级真题]

【解析】标题可以直接点明调查观点，如“方便面市场需求还有很大的扩大空间”，也可以不说明调查观点，如“关于方便面市场需求状况的调查报告”。

4. 市场需求调查是市场调查的一种，是人们为了解某种产品的市场需求问题而有意识地对市场进行调查，认识市场的需求状况的过程和工作。(　　)

5. 一般来讲，任何企业在决策前都必须做市场调查。(　　)

【解析】一般来讲，任何企业在决策前都必须做市场调查。有时候决策者往往都是凭经验，或者凭不科学的市场调查，结果往往导致决策失误。

6. 调查的范围与食品企业产品销售的范围可以不一致。(　　)

【解析】调查范围的确定也是市场调查的关键因素，是保证市场调查结果科学性的前提。调查范围应该与食品企业产品销售范围相一致，当在某一城市做市场调查时，调查范围应该是整个城市。

7. 关键信息点是调查者主要关注的方面，是决定决策的关键信息或数据，也是整个调查工作的中心任务。(　　)

8. 撰写和提交市场调查报告是市场调查工作的最后一环，也是整个工作的核心成果。(　　)

9. 调查表设计不同，计数资料和计量资料也不同，是不可以转换的。(　　)

【解析】调查表设计不同，计数资料和计量资料是可以转换的。

四、简答题

1. 某乳业有限公司研究开发了一新产品，配料为鲜牛奶、白砂糖、黑芝麻粉、黑米粉、黑豆粉、增稠剂、食用香精。[江苏省 2011 年三级真题]

请根据你所学的营养学知识为该产品写一份宣传资料。

1√　2×　3×　4√　5√　6×　7√　8√　9×

答:某公司近期研究开发了一新产品，配料为鲜牛奶、白砂糖、黑芝麻粉、黑米粉、黑豆粉、增稠剂、食用香精。本产品的最大的特点是在鲜牛奶中增加黑芝麻粉、黑米粉、黑豆粉。

鲜牛奶中含有丰富的蛋白质、脂肪、氨基酸、糖类、盐类、钙、磷、铁等各种常量、微量维生素、酶和抗体等，最容易被人体消化吸收。

黑芝麻含有的多种人体必需氨基酸在维生素 E、维生素 B_1 的作用参与下，能加速人体的代谢功能；黑芝麻含有的铁和维生素 E，是预防贫血、活化脑细胞、消除血管胆固醇的重要成分；黑芝麻含有的脂肪大多为不饱和脂肪酸，有延年益寿的作用。

黑米中含膳食纤维较多，淀粉消化速度比较慢，黑豆营养全面，含有丰富的蛋白质、维生素、矿物质，微量元素如锌、铜、镁、钼、硒、氟等的含量都很高。

该产品富含多种营养成分，是健康饮品的选择。

2. 简述宣传资料的种类及其优缺点。

答:宣传资料的种类很多，按其常用载体的形式可分为印刷品、幻灯片、录像带和光盘四大类。

(1)印刷品。印刷宣传品是传统的宣传资料，主要借助于印刷技术，将产品信息和特征用静态的文字和图片反映出来。常见的有宣传画册(常用于正式场合)、宣传小册子(适用于非正式场合)、知识专集、宣传单、资料汇编等。根据食品企业的需求和目标群体，可制作不同类型的印刷宣传品。

印刷宣传品的优点主要体现在以下几个方面:

①编制容易，成本低廉，制作周期短，发行快。

②阅读容易，使用面广。印刷宣传品可制作成不同形式，向各个阶层人士发行。由于主要以文字和图片进行表达，适合大众阅读。

③复制容易，便于借鉴。因为属文字记载性质，故可根据需要随时复制，供消费者阅读、携带。

④传播容易，不受场所的限制。印刷宣传品可以在任何场所供消费者参阅，不受条件的限制。

⑤形象具体。印刷宣传品是“看得见摸得着”的东西，便于使用者保存并随时查阅。

⑥灵活多样。印刷宣传品可根据不同的使用对象，制作成不同的形式，反映不同方面的情况。

印刷宣传品的不足之处主要表现在以下几个方面:

①缺乏动感。印刷宣传品在计算机多媒体技术面前，显得单调静止，缺乏声情并茂的表现。

②过于普及，得不到重视。由于印刷宣传品太流行、太普及，似乎有些泛滥成灾，使得使用者缺少新鲜感。因此，印刷宣传品时常受人冷落，只有当人们需要的时候，才会翻出来查阅。

③携带不便。举办产品推广活动时，宣传人员总要带上一包又一包印刷宣传品，以保证每一个到会者都有一份宣传资料。因为数量大，给到异地进行宣传活动的人员造成许多不便。

(2)幻灯片。在各种产品宣传活动中，促销人员除了发送文字宣传资料外，还常常要进行现场讲解，以便更形象地介绍产品的优点和特征，增强消费者的第一印象。这时，促销人员会借助于幻灯做演示，幻灯片的优点主要有：

①形象、直观。与印刷宣传品相比，幻灯片表现出的信息更直观、更形象，具有一定的动感。

②清晰、准确。幻灯片是放大的印刷品，表现出来的信息比较清晰。由于在信息选择上更精练、更简洁，因此，更容易准确地表达信息。

③易引起注意和重视。幻灯片是在有限的场所向特定的观众传播信息的，比较有针对性，更易引起人们的关注。

④重点突出，针对性强。幻灯片表现本区域比较重要的信息，只向特定的有一定层次的观众传送，针对性强，目的明确，能系统地说明某个问题，具有很强的专题性。

⑤成本低廉，修改方便。幻灯一般不需大量地制作，一次做好的幻灯可在不同地点多次使用，并且修改起来也很方便。

但幻灯也有它的局限性和不足之处，主要体现在以下几个方面：

①信息量小。幻灯片因其载体特殊，容纳的信息很有限，只能表现某一方面的问题，不能系统全面地展开描述。在一般情况下，只能以图表、提纲式的形式来表现。大部分内容要由报告人口头说明或以印刷宣传资料说明。

②传播面较小。受场地、设备的限制，幻灯片的传播面非常有限，不能向大众传播，只能在小范围内向特定的人群表现某些特定的内容。

③不易独立使用。幻灯片上的信息不易独立使用，只能辅助报告使用。因此，不适于复制编制成册，广为发送。

(3)录像带。录像带是现代科技发展的产物，在各种产品宣传场合，已开始普遍使用。其主要优点如下：

①动感强。产品宣传录像带以电视画面来表现产品生产环境、食品制作方法、食品的色香味等，因其传播的信息具有很强的动感，从而引起人们的注意。

②真实性强。录像带能真实地反映一个企业的生产环境、发展规划，浓缩了很大的图片信息，形象地展示在消费者面前，具有很强的宣传效果，令消费者有身临其境之感。

③形象生动。录像带一般配有语言的解说，较之于幻灯片更形象、更生动，可以起到很好的宣传效果。声像的结合是宣传资料的一大进步。

④传播面广。随着电视的普及，录像带可以通过电视频道广为传颂，实现跨区域跨国界的宣传。录像带缩短了异域宣传的距离，可以起到先声夺人的作用。

录像带的缺点：

①制作成本较高。与印刷品相比，招商录像带要经过人员设计、拍摄、配声和后期制作的过程，成本较高。

②艺术性太强。录像带反映的主要是实物，所以要求艺术地再现，而不是简单复制，必须由专业人员构思，由专业人员制作。

③使用受限制。录像带不能随时随地观看，而必须借助于电视、放像机，这限制了它的广泛使用。

④文字性资料少。录像带展示给人们的是图像，不能满足人们对文字性资料的需求，看得见摸不着，是其美中不足之处。

(4)光盘。光盘是高科技的产物，也是目前的一种重要的产品资料宣传手段。其优点有：

①内容丰富，信息量大。光盘可以将信息高度浓缩，一张光盘的信息量可达几百万字(包括图表)，是一部活的“电子书”。

②可操作性强。光盘在一般的计算机上均可使用，由于现代计算机成熟的技术，使用者不需要熟悉操作系统环境即可用鼠标进行查询。

③复制容易，携带方便。光盘上的信息(一般情况下不加密)可以很容易复制使用，广为传播，并且可以随身携带。

④形象生动。光盘应用了高科技技术，集声、像、影于一体，可以自动查询、播放，具有精美的表格、立体美观的图形、生动活泼的文字，构成了友好、美观的界面，可同时满足消费者视听方面的需求。

其不足之处主要有：

①使用条件受限。光盘不能像印刷品那样随时随地观看，必须在计算机上展示；此外，还受到电源等条件的限制。

②制作较复杂，成本较高。一张产品宣传光盘的制作，需要有较长时间的酝酿、研制及调试；同时，更需要有计算机软件专家和产品宣传设计专家的相互配合。

3. 简述市场调查报告的基本内容。

答：市场调查报告的基本内容有：

(1)说明调查目的及所要解决的问题。

(2)介绍市场背景资料。

(3)分析的方法。如样本的抽取，资料的收集、整理、分析技术等。

(4)调研数据及其分析。

(5)提出论点。即摆出自己的观点和看法。

(6)论证所提观点的基本理由。

(7)提出解决问题可供选择的建议、方案和步骤。

(8)预测可能遇到的风险和对策。

第6章 社区营养管理和营养干预

第1节 营养与健康信息的收集

一、单项选择题(下列每题的4个选项中，只有1个是正确的，请将其代号填在括号内)

1. 社区调查中，社区的基层组织是(　　)。[2021年全国卷真题]

A. 个人　　B. 家庭　　C. 单元　　D. 小区

【解析】社区调查，以特定社区的全体居民为调查对象，可了解该社区人群的健康状况及社会因素、自然条件、遗传因素对人群健康的影响，大规模的人群调查可以得到较为全面和可靠的信息。社区调查中，往往以家庭为单位，社区的基层组织是家庭。

2. (　　)不是社区人群营养与健康信息调查的常用方法。[浙江省2011年三级真题]

A. 收集现有的统计资料　　B. 访谈

C. 专题讨论　　D. 入户动员

【解析】调查的具体方法有：①观察法；②访谈法；③自填问卷法；④专题小组讨论法。

3. 在一个中等以上规模的城市进行市场需求调查，按照调查项目的要求不同，样本的抽样量一般为(　　)。[江苏省2011年三级真题]

A. 500~1000　　B. 200~1000　　C. 100~200　　D. 1000~20000

4. 在调查表编辑中，不提供可选择的答案，让应答者自由地用自己的语言来回答或解释的问题是(　　)。

A. 填空式问题　　B. 开放式问题　　C. 选择式问题　　D. 封闭式问题

5. 在调查表的答案设计中除了要与问题一致外，还要注意做到答案具有穷尽性和(　　)。

A. 重叠性　　B. 可比性　　C. 包含性　　D. 互斥性

6. 几种封闭式问题答案设计的基本格式中，(　　)常用于一些事实性的能定量的问题的设计。

A. 尺度式　　B. 填空式　　C. 排序式　　D. 二项选择式

7. 下列关于行为调查表设计原则的叙述，错误的是(　　)。

A. 调查表项目应避免带有强制性的提问

B. 调查表所列项目的含义、定义、标准必须明确

C. 调查表问题要针对性强

1B　2D　3B　4B　5D　6B　7D

D. 调查表所列项目内容在资料统计分析上定性即可以

【解析】调查表中所列项目内容在资料统计分析时要求既能定性，又能定量。

8. 下列不属于居民营养健康信息调查表编制的准备工作的是(　　)。

A. 调查表修订　B. 确定调查主题　C. 探索性工作　D. 确定变量

9. 下列资料不属于数值变量资料的是(　　)。

A. 年龄　B. 身高　C. 血型　D. 体重

【解析】数值变量亦称定量变量，是对每个观察单位用定量的方法测定某项指标(特征)的数值大小所得的变量。一般有度量衡单位，如年龄、身高、体重等，都属于数值变量。

10. 下列资料属于分类变量资料的是(　　)。

A. 性别　B. 身高　C. 体重　D. 年龄

【解析】分类变量亦称定性变量，一般无度量衡单位。分类变量是将观察单位按某种属性或类别进行分组，清点各组观察单位数所得的资料，如性别，人群血型的 A 型、B 型、O 型、AB 型等。

11. 下列调查方法适用于一些个人隐私和不宜公开的项目的是(　　)。

A. 访谈法　B. 自填问卷法　C. 观察法　D. 专题小组讨论法

二、多项选择题(下列每题的选项中，至少有 2 个是正确的，请将其代号填在括号内)

1. 社区营养教育的基本交流模式有(　　)。[江苏省 2012 年三级真题]

A. 单向交流　B. 双向交流　C. 大众交流　D. 参与式交流

E. 书面交流

2. 健康信息表格的设计原则有(　　)。[浙江省 2011 年三级真题]

A. 真实可靠原则　B. 不断更新原则

C. 发现问题及时处理原则　D. 保密原则

E. 模糊原则

【解析】健康信息表格设计应该内容清晰，无保密原则。

3. 社区营养工作的主要内容包括(　　)。

A. 营养教育　B. 社区人群膳食营养状况检测和指导

C. 保健和营养干预　D. 营养与疾病调查和信息收集

E. 营养咨询

4. 一般调查表的内容包括(　　)。

A. 被调查者基本情况　B. 调查表名称

C. 主体问题　D. 封面信

E. 调查员姓名

8A　9C　10A　11B　❙　1ABCD　2ABC　3ABCDE　4ABCDE

【解析】一般调查表包括调查表名称、封面信、指导语、被调查者基本情况、主体问题、答案、编码、作业证明记载等。其中，作业证明记载指最后注明调查者姓名、访问日期、电话等。

5. 在调查表的编制过程中，以下说法不正确的是(　　)。

A. 答案的穷尽性是指答案要包括所有可能的情况

B. 主体问题从形式上可分为开放式问题、封闭式问题和量表应答式问题

C. 问题的数量和调查表的长度要适中，通常以20min内完成为宜

D. 对于问题的排列，一般将开放式问题放在调查表的最前面

E. 对于问题的排列，一般先问看法方面的问题，再问态度、意见和行为方面的问题

【解析】D项，对于问题的排列，一般将开放式问题放在调查表的最后面；E项，一般先问行为方面的问题，再问态度、意见和看法的问题。

6. 封闭式问题答案设计的基本格式包括(　　)。

A. 尺度式　　B. 填空式　　C. 排序式　　D. 二项选择式

E. 多项选择式

7. 信息收集方法总体上可分为(　　)。

A. 描述法　　B. 调查法　　C. 访问法　　D. 二手资料法

E. 实验法

8. 社区健康调查资料可分为(　　)。

A. 等级资料　　B. 分析性资料　　C. 分类变量资料　　D. 数值变量资料

E. 转化资料

9. 社区调查的具体方法(　　)。[2024年全国卷真题]

A. 观察法　　B. 自填问卷法　　C. 访谈法　　D. 专题小组讨论法

【解析】调查的具体方法包括：①观察法：通过对事件或研究对象的行为及其影响因素等进行直接的观察来收集数据，是定性研究方法中收集非语言行为等资料的一种主要方法。②访谈法。③自填问卷法：又称信访法，是社会调查研究中广泛应用的一种资料收集方法。④专题小组讨论法：根据调查目的确定讨论主题，在主持人的领导下，调查对象在1小时左右的时间内，围绕主题进行讨论并由记录员现场记录讨论内容。

三、判断题(下列判断正确的请打“√”，错误的打“×”)

1. 社区营养缺乏症的诊断与治疗是营养干预的常用方法之一。(　　)[浙江省2011年三级真题]

【解析】社区营养管理和干预的工作，主要是运用营养科学知识、技术及措施，研究和解决社区人群营养问题，包括食物生产、食物供给、营养需要、膳食结构、饮食行为、社会经济、营养政策、营养教育及营养性疾病预防等。疾病的诊断与治疗并不包含于其中。

5DE　6ABCDE　7CDE　8ACD　9ABCD　▌　1×

2. 身高(cm)、体重(kg)、血压(mmHg)等数据属于计数资料。(　　)[浙江省2011年三级真题]

【解析】计量资料是指对每个观察单位用定量方法测定某项指标数值的大小而得到的资料，一般有单位为有序变量，如身高(cm)、体重(kg)、血压(mmHg)等。计数资料是指将观察单位按某种属性或类别分组，然后清点各组观察单位个数所得的资料，一般没有单位为无序变量。

3. 人口调查资料是社区营养资料信息的重要内容。(　　)[浙江省2011年三级真题]

4. 社区营养管理和干预的目的是增进居民健康，进一步提高社区人群的生活质量。同时为国家或当地政府制定食物营养政策、经济政策及卫生保健政策提供科学依据。(　　)

5. 开展社区人群营养调查的目的是全面了解社区人群的食物消费水平、发现慢性病等。(　　)

【解析】开展社区人群营养调查的目的是全面了解被调查社区人群的食物消费水平、营养素摄入量，从而评价膳食结构是否合理、营养是否平衡等。同时，通过膳食营养调查可找出存在的营养问题，以便提出改善措施。

6. 社区营养工作的开展需要建立在完整的营养与健康信息和科学的营养现状调查分析的基础上。(　　)

7. 专项调查表编制的相关性是指表格中所有的问题都应与调查者有关。(　　)

【解析】相关性是指表格中所有的问题都应与调查研究的主题有关，否则会产生大量的无效信息，干扰对调查结果的分析。

8. 专项调查表编制的客观性是指所有的问题都不允许带有调查者的某种主观倾向和暗示，应能够让被调查者做出真实的回答。(　　)

9. 专项调查表编制的适宜性是指表格所设计问题的内容、用语均能为被调查者接受和理解，避免使用专业术语来提问，要通俗易懂。(　　)

10. 专项调查表根据调查内容和具体需要可分为一览表和单一表两种。其中单一表是专题调查研究常用的一种调查表。(　　)

11. 开放式问题的最大优点是可让被调查对象自由发挥，从而收集到丰富、生动的资料。缺点是对回答者要求高、费时，且回答率低和统计分析困难。(　　)

12. 封闭式问题是一种需要应答者从一系列应答项中做出选择的问题，根据应答项的多少又可以分为两项式问题和多项式问题。(　　)

13. 问题的排列原则：一般将简单问题放在前面，复杂难答问题放在后面。(　　)

2× 3√ 4√ 5× 6√ 7× 8√ 9√ 10√ 11√ 12√ 13√

14. 开放式问题放在调查表的最前面。(　　)

【解析】开放式问题放在调查表的最后面。

15. 对个体而言，调查人群健康为主题的相关信息内容主要包括：基本情况、健康状况、疾病史、家族健康史、个人膳食习惯、相关行为和运动量等。(　　)

16. 对公共营养师而言，综合信息中有两点是必需的，即膳食和行为相关信息。(　　)

17. 个人基本信息是指姓名、年龄、身高、体重等描述个人基本状况的资料。(　　)

【解析】个人基本信息是指姓名、年龄、身高、体重等描述个人基本状况的资料。

18. 健康信息调查表的各类问题可以混着排列。(　　)

【解析】应该把同类的问题放在一起，各类问题不能混着排列。

19. 健康信息调查表中的敏感性问题可以直接问。(　　)

【解析】调查表中的敏感性问题不能直接问，而应选择适当方法，便于被调查者接受。

20. 问卷太长会影响填答，时间最多不超过 30min。(　　)

21. 一般来说，社区基本资料的收集可分为两种方法，一是直接收集社区历年综合信息数据，这些数据可能早已存在。另外一种是由单一家庭一个个收集再综合。(　　)

22. 从理论上收集的社区基本资料的用途可以分为两个方面：一方面是描述性研究，另一方面是分析性研究。(　　)

23. 描述性研究是利用观察记录或专题调查的资料进行整理归纳，描述疾病或健康状态在不同地区、时间、人群中的分布特征研究。(　　)

24. 描述性研究不能提出健康影响因素的假设。(　　)

【解析】描述性研究可以提出健康影响因素的假设，为寻找病因或健康问题提供线索。

25. 分析性研究是探索疾病的可疑危险因素，或对描述性研究提出的病因假设进行检验的方法。(　　)

26. 病例对照研究和队列研究是分析性研究常用的两种方法。(　　)

27. 社区健康调查统计资料通常可分为数值变量和分类变量。(　　)

28. 数值变量也称定量变量，一般有度量衡单位，故也称计数资料。(　　)

【解析】数值变量也称定量变量，一般有度量衡单位，故也称计量资料。

---

14 ×　15√　16√　17√　18 ×　19 ×　20√　21√　22√　23√　24 ×　25√　26√　27√　28 ×

29. 年龄、身高等，都属于数值变量。(　　)

30. 数值变量常用平均数、标准差、方差分析、直线相关与回归等指标和方法进行统计分析。(　　)

31. 性别、人群血型的A型、B型、O型、AB型等都是分类变量。(　　)

32. 等级资料常用相对数、秩和检验等指标和方法进行统计分析。(　　)

33. 不同的统计资料应用相同的方法进行统计分析。(　　)

【解析】不同的统计资料用不同的方法进行统计分析，所以区别统计资料的类型很重要。

34. 回收率和有效率是收集方法评价最主要的指标。(　　)

35. 调查方法常按调查范围分为普查(也称全面调查)和非全面调查，后者又以抽样调查和典型调查最为常用。(　　)

36. 观察法是指通过对事件或研究对象的行为及其影响因素等进行直接的观察来收集数据，是定量研究方法中收集非语言行为等资料的一种主要方法。(　　)

【解析】观察法是定性研究方法的一种。

37. 世界卫生组织认为，卫生保健服务必须贯彻"社区化"原则。(　　)

四、简答题

1. 社区营养管理和营养干预。[河南省2016年三级真题]

(1)请简述我国社区的定义和构成要素。

(2)准确收集社区人群基础资料，营养与健康信息是公共营养师的基本能力，请简述社区健康资料的内容包括哪些方面?

(3)在社区开展营养工作，收集与营养相关的各种资料是许多工作的基础。请简单介绍调查访谈过程的主要技巧?

答：(1)在我国，社区主要是指城市里的街道、居委会或农村的乡(镇)、村。

社区一般由人口、地域、生活服务设施、特有的文化背景和生活方式、一定的生活制度和管理机构5个要素构成。

(2)社区健康资料的内容包括：

①体格测量资料：不同年龄的身高、体重和其他体格测量资料。

②营养相关疾病资料：与营养相关的疾病的发病率、死亡率及死亡原因等资料。

(3)调查访谈过程的主要技巧包括：

①正确理解调查表中每个问题的要点和性质，预先设计问题，并逐步把问题明了和单一化。

②理解调查表问题之间的联系，把握访谈中的关键点。

29√　30√　31√　32√　33×　34√　35√　36×　37√

③在询问的时候要有指导语，运用具有亲和力的语言和词句表达调查与他们的关系，让他们感觉提供信息也对自己有利或有帮助。

④调查人员要有综合提炼问题答案的能力。

⑤对一些敏感问题不要直接询问，以免引起反感。

2. 进行社区基本资料收集，常采用社区居民基本情况调查表。根据调查表中对所列问题提供答案的方式，可将问题分为哪两种？健康的行为方式可以减少致病因素对我们的影响，包括：不吸烟、不酗酒、不吃高脂、高糖、高热量饮食、不吃发霉变质的食品、少吃腌制食品、生活规律、经常运动、保持乐观的情绪等。在营养师的实际工作中，常需要调查了解社区居民的行为信息，请简述行为调查表的设计原则。[河南省 2010 年 5 月三级真题]

答：(1)根据调查表中对所列问题提供的答案，可将问题分为开放式和封闭式两种。

(2)行为调查表的设计原则有以下几点：

①调查表中所列项目的含义、定义、标准必须明确，不致使人误解，以保证结果的统一。如调查吸烟时，应定义清楚什么情况算吸烟，吸烟量如何界定等。

②调查表中所列项目的内容在资料统计分析时要求既能定性又能定量。如调查饮酒时，不仅要调查是否饮酒，还要写明每天饮酒的量及持续时间。

③调查表中所列项目的用词应简明扼要，使调查对象易于理解和回答。避免使用专业术语，必要时还应附填表说明。

④调查表中所列问题要求尽可能确切，针对性强，避免出现含糊不清，模棱两可的问题。

⑤调查表中所列出的项目应避免带有诱导性的提问或强制性的提问，以免使所获得的资料和信息出现偏倚。

3. 简述专项调查表编制的基本原则。

答：专项调查表编制的基本原则：

(1)相关性。即表格中所有的问题都应与调查研究的主题有关，否则会产生大量的无效信息，干扰对调查结果的分析。

(2)客观性。即所有的问题都不允许带有调查者的某种主观倾向和暗示，应能够让被调查者做出真实的回答。

(3)适宜性。即表格所设计问题的内容、用语均能为被调查者接受和理解，避免使用专业术语来提问，要通俗易懂。

(4)全面性。即表格问题的设计应完全对应于研究框架，各个变量的选择准确且无缺失，所有需要在调查中了解的信息都要在调查表中反映出来。同时，在封闭性问题中给出的答案应包括所有的可能回答。

(5)设计合理性。表格中一个问题转到另一个问题时，应注意逻辑关系。询问的问题应从一般到个别、从容易到困难。

(6)可比性。如果想将本调查与其他调查结果相比较，应该考虑其他调查中提出的问题是否与表格中的问题相呼应。

4. 一张调查问卷初稿设计好之后，一般要做预调查、检查和分析，请叙述在检查和分析时主要应注意哪几个方面的问题?

答: 调查问卷在检查和分析时应注意:

(1)回收率。如果调查问卷的回收率较低，比如在60%以下，那么说明问卷设计有较大问题；但问卷回收率较高，也不能说明问卷没有问题。

(2)有效回收率。即扣除各种废卷后的回收率。回收的废卷越多，说明填答完整的越少，这也就意味着问卷初稿中的问题越多。

(3)填写错误。填写错误有两类：一类是填答内容的错误，即答非所问，这是由于对问题含义不理解或误解造成的。对于这种情况，一定要仔细检查问题的用语是否准确、清晰，含义是否明确、具体。另一类是填答方式的错误，这主要是由于问题形式过于复杂或指导语不明确等原因所致。

(4)填答不全。填答不全的情形主要有两类：一是问卷中某几个问题普遍未回答；二是从某个问题开始，后面部分的问题都未回答。对于前一种情况，要仔细分析，找出原因，然后改进；对于后一种情况，则要仔细检查造成中断的那部分问题，分析出回答者“卡壳”的原因。

5. 社区基础资料的收集方式有哪些?访谈法和自填问卷法各自的优缺点。

答: 有两种方法可以得到居民基本资料，首先是二手资料的获得，其次是从调查资料获得整体资料。

(1)收集已有的资料，如从政府行政部门(卫生、财政、统计、环境、交通等)、卫生服务机构(医院、疾病控制中心、妇幼保健院)、科研学术部门(院校、研究所)及其他部门现有的相关统计报表、体检资料、学术研究报告和调查数据中获得所需的信息。

(2)调查的具体方法有:

①观察法。观察法即通过对事件或研究对象的行为及其影响因素等进行直接的观察来收集数据，是定性研究方法中收集非语言行为等资料的一种主要方法。

②访谈法。访谈法即调查者与被调查者之间进行面对面或通过电话交谈，以获取所需信息的一种资料收集方法。调查者按表上提出的问题逐项询问，并记录其结果。优点是获得的信息资料准确性较高，资料收集快捷。缺点是费时、费力、费经费。

③自填问卷法。自填问卷法又称信访法，是社会调查研究中广泛应用的一种资料收集方法。本法要求被调查对象在规定的时间内自行完成填写问卷。填写好的问卷可由被调查对象寄回研究者或由研究者统一回收。优点是保密性好，适用于对一些个人隐私或不易公开的项目(如性知识、性生活、性病、婚姻状况等)的调查。缺点是应答率较低，准确性也较差。

④专题小组讨论法。根据调查目的确定讨论主题，在主持人的领导下，调查对象在1h左右的时间内，围绕主题进行讨论并由记录员现场记录讨论内容。

五、案例选择题(本题案例后有与之相关的选择题，每题的备选答案中至少有一个符合题意的答案，请将正确选项代号填入括号内)

（案例）

某机关单位，共有 138 名工作人员，体检发现职工慢性病患病率高，其中超重肥胖率 61%，高血压率 30%，血脂不正常率 41%，血糖有问题 15%，为有效降低职工的疾病负担，社区中心拟进一步调查慢性病相关因素，以制定健康管理方案。根据信息回答以下问题。[2024 年全国卷真题]

1.（多选）涉及慢性疾病问题的相关因素包括（　　）。

A. 吸烟　　C. 膳食因素

B. 疾病家族史　　D. 身体活动水平

2.（多选）获取上述信息的方法包括（　　）。

A. 观察法　　B. 定性访谈法

C. 专题小组讨论　　D. 问卷调查

【解析】社区调查和资料收集方法包括：观察法、访谈法（调查者与调查对象之间进行面对面交谈或通过电话交谈）、自填问卷法、专题小组讨论法。

3.（单选）为了解与慢性病相关的膳食因素和长期饮食习惯，常采用的膳食调查方法是（　　）。

A. 24h 回顾法　　B. 化学分析法　　C. 称重法　　D. 食物频率法

【解析】食物频率法简单、方便，但最主要的问题是有可能存在回忆误差，导致结果不准确，主要用于膳食结构与相关疾病的关系分析，不用于计量调查。

4.（多选）调查前的准备工作有（　　）。

A. 预调查　　B. 确定调查变量，设计调查表

C. 获得知情同意　　D. 调查表的评价

5.（多选）完成调查后，要进行调查表检查和分析，应注意（　　）。

A. 有效回收情况　　B. 填答不全情况

C. 填写错误情况　　D. 要求被调查者补充回答所有问题

【解析】调查问卷表填写完后应对数据进行检查、核对。在检查和分析时应注意回收率、有效回收率、填写错误和填答不全的情况。

六、实际操作题

设计一份社区居民家庭基本信息调查表。

答：（1）设计程序。

①表头设计。表头设计的主要原则是突出主题，使调查内容一目了然，且接受性好。

②封面信设计。封面信措辞要婉转，并说明居民的支持对工作的重要性。如表 6－1 所示。

③调查表设计。

1ABCD　2ABCD　3D　4ABC　5ABC

(2)注意事项。

①问卷中问题的文字要简单、直接、明确并且容易被理解。

②避免双重问题或问题要求太多。

③避免问题带有诱导性或带有个人主观色彩。如果问题有暗示性或运用了带感情的文字，则可能会诱导应答者的答案，从而造成偏倚。

④注意对敏感性或私人问题的提问方式。当在调查中涉及一些应答者敏感的或私人的问题时，可以使问题的答案设定在一定的范围内，避免过分精确的数据。

⑤问题应提供合适的参考时点。有些问题如果没有提供参考时点，应答者就很难回答。提供的参考时点应当适当，应符合问题的特点和研究的需要。

表6－1　居民家庭基本信息调查表

<table>
<tr><td colspan="2">编号(ID)□□□□

亲爱的居民：
您好！我们这次调查主要是为了制订社区营养改善计划，所以需要您配合提供一些家庭基本情况，以便为我们社区大众健康提供更好的发展和规划。请您真实地回答每个问题，您的信息会保存在社区健康档案中，并不会外泄。多谢您的合作！
×××(单位落款)</td></tr>
<tr><td>1．姓名：______
家庭地址：______联系电话：______
2．出生日期(阳历)：______年______月______日
3．性别：(1)男(2)女
4．您的民族：
(1)汉族(2)回族(3)蒙古族(4)满族(5)其他，请注明______
5．您的文化程度：
(1)文盲(2)小学(3)初中(4)高中、职高或技校、中专(5)大专/职大(6)大学本科及以上
6．您的职业：
(1)国家机关、党群组织、企事业单位负责人
(2)专业技术人员(3)办事人员和有关人员
(4)商业、服务业人员(5)农林牧渔水利生产人员
(6)生产运输设备操作人员及有关人员
(7)待业者、下岗者(8)离退休人员
(9)军人(10)其他劳动者
7．您家里常住人口有几人？______，工作人数______，非工作人数______。
8．去年一年您家人平均纯收入是多少？
(1)低于800元(2)800～1999元
(3)2000～4999元(4)5000～9999元
(5)10000～19999元(6)20000元及以上</td><td>请勿在编码区填写
sex□
G1□
G2□
G3□
G4□
G5□</td></tr>
</table>

第 2 节　营养与健康档案的建立和管理

一、单项选择题（下列每题的 4 个选项中，只有 1 个是正确的，请将其代号填在括号内）

1．一定时期内某特定人群中某种疾病新病例出现的频率，指的是(　　)。［2021 年全国卷真题］

A．患病率　　B．罹患率　　C．发病率　　D．病死率

【解析】发病率表示在一定期间内，一定人群中某病新发生的病例出现的频率。是反映疾病对人群健康影响和描述疾病分布状态的一项测量指标。

2．统计学分析中比的计算公式是(　　)。［2022 年全国卷真题］

A．甲指标/乙指标

B．某一组成部分的数值/同一事物各组成部分的数值总和 ×100%

C．某现象实际发生的例数/可能发生该现象的总例数 ×κ

D．一定时期某人群中某病新病例数/同期暴露人口数 ×κ

【解析】比也称相对比，是表示两个数相除所得的值，说明两者的相对水平，常用倍数或百分数表示，计算公式为：相对比 = 甲指标/乙指标，也可用百分数表示(×100%)。

3．进行营养与健康管理收集信息，以下哪项不属于健康状况的信息？(　　)。［2022 年全国卷真题］

A．社交信息　　B．体检信息　　C．生化指标　　D．个人疾病史

【解析】健康状况信息常包括个人疾病史(女性还应包括月经、生育史等)、家族疾病史、近期体检信息及生化指标。A 项，社交信息不属于健康状况的信息。

4．个人健康问题记录不包括(　　)。

A．周期性健康检查记录　　C．问题描述

B．基本资料　　D．问题目录

【解析】个人健康问题包括基本资料、问题目录、问题描述、病情流程表等。

5．问题描述是将问题表中的每一个问题依序号顺序逐一以“S－O－A－P”的形式进行描述，其中字母 S 代表(　　)。

A．计划　　B．主观资料　　C．客观资料　　D．评估

【解析】S 代表病人的主观资料(subjective data)，如病人的主诉、症状、病史等；O 代表客观资料(objective data)，如实验室检查以及病人的态度、行为等；A 代表评估(assessment)，完整的评估应包括诊断、鉴别诊断、与其他问题的关系、问题的轻重程度及愈后等；P 代表计划(plan)，是针对问题提出的，每一问题都有一相应的计划，包括诊断计划、治疗计划、病人指导等。

6．数据录入一般采取(　　)，以保证录入结果的准确性。

1C　2A　3A　4A　5B　6B

A. 二人单轨录入　B. 二人双轨录入　C. 一人双轨录入　D. 一人单轨录入

7. 档案的存放过程中，温度一般控制在(　　)℃。

A. 5~10　B. 10~20　C. 14~24　D. 24~30

8. 档案的存放过程中，湿度一般控制在(　　)。

A. 14%~24%　B. 25%~45%　C. 45%~60%　D. 60%~70%

9. 构成比的计算公式是(　　)。

A. 特定时期某人群中某病新旧病例数÷同期观察人口数×k(k=100%，1000‰…)

B. 某一组成部分的数值÷同一事物各组成部分的数值总和×100%

C. 甲指标÷乙指标

D. 某现象实际发生的例数÷可能发生该现象的总人数×k(k=100%，1000‰…)

10. 下列关于构成比的叙述，错误的是(　　)。

A. 构成比分母包含了分子　B. 构成比能说明某事件发生的频率

C. 构成比说明各个组分所占的比重　D. 构成比的分子包含在分母部分

11. 率的计算公式是(　　)。

A. 特定时期某人群中某病新旧病例数÷同期观察人口数×k(k=100%，1000‰…)

B. 某一组成部分的数值÷同一事物各组成部分的数值总和×100%

C. 甲指标÷乙指标

D. 某现象实际发生的例数÷可能发生该现象的总人数×k(k=100%，1000‰…)

12. 发病率的计算公式是(　　)。

A. 一定时期某人群中某病新病例数÷同期暴露人口数×k(k=100%，1000‰…)

B. 某一组成部分的数值÷同一事物各组成部分的数值总和×100%

C. 甲指标÷乙指标

D. 某现象实际发生的例数÷可能发生该现象的总人数×k(k=100%，1000‰…)

13. 患病率的计算公式是(　　)。

A. 特定时期某人群中某病新旧病例数÷同期观察人口数×k(k=100%，1000‰…)

B. 某一组成部分的数值÷同一事物各组成部分的数值总和×100%

C. 甲指标÷乙指标

D. 某现象实际发生的例数÷可能发生该现象的总人数×k(k=100%，1000‰…)

14. 测量身高的适宜时间是(　　)。

A. 上午6:00　B. 上午10:00　C. 下午2:00　D. 晚上8:00

【解析】身高在一天中会发生变化，波动幅度在1~2cm。一天中，上午减少急剧，下午减少缓慢，晚上变化很小。所以，测量身高一般在上午10时左右进行。

7C　8C　9B　10B　11D　12A　13A　14B

二、多项选择题(下列每题的选项中，至少有 2 个是正确的，请将其代号填在括号内)

1. 患病率的特点有(　　)。[2022 年全国卷真题]

A. 分子为特定时间所调查人群中某病新旧病例数

B. 分子为一定时期人群中新发生的病例数

C. 由横断面调查获得的疾病频率

D. 又称现患率和流行率

【解析】患病率亦称现患率、流行率，是指在特定时间内一定人群中某病新旧病例数所占的比例。B 项，发病率分子为一定时期人群中新发生的病例数。

2. 下列属于个人健康档案基本资料的是(　　)。

A. 膳食史　　B. 基本情况　　C. 家庭疾患史　　D. 个人疾病史

E. 体育锻炼情况

【解析】个人健康档案的基本资料一般包括人口学资料(B 项)、健康行为资料(E 项)、生物学基础资料和临床资料(ACD 三项)。

3. 健康档案的收集方式包括(　　)。[2024 年全国卷真题]

A. 健康筛查　　B. 社区调查　　C. 利用现存资料　　D. 经常性工作记录

【解析】健康数据可通过以下几种方式收集：利用现存资料(各个部门和系统都有常规性的报表，如保健卡、体检表等，从中可以得到大量信息)、经常性工作记录、社区调查、健康筛查。

4. 下列软件中具有录入和管理大型数据库功能的是(　　)。

A. SAS　　B. EpiData　　C. SPSS　　D. DPS

E. FoxBase

【解析】能对数据输入和分析的软件有很多，包括 EpiData、SAS、SPSS、FoxBase 等。这些软件可以进行调查表文件的建立、数据的录入与核对、数据的逻辑审查、数据的报告、数据管理程序的编写，SPSS、SAS 等软件还具有录入和管理大型数据库的功能。

5. 下列关于计量资料的说法，正确的是(　　)。

A. 如身高、体重等

B. 每个观察单位用定量方法测定某项指标数值

C. 观察单位个数所得的资料

D. 一般为无序变量

E. 一般有单位为有序变量

【解析】计量资料是指对每个观察单位用定量方法测定某项指标数值的大小而得到的资料，一般有单位为有序变量，如身高(cm)、体重(kg)、血压(mmHg)等。

6. 下列关于计数资料的说法，正确的是(　　)。

A. 如缺乏病人数等

1ACD　2ABCDE　3ABCD　4AC　5ABE　6ABD

B. 将观察单位按某种属性或类别分组，然后清点各组观察单位个数的资料

C. 观察单位个数所得的资料

D. 一般为无序变量

E. 一般有单位为有序变量

【解析】计数资料是指将观察单位按某种属性或类别分组，然后清点各组观察单位个数所得的资料，一般没有单位，为无序变量，如调查某人群的营养缺乏病的情况，缺铁性贫血的人数、患骨质疏松的人数等。

7. 下列指标不属于比的是(　　)。

A. 某班女生人数占全班的 56.9%

B. 某地性别比例是 105%

C. 某小区高血压的患病率是 10%

D. 某地 2021 年贫血发病率为 8%

E. 某班性别比例是 105:100

【解析】比也称相对比，是表示两个数相除所得的值，说明两者的相对水平，常用倍数或百分数表示。

8. 下列关于患病率的叙述，正确的是(　　)。

A. 是一种静态指标

B. 分子为特定时间所调查人群中某病新旧病例数

C. 由横断面调查获得的疾病频率

D. 衡量疾病的存在或流行情况

E. 亦称现患率和流行率

三、判断题(下列判断正确的请打"√"，错误的打"×")

1. 体重、血压、血型等指标属于个人健康档案基本资料中的临床资料。(　　)[河北省 2016 年三级真题]

【解析】体重、血压、血型等指标属于个人健康档案基本资料中的生物学基础资料。

2. 社区居民个人健康档案是记录有关社区居民健康资料的系统文件，包括病史记录、健康检查记录、保健卡以及个人和家庭的一般情况记录等。(　　)

3. 个人健康档案的内容包括以问题为中心的个人健康问题记录和以预防为导向的周期性健康检查记录。(　　)

4. 问题目录常置于健康档案之末。(　　)

【解析】问题目录常置于健康档案之首，以使医生对病人的情况一目了然。

5. 社区调查是指以特定社区的全体居民为调查对象，可了解该社区人群的健康状况及社会因素、自然条件、遗传因素对人群健康的影响，大规模的人群调查可以得到较为全面和可靠的信息。(　　)

7ACD　8ABCDE　▌　1×　2√　3√　4×　5√

6. 健康筛查是指通过一门或几门专科筛查，确定受检者有无疾病、身体缺点和健康问题及其轻重程度，以便采取必要的防治对策和措施，保护人们的身心健康。(　　)

7. 在输入数据前，不必对资料进行核查。(　　)

【解析】在输入数据前，首先要对资料进行核查，主要检查、核对调查表中有无缺项、错误等，一旦发现应及时弥补或纠正。

8. 档案在柜架内的排列次序，应先右后左，先下后上。(　　)

【解析】档案在柜架内的排列次序，应先左后右，先上后下。

9. 百分比和率是描述计量资料的常用指标。(　　)

【解析】百分比和率是描述计数资料的常用指标。

10. 计量资料是指对每个观察单位用定量方法测定某项指标数值的大小而得到的资料，一般无单位，为无序变量。(　　)

【解析】计量资料一般有单位，为有序变量。

11. 计数资料是指将观察单位按某种属性或类别分组，然后清点各组观察单位个数所得的资料，一般有单位，为有序变量。(　　)

【解析】计数资料一般无单位，为无序变量。

12. 构成比简称比，是表示两个数相除所得的值。(　　)

【解析】构成比是表示一事物内部各组成部分所占的比重或频率，常以百分数表示。比也称相对比，是表示两个数相除所得的值，说明两者的相对水平，常用倍数或百分数表示。

13. 率是表示在一定的条件下某现象实际发生的例数与可能发生该现象的总例数之比，来说明单位时间内某现象发生的频率或强度。一般用百分率、千分率、万分率或10万分率表示。(　　)

14. 发病率是指一定时期内某特定人群中某种疾病新病例出现的频率。(　　)

15. 患病率是指在特定时间内一定人群中某病新旧病例数所占的比例。(　　)

四、简答题

1. 个人健康档案的内容包括哪些?

答: 个人健康档案的内容包括以问题为中心的个人健康问题记录和以预防为导向的周期性健康检查记录。前者由基本资料、问题目录、问题描述、病情流程表等组成。后者是指运用格式化的健康体检表针对不同年龄、性别而进行的周期性健康检查的结果记录。

(1)基本资料。基本资料一般包括:

①人口学资料。包括年龄、性别、教育程度、职业、婚姻状况、民族、家庭关系、社会经济状况、宗教信仰、身份证号码及家庭住址等。

6√　7×　8×　9×　10×　11×　12×　13√　14√　15√

②健康行为资料。包括吸烟、酗酒、滥用药物、饮食习惯、运动、精神状态评价等。

③生物学基础资料。指体重、血压、血型等指标。

④临床资料。如主诉、现病史、过去史、家族史、个人史(药物过敏、月经生育史等)、各种检查结果、心理评估等资料。

(2)问题目录。所记录的问题指的是过去影响过、现在正在影响或将来还要影响病人健康的异常情况。可以是明确的或不明确的诊断，可以是无法解释的症状、体征或实验室检查结果，也可以是社会、经济、心理、行为问题(如失业、丧偶等)。问题目录常以表格形式记录，将确认后的问题按发生的时间顺序逐一编号记入表中。分主要问题目录和暂时性问题目录，前者多指慢性问题以及尚未解决的问题，后者只列出急性问题。问题目录常置于健康档案之首，以使医生对病人的情况一目了然。

(3)问题描述及问题进展记录。问题描述即将问题表中的每一问题依序号顺序逐一以"S－O－A－P"的形式进行描述。S代表病人的主观资料，如病人的主诉、症状、病史等；O代表客观资料，如实验室检查以及病人的态度、行为等；A代表评估，完整的评估应包括诊断、鉴别诊断、与其他问题的关系、问题的轻重程度及愈后等；P代表计划，是针对问题提出的，每一问题都有一相应的计划。包括诊断计划、治疗计划、病人指导等。

问题进展记录也采取SOAP方式，对问题目录中不同编号的各种问题，依照进展情况加以记录。若某一问题有更进一步的诊断名称时，则将该问题更正，并将最新资料添入各问题SOAP内；如在追踪中发现新问题，则在进展记录中添加新的问题及编号。

(4)病情流程表。以列表的形式描述病情(或其他问题)在一段时间内的变化情况，包括症状、体征、检验、用药、行为等的动态观察。

2. 简述发病率和患病率的概念和计算公式。

答：(1)发病率的概念和计算公式：

①概念。发病率是指一定时期内某特定人群中某种疾病新病例出现的频率。

②计算公式。发病率＝一定时期某人群中某病新病例数÷同期暴露人口数×k(k＝100%，1000‰…)。

(2)患病率的概念和计算公式：

①概念。患病率：亦称现患率、流行率。患病率是指在特定时间内一定人群中某病新旧病例数所占的比例。

②计算公式。患病率＝特定时期某人群中某病新旧病例数÷同期观察人口数×k(k＝100%，1000‰，10000/万或100000/10万)。

3. 简述发病率和患病率的区别。

答：(1)患病率的分子为特定时间所调查人群中某病新旧病例数，而不管这些病例的发病时间；发病率的分子为一定时期暴露人群中新发生的病例数。

(2)患病率是由横断面调查获得的疾病频率，衡量疾病的存在或流行情况，是一种静态指标。而发病率是由发病报告或队列研究获得的疾病频率，衡量疾病的出现，为动态指标。

五、案例选择题(本题案例后有与之相关的选择题，每题的备选答案中至少有一个符合题意的答案，请将正确选项代号填入括号内)

（案例）

和平社区的李小梅今年62岁，今年7月12号突然患脑血栓被送医院，为帮助老人做健康档案，8月15号公共营养师吴婷婷到家里进行调查。原来老人去年7月退休在家，今年又丧偶，现一人生活。她在10年前发现自己患高血压，并开始吃药，近期病情不稳定；今年6月去医院体检途中又关节扭伤，心急伤心突发了脑血栓。

1. 主要问题目录是指（　　）。

A. 主要健康问题　　B. 慢性问题、尚未解决的问题

C. 急性问题　　D. 慢性问题

2. 暂时性问题目录是指（　　）。

A. 主要健康问题　B. 慢性问题　C. 急性问题　D. 尚未解决的问题

3. 按照上面叙述，填写李小梅的问题目录表顺序正确的是（　　）。

A. 主要问题目录

问题序号	发生日期	记录日期	问题名称	解决日期	转归
1	1999	2009.8	高血压		药物控制
2	2009.7	2009.8	脑血栓	2009.8	

暂时性问题目录

序号	问题名称	发生日期	就诊日期	处理及结果
1	踝关节扭伤	2009.6	2009.6	热敷、治愈
2	丧偶	2007	2007.6	

B. 主要问题目录

问题序号	发生日期	记录日期	问题名称	解决日期	转归
1	2009.6	2009.8	踝关节扭伤		热敷、治愈
2	2009	2009.8	丧偶		
3	2009.7	2009.8	脑血栓	2009.8	

暂时性问题目录

序号	问题名称	发生日期	就诊日期	处理及结果
1	高血压	2009.8	1999	

C. 主要问题目录

问题序号	发生日期	记录日期	问题名称	解决日期	转归
1	2009	2009.8	丧偶		
2	2009.7	2009.8	脑血栓	2009.8	

暂时性问题目录

序号	问题名称	发生日期	就诊日期	处理及结果
1	踝关节扭伤	2009.6	2009.6	热敷、治愈

1B　2C　3D

D. 主要问题目录

问题序号	发生日期	记录日期	问题名称	解决日期	转归
1	1999	2009.8	高血压		药物控制
2	2009	2009.8	丧偶		
3	2009.7	2009.8	脑血栓	2009.8	

暂时性问题目录

序号	问题名称	发生日期	就诊日期	处理及结果
1	踝关节扭伤	2009.6	2009.6	热敷、治愈

【解析】所记录的问题指的是过去影响过、现在正在影响或将来还要影响病人健康的异常情况。可以是明确的或不明确的诊断，可以是无法解释的症状、体征或实验室检查结果，也可以是社会、经济、心理、行为问题(如失业、丧偶等)。问题目录常以表格形式记录，将确认后的问题按发生的时间顺序逐一编号记入表中。

六、计算题

某街道有四个小区，60岁以上共17608人，其中女性9608人，男性8000人，现将调查的60岁以上人群患有缺铁性贫血的情况进行统计和整理，得到的资料如表6-2所示。

表6-2 某街道60岁以上人群患有缺血性贫血的情况

小区	年平均人数(人)	缺铁性贫血发病人数(人)	缺铁性贫血患病人数(人)
A	4532	546	1873
B	3981	432	1542
C	4754	243	1543
D	4341	213	1569
合计	17608	1434	6527

现根据上述提供的信息进行计算，并分别回答以下问题：

(1)请计算出该街道的男女性别构成比。

(2)请计算出该街道的男女相对比。

(3)请分别计算出A、B两小区的缺铁性贫血发病率。

(4)请分别计算出C、D两小区的缺铁性贫血患病率。

答：(1)计算性别构成比：

根据公式：$构成比=\frac{某一组成部分的数值}{同一事物各组成部分的数值总和}\times 100\%$，则：

该街道60岁以上人群中女性人数的构成比 $=9608\div 17608\times 100\%=54.57\%$；

该街道60岁以上人群中男性人数的构成比 $=8000\div 17608\times 100\%=45.43\%$。

(2)计算男女相对比：

根据公式：$相对比=\frac{甲指标}{乙指标}$，则：

男女相对比 $=8000\div 9608=0.83$。

(3)计算发病率：

根据公式：$发病率=\frac{一定时期某人群中某病新病例数}{同期暴露人口数}\times 100\%$，则：

A 小区的缺铁性贫血发病率 = 546 ÷ 4532 × 100% = 12.05%；

B 小区的缺铁性贫血发病率 = 432 ÷ 3981 × 100% = 10.85%。

(4)计算患病率

根据公式：$患病率 = \frac{特殊时期某人群中的某病新旧病例数}{同期观察人口数} \times 100\%$，则：

C 小区的缺铁性贫血 = 1543 ÷ 4754 × 100% = 32.46%；

D 小区的缺铁性贫血 = 1569 ÷ 4341 × 100% = 36.14%。

七、实际操作题

社区健康档案封皮格式设计

答：将已经排列完毕并编好号的档案登入档案目录的工作，称为编制档案目录。通常是一个社区一个年度的案卷编制一本目录。目录的项目主要有：案卷的顺序号、名称、起止日期、备注。案卷目录全部登记好后，应该加上封皮和封底，装订成册。档案封皮如图 6－1 所示。

编号□□□□□□_□□□_□□□_□□□□□

居民健康档案

姓　　名：

现 住 址：

户籍地址：

联系电话：

乡镇(街道)名称：

村(居)委会名称：

建档单位：

建 档 人：

责任医生：

建档日期：______年____月____日

图 6－1　居民健康档案封皮

第3节　营养干预方案设计和实施

一、单项选择题(下列每题的4个选项中，只有1个是正确的，请将其代号填在括号内)

1. 运动的自我保护很重要，运动中出现以下哪种情况不需要停止运动，但需要注意运动强度？(　　)[2022年全国卷真题]

A. 不正常的心跳　　B. 感觉有些疲劳

C. 严重气短　　D. 特别眩晕

【解析】如有以下症状之一者，立即停止运动：①不正常的心跳(A项)：如不规则心跳和过快的心跳、心悸、增快的脉搏突然变慢等；②运动中或运动后即刻出现胸部、上臂或咽喉部疼痛或沉重感觉；③特别眩晕(D项)或轻度头痛，意识紊乱、出冷汗、晕厥；④严重气短(C项)；⑤身体任何一部分突然疼痛或麻木；⑥上腹部区疼痛或"烧心"。

2. 下列属于正确的运动方法的是(　　)。[2022年全国卷真题]

A. 跟着教练步伐　　B. 多喝水

C. 累了也不要休息　　D. 适当锻炼

【解析】根据自身情况进行适当锻炼，是正确的运动方法。

3. 普通成人适宜的运动强度是(　　)。[辽宁省2016年三级真题]

A. 轻度　　B. 中度　　C. 重度　　D. 极重度

【解析】中度运动有益健康，轻度运动易导致摄入能量不能充分消耗长期下去会导致肥胖等，重度、极重度运动会超过身体负荷，有损健康。

4. 牛奶及其制品是给老年人提供矿物质营养素(　　)的最好的食物来源。[吉林省2012年三级真题]

A. 钙　　B. 锌　　C. 碘　　D. 铁

【解析】牛奶中的矿物质非常丰富，含钙、磷、铁、锌、铜、锰、钼等微量元素。牛奶不仅是人体钙的最佳来源，而且适当的钙磷比例更利于钙的吸收。

5. 社区营养干预方案必须考虑(　　)。[江苏省2011年三级真题]

A. 社区的历史　　B. 社区的大小

C. 社区在该地区中的重要性　　D. 所要干预营养问题的重要程度

6. 运动饮料摄入的适宜温度为(　　)。[辽宁省2009年11月三级真题]

A. 0~6℃　　B. 8~14℃　　C. 20~25℃　　D. 25~30℃

7. 营养干预的步骤是(　　)。[2025年全国卷真题]

A. 社区诊断，制定目标，营养干预计划和选择，确定目标人群

B. 制定目标，社区诊断，确定目标人群，营养干预计划和选择

1B　2D　3B　4A　5D　6D　7C

C. 社区诊断，制定目标，确定目标人群，营养干预计划和选择

D. 确定目标人群，制定目标，社区诊断，营养干预计划和选择

8. 选择社区营养干预措施的基本原则有(　　)。

A. 考虑对解决营养问题的作用大小　　B. 考虑营养问题的重要程度

C. 考虑实施干预的难易程度等　　D. 以上均是

【解析】选择社区营养干预措施的基本原则包括：①考虑营养问题的重要程度；②考虑对解决营养问题的作用大小；③考虑实施干预的难易程度、参与性和成本效益以及对干预措施评估的难易程度和可持续发展等。

9. 社区营养干预的场所不包括(　　)。

A. 学校　　B. 社区　　C. 医院　　D. 工厂

【解析】社区营养干预场所分为 3 类：社区、医院、学校。

10. 普通人的运动指南不包括(　　)。

A. 高强度运动对改善心肺机能有良好作用

B. 运动类型以有氧运动和耐力运动为主

C. 运动时间以每天 30 ~60min，或每周 150min 以下为宜

D. 运动频率以每周 5 ~7 次为宜，最好每天 1 次

【解析】运动时间以每天 30 ~60min，或每周 150min 以上为宜。

11. 下列不属于普通人运动指南的是(　　)。[2023 年全国卷真题]

A. 每次运动时间应在 10min 以上

B. 每周 5 ~7 天，最好每天都运动

C. 高强度运动对改善心肺机能有良好作用

D. 运动时间每天 30 ~60min，或每周 150min 以下

【解析】普通人运动指南的运动时间：每天 30 ~60min，或每周 150min 以上(D 项)。每天运动时间可以累积计算，但每次运动时间应在 10min 以上。

二、多项选择题(下列每题的选项中，至少有 2 个是正确的，请将其代号填在括号内)

1. 某社区居民缺铁性贫血 16%，社区应进行的营养干预包括(　　)。[2021 年全国卷真题]

A. 建议强化含铁食物膳食

B. 对缺铁性贫血进行治疗

C. 监测评估营养干预的结果

D. 调查老人的基础性疾病，必要时建议到医院治疗

【解析】社区营养干预方式包括膳食结构改善、食物强化、营养素补充等(A 项)。营养干预的评价是社区营养干预的重要组成部分，贯穿于干预的始终，其目的是通过评价监测干预活动的进展情况和效果，进行信息反馈，以及时调整计划，达到预期目标(C 项)。

8D　9D　10C　11D　‖　1AC

B 项，对疾病进行治疗不属于社区营养干预。D 项，调查老人的基础性疾病，不能解决社区居民缺铁性贫血问题。

2. 下列哪些活动的活动量相当于快步走 6000 步？(　　)[2022 年全国卷真题]

A. 50 分钟的自行车　　　　B. 30 ~ 35 分钟的健身操或高尔夫球

C. 50 分钟的太极拳　　　　D. 30 分钟的羽毛球或网球

【解析】A 项，骑 40 分钟的自行车的活动量相当于快步走 6000 步。

3. 以下说法符合安全运动条件的是(　　)。[2022 年全国卷真题]

A. 可以长时间进行室内运动　　　　B. 一开始不要做剧烈的运动

C. 饿了也要坚持运动　　　　D. 水分的补给充足

【解析】安全运动的条件包括：①遵守自己的步调；②一开始不要做剧烈的运动；③适宜的运动服装和鞋子；④炎热或酷寒气候要避免运动；⑤水分的补给要充足；⑥注意运动负荷；⑦营养与睡眠充足；⑧身体不适时停止运动。

4. 食物营养干预手段包括(　　)。[浙江省 2011 年三级真题]

A. 膳食结构改善　　　　B. 食品强化

C. 营养素缺乏症治疗　　　　D. 营养素补充

E. 居民食物的采购

【解析】食物营养干预是指通过改变人们的膳食结构来达到减少营养缺乏病、慢性病的目的，如庭院种植计划、食物供应计划、食品强化、营养素补充剂等。如提供铁强化酱油或碘盐，增加富含铁和碘的食物摄入等。

5. 针对缺铁性贫血，膳食干预中应多补充(　　)。

A. 畜禽鱼肉类食品　　　　B. 黄绿色蔬菜

C. 奶类、豆类及其制品　　　　D. 动物的全血与肝脏

E. 柑橘类水果

【解析】缺铁性贫血的预防，首先应纠正各种造成缺铁的原因并进行综合防治，可采取的防治措施包括：通过营养教育，掌握均衡膳食的原则；多吃含铁丰富的食物如动物血、肝、瘦肉和新鲜水果蔬菜；对食品进行铁强化如铁强化酱油、面包；加强妇幼保健、预防早产、做好喂养指导、纠正偏食等综合防治措施。

6. 佝偻病是婴幼儿常见的营养缺乏病之一，其主要原因是日光照射不足以及膳食中缺少(　　)。

A. 钙　　B. 锌　　C. 维生素 D　　D. 维生素 A

E. 铁

【解析】佝偻病也是婴幼儿常见的营养缺乏病之一，其主要原因是日光照射不足(缺少户外活动)以及膳食中缺少维生素 D 和钙等。

2BCD　3BD　4ABD　5AD　6AC

7. 针对锌缺乏，膳食干预中应多补充(　　)。

A. 动物内脏　　B. 黄绿色蔬菜

C. 奶类、豆类及其制品　　D. 红肉

E. 贝类

【解析】预防锌缺乏的措施主要是增加动物性食物的摄入量，特别是红肉、动物内脏、贝类食物摄入等。

8. 营养干预试验设计的类型在研究层面上常采用(　　)方案。

A. 动物实验　　B. 随机对照　　C. 临床试验　　D. 类实验

E. 人体实验

【解析】营养干预试验设计的类型在研究层面上常采取随机对照方案和类实验设计方案。

9. 营养干预的策略包括(　　)。

A. 家庭干预　　B. 政策环境　　C. 行为干预　　D. 营养教育干预

E. 食物营养干预

10. 停止运动的指征包括(　　)。

A. 严重气短　　B. 不正常的心跳

C. 特别眩晕　　D. 上腹部区疼痛或“烧心”

E. 身体任何一部分突然疼痛

【解析】停止运动的指征：①不正常的心跳；②运动中或运动后即刻出现胸部、上臂或咽喉部疼痛或沉重感觉；③特别眩晕或轻度头痛，意识紊乱、出冷汗、晕厥；④严重气短；⑤身体任何一部分突然疼痛或麻木；⑥上腹部区疼痛或“烧心”。

三、判断题(下列判断正确的请打“√”，错误的打“×”)

1. 营养干预试验设计的类型在研究层面上常采取随机对照方案和类实验设计方案。(　　)[浙江省 2011 年三级真题]

2. 营养干预以提高社区人群的营养、改善膳食结构、预防和控制营养不良、增进健康、提高社区人群的生活质量为目标，同时为国家或当地政府制定食物营养政策、经济政策及卫生保健政策提供科学依据。(　　)

3. 食物营养干预包括膳食结构改善、食品强化、营养素补充等多种手段。(　　)

4. 如果人群没法随机分配，不能开展平行随机对照试验，或者在干预措施实施过程中未设同期对照，则把此类实验设计称为类实验。(　　)

5. 营养干预的评价是社区营养干预的重要组成部分，贯穿于干预的始终，其目的是通过评价监测干预活动的进展情况和效果，进行信息反馈，以及时调整计划，达到预期目标。(　　)

7ADE　8BD　9BCDE　10ABCDE　▌　1√　2√　3√　4√　5√

6. 不同人群、不同生理和病理状态，适量运动的内涵相同。（　　）

【解析】不同人群、不同生理和病理状态，适量运动的内涵不同。

7. 有氧运动即为耐力运动，如走路、骑车、慢跑、做操、游泳、举重等。（　　）

【解析】有氧运动和耐力运动包括走路、骑车、慢跑、做操、游泳、跳舞、爬山、水上运动、滑雪、滑冰，以及各种球类运动，如乒乓球、羽毛球等。举重不是有氧运动，它运动量大，需爆发力，很难反复持续。

8. 中等强度运动的耗能为 4～7kcal/min，如快走（5.5～6km/h），相当于最大心率的 60%～70%。（　　）

9. 每天运动时间可以累积计算，每次运动时间在几分钟即可。（　　）

【解析】每天运动时间可以累积计算，但每次运动时间应在 10min 以上。

四、简答题

1. 营养干预是公共营养师的重要工作之一，请简述主要的营养干预策略。［河南省 2010 年 5 月三级真题］

答：常见的营养干预策略有：

（1）政策环境：指从国家层面制定有利于营养干预的政策、规定等，如推动社区教育部门和卫生部门建立学龄儿童缺铁性贫血的检测系统等。

（2）营养教育：通过公共信息渠道、传媒等进行营养知识的传播，提高人群的营养知识，促进人们知识、态度和行为的改变。如通过在社区、学校张贴关于缺铁性贫血的知识，提高人们对缺铁性贫血防治的知识和意识。

（3）行为干预：通过示范、营养咨询等手段，帮助人们选择健康的生活方式，促进不良饮食行为的改变。如通过示范、教育，提倡 6～12 岁的儿童每年至少测定一次血红蛋白。

（4）食物干预：通过改变人们的膳食结构来达到减少营养缺乏病、慢性病的目的，如改善食物供应情况，提倡选择营养强化食品，补充营养补充剂等。

2. 试述社区常见营养问题。

答：社区常见营养问题：

（1）营养不良；

（2）铁缺乏和缺铁性贫血；

（3）钙与维生素 D 缺乏症；

（4）锌缺乏；

（5）维生素 A 缺乏；

（6）超重与肥胖；

（7）骨质疏松；

（8）其他与营养有关的慢性疾病。

6× 7× 8√ 9×

3. 简述选择社区营养干预措施的基本原则。

答：选择社区营养干预措施的基本原则：

(1)考虑营养问题的重要程度。在选择社区营养干预措施时，要优先考虑解决重要营养问题的干预措施。

(2)考虑对解决营养问题的作用大小。干预措施最重要的选择标准是所选择的措施能否在解决营养问题中发挥最佳的作用。

(3)考虑实施干预的难易程度、参与性和成本效益以及对干预措施评估的难易程度和可持续发展等。

4. 普通成人的运动指南是什么?

答：普通成人的运动指南：

(1)运动类型。以有氧运动和耐力运动为主，如走路、骑车、慢跑、做操、游泳、跳舞、爬山、水上运动、滑雪、滑冰，以及各种球类运动，如乒乓球、羽毛球等。

(2)运动强度。中等强度，4 ~ 7kcal/min，如快走(5.5 ~ 6km/h)，相当于最大心率的60% ~ 70%。自觉疲劳程度：有一点累、稍累。每天运动消耗的能量为 150 ~ 300kcal。耐力型中等强度有氧运动有利于改善脂质代谢，减少腹部脂肪，预防和控制肥胖症。高强度运动对改善心、肺机能有良好的作用。

(3)运动时间。每天 30 ~ 60min，或每周 150min 以上。每天运动时间可以累积计算，但每次运动时间应在 10min 以上，例如：每天 30min，可以分 3 次完成，每次 10min。

(4)运动频率。每周 5 ~ 7 天，最好每天 1 次。

关键是养成每天都有一定身体活动的良好运动习惯，即有规律地运动。这是因为一方面平时缺乏身体活动的人，只有经过一定时间规律适量的运动积累，才能出现相应的健康效应；另一方面因为日常有适量运动的人，如果停止规律的运动，相应的健康促进效应会逐渐消失。

5. 应立即停止运动的指征有哪些?

答：如有以下症状之一者，立即停止运动：

(1)不正常的心跳：如不规则心跳和过快的心跳、心悸、扑动、快脉搏突然变慢。

(2)运动中或运动后即刻出现胸部、上臂或咽喉部疼痛或沉重感觉。

(3)特别眩晕或轻度头痛，意识紊乱、出冷汗、晕厥。

(4)严重气短。

(5)身体任何一部分突然疼痛或麻木。

(6)上腹部区疼痛或“烧心”。

6. 简述老年人的运动指南。

答：WHO 制定的老年人体力活动指南为：

首先老年人每天都应该达到一定量的体力活动，可以通过一定强度的有氧锻炼，也可以通过购物、做饭、打扫卫生等日常活动来达到适度的体力活动水平。

根据个人具体情况，从事伸展、放松、柔软体操、有氧运动和力量练习，兼顾有氧、肌肉力量、关节柔韧性和平衡能力。

运动方式：强调形式简单、温和的体力活动，如步行、慢速舞蹈、爬楼梯、游泳、蹬自行车、坐位健身操等，使老年人感到力所能及、放松、快乐地运动锻炼。

老年人的运动锻炼应是规律的，最好每天都安排一定量的活动。

7. 简述儿童和青少年的运动指南。

答：国际儿科组织提出的青春期孩子体力活动指南为：

(1)运动类型。活动形式应融合在家庭、学校和社区的各种活动中，包括玩耍、游戏、体育运动、工作、出行、休闲体育课或体育锻炼计划。

(2)运动强度。中等到较大强度。

(3)运动时间。每次20min以上。

(4)运动频率。每周3次以上，每天都应该有体力活动。

五、案例选择题(本题案例后有与之相关的选择题，每题的备选答案中至少有一个符合题意的答案，请将正确选项代号填入括号内)

(案例一)

生命在于运动，有规律的运动不仅能促进身心健康，而且能预防和控制某些慢性病。因此指导人群科学合理地运动已经成为营养工作者的一项重要任务。指导一个成年人的运动主要原则和安全运动条件是什么。

1. 一个成年人运动方案主要原则不包括(　　)。

A. 最好每天2次　　B. 以有氧运动为主

C. 中等强度　　D. 以耐力运动为主

【解析】成人运动指导应遵循以下4个原则：①运动类型：以有氧运动和耐力运动为主，如走路、骑车、慢跑、做操、游泳、跳舞、爬山、水上运动、滑雪、滑冰等，以及各种球类运动，如乒乓球、羽毛球等。②运动强度：中等强度运动消耗能量为4～7kcal/min，如快走(5.5～6km/h)，相当于最大心率的60%～70%。自觉疲劳程度：有一点累、稍累。每天运动消耗的能量为150～300kcal。耐力型中等强度有氧运动有利于改善脂质代谢，减少腹部脂肪，预防和控制肥胖症。③运动时间：每天30～60min，或每周150min以上。每天运动时间可以累积计算，但每次运动时间应在10min以上。④运动频率：中等强度每周5～7天，最好每天1次。

2. 安全运动的条件不包括(　　)。

A. 一开始不要做剧烈的运动　　B. 跟随教练的步调

C. 水分的补给要充足　　D. 身体不适时要休息

【解析】成年人安全运动的条件共有8个方面：①遵守自己的步调；②一开始不要做剧烈的运动；③超过负荷身体会崩溃；④炎热或酷寒气候要避免运动；⑤水分的补给要充足；⑥注意体重负荷；⑦营养与睡眠充足；⑧身体不适时要休息。

1A　2B

（案例二）

某学校医务室在日常工作中发现该校学生缺铁性贫血患病率较高，拟在全校开展贫血干预，以改善学生的营养健康状况。[2022 年全国卷真题]

1.（单选）对此学校的学生进行的干预方案的远期目标为（　　）。

A. 提高学生含铁丰富的动物性食物的摄入量

B. 提高缺铁性贫血学生的就诊率

C. 提高学生家长营养知识的知晓率

D. 降低学生缺铁性贫血患病率

【解析】ABC 三项，均为对学生进行的干预方案的分目标。D 项，是远期目标。

2.（多选）干预方案的分目标有哪些？（　　）

A. 提高学校师生及学生家长营养知识的知晓率

B. 提高缺铁性贫血学生的就诊率

C. 建立学生缺铁性贫血的监测系统

D. 提高学生含铁丰富的动物性食物的摄入量

【解析】缺铁性贫血干预方案的分目标：①提高居民（学生、家长、教师和一般人群）营养知识的知晓率。②提高含铁丰富的动物性食物的摄入量。③提高铁强化酱油的覆盖率。④建立学龄儿童缺铁性贫血的监测系统。⑤提高缺铁性贫血儿童的就诊率。ABCD 四项，均为缺铁性贫血干预方案的目标。

3.（多选）学校针对全体学生可以开展的干预措施有哪些？（　　）

A. 安排营养师对学生食堂或者膳食配餐进行指导

B. 把血红蛋白测定纳入到学生的常规体检中

C. 向学生家长宣传多购买烹调铁含量高的食物或者科学使用铁强化食品

D. 开展合理膳食、节约粮食的教育

【解析】D 项，节约粮食与缺铁性贫血干预措施无关。

4.（多选）对已发现缺铁性贫血的学生，可采取的最有效干预措施包括（　　）。

A. 均衡膳食　　　　　　　　　　　B. 补充铁剂和维生素 C

C. 富含铁的膳食：动物肝脏、血豆腐　　D. 营养教育

【解析】已经发现缺铁性贫血的学生，立即补充铁剂或含铁丰富的食物是最有效的干预措施，同时补充维生素 C 有利于促进铁的吸收。

5.（多选）你作为营养师需要给这个学校学生进行一次讲座，下列哪些可以不作为本次讲座的重点？（　　）

A. 铁缺乏对健康的危害　　　　　　B. 合理选择零食、足量饮水

C. 规律进餐、不挑食偏食　　　　　D. 合理膳食的重要性，如何做到合理膳食

【解析】膳食中铁缺乏是造成缺铁性贫血的重要因素，合理膳食有利于避免铁的摄入不

1D　2ABCD　3ABC　4BC　5BC

足。所以重点应为 AD 两项。BC 两项，不作为本次讲座的重点。

六、案例分析题

1. 贫血是世界范围内最常见的营养疾病之一，在发展中国家主要影响儿童和妇女的健康。缺铁性贫血也是我国婴幼儿、儿童少年普遍存在的问题。

请根据上述描述回答以下问题：

(1)简述造成贫血的原因。

(2)我国儿童、孕妇、乳母、老年人普遍存缺铁性贫血，应该采取怎样的防治措施才能改善这种现状。

答：(1)造成贫血的主要原因是铁摄入不足、膳食铁生物利用率低、对铁的需要量明显增加等。

(2)孕妇、乳母及老年人都是缺铁性贫血的高危人群。缺铁性贫血的预防，首先应纠正各种造成缺铁的原因并进行综合防治。可以采取的防治措施包括：通过营养教育，使这部分人群掌握均衡膳食的原则；多吃含铁丰富的食物，如动物血、肝、瘦肉和新鲜水果蔬菜；对食品进行铁强化，如铁强化酱油、面包；加强妇幼保健、预防早产、做好喂养指导、纠正偏食等综合防治措施。

2. 老王今年 58 岁了，身体 BMI > 28，为减肥他天天进行身体锻炼，每天爬楼梯、登山、快跑运动等 2h，不管是炎热的夏天或是酷寒的冬天他都会坚持。可是在今年夏季的一天，他运动时突发膝盖疼痛，休息好转后仍坚持锻炼，并上下楼梯，结果被送往医院。

请根据上述描述回答以下问题：

(1)老王的运动方案是否合理，为什么？

(2)老王应如何锻炼？

答：(1)老王的运动不合理，因为运动强度大、频率高的剧烈运动不适合中老年人；每天运动 30 ~ 60min 比较合适，而他运动时间较长，为 2h；而且炎热或酷寒气候要避免运动。

(2)老王应以中强度运动、有氧运动和耐力运动为主，如骑车、慢跑、做操、游泳，还可以快走、每天一次，每次 30 ~ 60min，自我感觉稍累。每天运动消耗的能量为 150 ~ 300kcal。耐力型中等强度有氧运动有利于改善脂质代谢，减少腹部脂肪，预防和控制肥胖症。

七、实际操作题

一男子，40 岁，身高 175cm，体重 70kg，脑力劳动为主，平时工作繁忙，无暇运动，请你为他设计一个运动方案。

答：(1)运动方案的设计程序：

①判断体重。

BMI = 体重(kg) ÷ [身高(m)]^2 = 70 ÷ 1.75^2 = 22.9，体重正常(18.5 ~ 23.9)。

②计算平均每天运动时间。

所有运动项目(不包括家务劳动)每周运动时间加起来除以 7，得出平均每天运动时间。

每项运动每周运动时间 = 每项运动的运动时间 × 运动频率；

判断目前运动水平：根据平均每天运动时间：

低：<30min

中：30～60min

高：>60min

由于该男子平时无暇运动，所以他的运动水平是低。

③确定每日膳食能量需要量。

由于该男子以脑力工作为主，运动水平是低，其日膳食能量摄入量应为2250kcal。

④确定运动能量消耗量。

按每日膳食能量摄入量的10%～20%计算。如每日膳食能量需要量为2250kcal，那么运动消耗量应为225～450kcal。

⑤制定运动处方。

a. 确定运动目标。运动目标即确定的每天运动能量消耗量。

b. 选择运动方式。原则是自己喜欢又能终生坚持下去的运动。以有氧耐力运动为主，力量运动为辅。

c. 确定运动强度。一般为中小强度，根据目前运动水平，从小到大，逐渐增加。

d. 确定运动时间。一般为每天30～60min，根据个人具体情况，可以分2～3次完成，也可以一次完成。

e. 确定运动频率。一般为每周3～7天，最好每天都有适量运动。

运动目标为每天运动能量消耗240kcal，建议运动处方为：

a. 充分利用上下班和工作间歇时间，增加日常身体活动（目的是培养活跃的生活方式）。

b. 快走（100m/min），30min/d，可以分2～3次完成，6日/周。

c. 周末休闲运动1次，游泳70min。

平均每天运动消耗量＝（30min/d×70kg×0.067kcal/kg/min×6日/周＋70min/d×70kg×0.17kcal/kg/min×1日/周）/7＝239.6kcal。

⑥运动指导。

根据运动目标，以及目前的运动水平，遵循循序渐进原则，逐渐增加运动量至推荐量，一般以每周10%～20%的速度递增。

该男子的运动目标为平均每天运动能量消耗240kcal，每周运动消耗总量为1680kcal。建议运动方案如表6－3所示：

表6－3 运动方案

运动项目	第1周	第2周	第3周	第4周	第5周	第6周
快走	20min/×3日	20min/×4日	20min/×5日	20min/×6日	25min/×6日	30min/×6日
游泳	20min/×1日	30min/×1日	40min/×1日	50min/×1日	60min/×1日	70min/×1日

（2）注意事项：

①运动能量消耗即运动目标的制定一定考虑性别差异、体重差异、个人身体活动水平差异。

②运动方案制定要特别考虑可行性。运动开始立足个人目前活动水平和能力。

③重视运动前的准备活动和运动后的恢复活动。缺乏日常锻炼的人，运动时应从小到大，循序渐进，逐渐增加运动量。

④对于患有可能影响运动能力疾病的人，应在医生指导下进行运动，或通过运动实验对身体工作能力进行评价后，确定适宜的身体活动量。

⑤注意穿着合适的衣服和鞋袜。预防运动损伤，避免过量运动。

⑥运动调节能量平衡，必须同时对饮食进行调整。

⑦停止运动的指征。

如有以下症状之一者，立即停止运动：

a. 不正常的心跳：如不规则心跳和过快的心跳、心悸、扑动、快脉搏突然变慢。

b. 运动中或运动后即刻出现胸部、上臂或咽喉部疼痛或沉重感觉。

c. 特别眩晕或轻度头痛，意识紊乱、出冷汗、晕厥。

d. 严重气短。

e. 身体任何一部分突然疼痛或麻木。

f. 上腹部区疼痛或“烧心”。